风湿免疫科疑难罕见病

病例精解

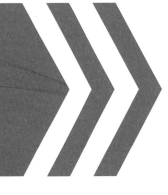

穆 荣 李胜光 赵金霞 主编

U0348736

科学技术文献出版社
SCIENTIFIC AND TECHNICAL DOCUMENTATION PRESS
·北京·

图书在版编目（CIP）数据

风湿免疫科疑难罕见病病例精解/穆荣，李胜光，赵金霞主编. —北京：科学技术文献出版社，2023.6
ISBN 978-7-5189-9837-1

Ⅰ.①风…　Ⅱ.①穆…　②李…　③赵…　Ⅲ.①风湿性疾病—免疫性疾病—病案—分析　Ⅳ.① R593.21

中国版本图书馆 CIP 数据核字（2022）第 226686 号

风湿免疫科疑难罕见病病例精解

策划编辑：吴　微　　责任编辑：吴　微　　责任校对：张永霞　　责任出版：张志平

出　版　者	科学技术文献出版社	
地　　　址	北京市复兴路 15 号　邮编　100038	
编　务　部	（010）58882938，58882087（传真）	
发　行　部	（010）58882868，58882870（传真）	
邮　购　部	（010）58882873	
官　方　网　址	www.stdp.com.cn	
发　行　者	科学技术文献出版社发行　全国各地新华书店经销	
印　刷　者	北京地大彩印有限公司	
版　　　次	2023 年 6 月第 1 版　2023 年 6 月第 1 次印刷	
开　　　本	787×1092　1/16	
字　　　数	312 千	
印　　　张	27	
书　　　号	ISBN 978-7-5189-9837-1	
定　　　价	188.00 元	

编委会

主编简介

穆荣，北京大学第三医院风湿免疫科主任，教授，博士研究生导师。在多年的临床实践中，对各种风湿免疫性疾病的诊断及治疗积累了丰富的经验，参与编写了 30 余部风湿病和免疫学领域的专著，发表学术论文 100 余篇。先后获得国家自然科学基金、"十二五"重大新药创制等多项科研基金。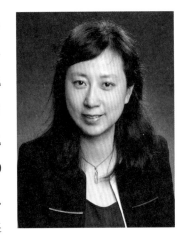曾获得欧洲风湿病联盟优秀论文奖、东亚风湿病联盟青年研究者奖、中华风湿病学优秀论文奖一等奖、第一届"国之名医·青年新锐"称号等多项个人学术荣誉；曾作为主要完成人获得中华医学科技进步奖二等奖及三等奖、高等学校科学研究优秀成果奖二等奖、北京市科技进步奖二等奖、华夏医学科技奖一等奖等。

主编简介

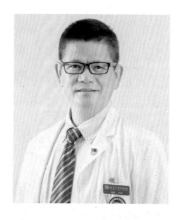

　　李胜光，北京大学国际医院风湿免疫科主任。北京医学会风湿病学分会第七届委员，北京医师协会风湿免疫分会理事，中国医疗保健国际交流促进会风湿免疫病学分会委员。在参加工作的近 30 年中，一直于风湿病临床一线工作，擅长类风湿关节炎、脊柱关节炎、痛风等各种关节炎性疾病的诊治，对系统性血管炎等相关内科疑难病的诊断和鉴别诊断有丰富的经验。以第一作者在核心期刊发表论文 70 余篇，在多种国内外专业杂志担任审稿专家。

主编简介

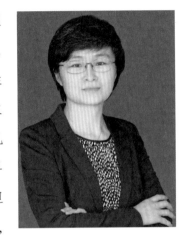

　　赵金霞，北京大学第三医院风湿免疫科主任医师，副教授，医学博士，硕士研究生导师。对各种风湿免疫性疾病的诊治具有丰富的临床经验。主要研究方向为类风湿关节炎的发病机制和免疫治疗，参与制定了中国的早期类风湿关节炎分类标准。先后承担和参与多项国家级及省部级课题项目，以第一作者或通讯作者发表中英文论文 60 余篇，参编《类风湿关节炎》《关节炎诊断与治疗》等多部专著。曾获得中华医学论文奖（风湿免疫领域）医文影响力奖。作为主要参与者曾获得中华医学科技奖三等奖和高等学校科学研究优秀成果奖二等奖。

前　言

虽然古老的中医早就有对风湿类疾病的相似描述，但现代风湿病学却是一门年轻的学科，因为风湿免疫专业在我国起步较晚，正处于学科快速发展阶段。风湿病以多系统受累的全身性疾病为主，多为疑难性和复杂性疾病，风湿免疫专业的发展对于提升综合医院疑难罕见病的诊治水平至关重要。

我国著名的内科学家黄铭新教授曾说过："每名医学生或年轻临床医师，一旦与风湿病学相接触，他的目光会自然地扩大起来，似是必然的结果。"因为风湿免疫学是贯穿各临床专业的学科，这就要求风湿免疫科医师要具有整体思维，系统性地审视疾病。尤其对于疑难罕见病的诊治，更需要我们从症状出发，全方位了解病史，结合辅助检查结果综合分析，并时刻保持警觉，对不能解释的症状，多问为什么，避免因习惯性思维而误诊。由于每个人都有知识盲区，在自己不熟悉的领域，更容易误诊，所以我们需要不断思考、不断学习，而且要善于总结，在每一个病例的治疗过程中学习，将每一位患者都当作老师，不断提升临床经验。这是笔者多年来行医过程中的切身体会，也是编写此书的初衷。

为此，本书遴选了近年来由北京大学第三医院风湿免疫科和北京大学国际医院风湿免疫科诊治过的疑难罕见病例，对每一个病例的诊治过程进行复盘和解析，希望给广大同行带来思考和启迪。对于书中可能存在的疏漏之处，希望同行们给予指教。

本书专业名词速查

AAV	antineutrophil cytoplasmic antibody associated vasculitis	ANCA 相关性血管炎
ACA	anti cardiolipin antibody	抗心磷脂抗体
ACR	American College of Rheumatology	美国风湿病学会
ACS	acute coronary syndrome	急性冠脉综合征
ADA	adenosine deaminase	腺苷脱氨酶
AIHA	autoimmune hemolytic anemia	自身免疫性溶血性贫血
AIP	acute intermittent porphyria	急性间歇性卟啉病
AKA	antikeratin antibody	抗角蛋白抗体
ALB	albumin	白蛋白
ALP	alkaline phosphatase	碱性磷酸酶
ALT/GPT	alanine aminotransferase/glutamic-pyruvic transaminase	丙氨酸转氨酶/谷丙转氨酶
AMI	acute myocardial infarction	急性心肌梗死
AMY	amylase	淀粉酶
ANA	antinuclear antibody	抗核抗体
ANCA	antineutrophil cytoplasmic antibody	抗中性粒细胞胞质抗体
AOSD	adult onset Still's disease	成人斯蒂尔病
APA	anti-phospholipid antibody	抗磷脂抗体
APF	antiperinuclear factor autoantibody	抗核周因子抗体
APS	antiphospholipid syndrome	抗磷脂综合征
APTT	activated partial thromboplastin time	活化部分凝血活酶时间
AS	ankylosing spondylitis	强直性脊柱炎
ASAS	Assessment of Spondylo Arthritis international Society	国际脊柱关节炎协会
ASO	antistreptolysin O	抗链球菌溶血素 O
AST/GOT	aspartate aminotransferase/glutamic-oxaloacetic transaminase	天冬氨酸转氨酶/谷草转氨酶
BE	base excess	碱剩余
BMI	body mass index	体重指数
BNP	brain natriuretic peptide	脑钠肽
BUN	blood urea nitrogen	血尿素氮
BUT	breakup time of tear film	泪膜破裂时间
c-ANCA	cytoplasmic antineutrophil cytoplasmic antibody	胞浆型抗中性粒细胞胞质抗体
CAPS	catastrophic antiphospholipid syndrome	恶性抗磷脂综合征
CCP	cyclic citrullinated peptide	环瓜氨酸肽
CD	Castleman disease	卡斯尔曼病
CK	creatine kinase	肌酸激酶
CK-MB	creatine kinase isoenzymes	肌酸激酶同工酶
CMV	cytomegalovirus	巨细胞病毒
CP	chronic periaortitis	腹主动脉周围炎
cPAN	cutaneous polyarteritis nodosa	皮肤型结节性多动脉炎
Cr	creatinine	肌酐
CRP	C reactive protein	C 反应蛋白
CSF	cerebrospinal fluid	脑脊液

CT	computerized tomography	计算机断层成像
CTA	computed tomography angiography	计算机体层血管成像
CTX	cyclophosphamide	环磷酰胺
CVID	common variable immunodeficiency disease	常见变异型免疫缺陷病
DAH	diffuse alveolar hemorrhage	弥漫性肺泡出血
DAMPs	damage associated molecular patterns	损伤相关的分子模式
DBil	direct bilirubin	直接胆红素
DIC	disseminated intravascular coagulation	弥散性血管内凝血
DLCO	diffusion capacity for carbon monoxide of lung	肺一氧化碳弥散量
DM	dermatomyositis	皮肌炎
DMARDs	disease modifying anti-rheumatic drugs	改善病情抗风湿药物
dRTA	distal renal tubular acidosis	远端肾小管酸中毒
E	eosinophil	嗜酸性粒细胞
EBV	Epstein-Barr virus	EB 病毒
eGFR	estimated glomerular filtration rate	估算的肾小球滤过率
EGPA	eosinophilic granulomatosis with polyangiitis	嗜酸性肉芽肿性多血管炎
EMA	European Medicines Agency	欧洲药品管理局
ESR	erythrocyte sedimentation rate	红细胞沉降率
EULAR	European League Against Rheumatism	欧洲抗风湿病联盟
FDA	Food and Drug Administration	食品药品监督管理局
FDG	fluorodeoxyglucose	氟代脱氧葡萄糖
FFA	fundus fluorescein angiography	荧光眼底血管造影（术）
FGF-23	fibroblast growth factor-23	成纤维细胞生长因子-23
FHL	familiary hemophagocytic lymphohistiocytosis	家族性噬血细胞性淋巴组织细胞增生症
Fib	fibrin	纤维蛋白原
FLAIR	fluid attenuated inversion recovery	液体衰减反转恢复
Ft	ferritin	铁蛋白
FUO	fever of unknown origin	不明原因的发热
FVC	forced vital capacity	用力肺活量
G	β-D-glucan	β-D-葡聚糖
GCA	giant cell arteritis	巨细胞动脉炎
GFR	glomerular filtration rate	肾小球滤过率
GLB	globulin	球蛋白
GM	galactomannan antigen	半乳甘露聚糖抗原
GPA/WG	granulomatosis with polyangiitis/wegenergranulomatosis	肉芽肿性多血管炎/韦格纳肉芽肿
Hb/HGB	hemoglobin	血红蛋白
HbA1c	glycosylated hemoglobin	糖化血红蛋白
HBV	hepatitis B virus	乙型肝炎病毒
HCV	hepatitis C virus	丙型肝炎病毒
HHV-8	human herpes virus 8	人类疱疹病毒 8 型
HIV	human immunodeficiency virus	人类免疫缺陷病毒
HL	Hodgkin lymphoma	霍奇金淋巴瘤
HLD	hepatolenticular degeneration	肝豆状核变性
HLH	hemophagocytic lymphohistiocytosis	噬血细胞性淋巴组织细胞增生症
HPS	hemophagocytic syndrome	噬血细胞综合征
HR	heart rate	心率
HRCT	high resolution CT	高分辨率 CT
HSPN	hypersensitive purpura nephritis	过敏性紫癜性肾炎
hsTnI	highly sensitive troponin I	高敏肌钙蛋白 I
IgAN	IgA nephropathy	IgA 肾病
IL-6	interleukin-6	白介素-6

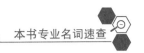

IMF	idiopathic mediastinal fibrosis	特发性纤维素性纵隔炎
INR	international normalized ratio	国际标准化比值
IRPF/iRPF	idiopathic retroperitoneal fibrosis	特发性腹膜后纤维化
IVIg	intravenous immunoglobulin	静脉注射免疫球蛋白
LA	lupus anticoagulant	狼疮抗凝物
Lac	lactic acid	乳酸
LCPT	non-crystalline light chain proximal tubulopathy	非结晶型轻链近端肾小管病
LD/LDH	lactate dehydrogenase	乳酸脱氢酶
LIJV	left internal jugular vein	左颈内静脉
LIPA	lipase	脂肪酶
LSV/RSV	left/right subclavian vein	左/右锁骨下静脉
LVEF	left ventricular ejection fraction	左室射血分数
MAS	macrophage activation syndrome	巨噬细胞活化综合征
Mb	myoglobin	肌红蛋白
MCTD	mixed connective tissue disease	混合性结缔组织病
MF	mediastinal fibrosis	纤维素性纵隔炎
MG	monoclonal gammopathy	单克隆免疫球蛋白病
MGRS	monoclonal gammopathy of renal significance	有肾脏意义的单克隆免疫球蛋白病
MM	multiple myeloma	多发性骨髓瘤
MPA	microscopic polyangitis	显微镜下多血管炎
MRCP	magnetic resonance cholangiopancreatography	磁共振胰胆管成像
MRH	multicentric reticulohistiocytosis	多中心网状组织细胞增多症
MRI	magnetic resonance imaging	磁共振成像
NE	neutrophil	中性粒细胞
NE%	neutrophil percent	中性粒细胞百分比
NGS	next-generation sequencing	二代测序
NHL	non-Hodgkin lymphoma	非霍奇金淋巴瘤
NPSLE	neuropsychiatric lupus erythematosus	神经精神性狼疮
NSAIDs	nonsteroidal anti-inflammatory drugs	非甾体抗炎药
PAMPs	pathogen-associated molecular patterns	病原体相关分子模式
PAN	polyarteritis nodosa	结节性多动脉炎
P-ANCA	perinuclear anti-neutrophil cytoplasmic antibodies	核周型抗中性粒细胞胞质抗体
PASM	periodic acid-silver metheramine	过碘酸六胺银染色
PASP	pulmonary artery systolic pressure	肺动脉收缩压
Paul-Bunnell	heterophil agglutination	嗜异性凝集
PBC	primary biliary cirrhosis	原发性胆汁性肝硬化
PBG	porphobilinogen	卟胆原/卟吩胆色素原
PBGD	porphobilinogen deaminase	卟吩胆色素脱氨酶
PC	Pneumocystis carinii	卡氏肺孢菌
PCO_2	partial pressure of carbon dioxide	二氧化碳分压
PCT	procalcitonin	降钙素原
PLT	platelet	血小板
PMR	poly-myalgia rheumatica	风湿性多肌痛
PO_2	partial pressure of oxygen	氧分压
PPD	pure protein derivative	纯蛋白衍生物
PPI	proton pump inhibitor	质子泵抑制剂
PPP	palmoplantar pustulosis	掌跖脓疱病
PR3-ANCA	anti-proteinase 3 antibody	抗蛋白酶3抗体
PRES	posterior reversible encephalopathy syndrome	可逆性后部白质脑综合征

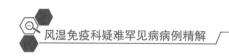

PsA	psoriatic arthritis	银屑病关节炎
PSIL	primary small intestinal lymphoma	原发性小肠淋巴瘤
PT	prothrombin time	凝血酶原时间
PTH	parathyroid hormone	甲状旁腺激素
RA	rheumatoid arthritis	类风湿关节炎
RBC	red blood cell	红细胞
RF	rheumatoid factor	类风湿因子
RPF	retroperitoneal fibrosis	腹膜后纤维化
RTA	renal tubular acidosis	肾小管酸中毒
sACE	serum angiotensin converting enzyme	血清血管紧张素转换酶
SaO$_2$	saturation of blood oxygen	血氧饱和度
SCCA	squamous cell carcinoma antigen	鳞状细胞癌抗原
Scr	serum creatinine	血肌酐
SIADH	syndrome of inappropriate secretion of anti-diuretic hormone	抗利尿激素分泌失调综合征
SIRS	systemic inflammatory response syndrome	系统性炎症反应综合征
SLE	systemic lupus erythematosus	系统性红斑狼疮
SOB	short of breath	呼吸短促
SpA	spondyloarthritis	脊柱关节炎
SPTCL	subcutaneous panniculitis-like T cell lymphoma	皮下脂膜炎样T细胞淋巴瘤
SRL	sirolimus	西罗莫司
SS	Sjögren sydrome	干燥综合征
SUV$_{max}$	maximum standard uptake value	最大标准摄取值
SVC	superior vena cava	上腔静脉
TBil	total bilirubin	总胆红素
TG	triglyceride	甘油三酯
TG/Tg	thyroglobulin	甲状腺球蛋白
TIM3	T cell immunoglobulin and mucin domain-containing protein 3	T细胞免疫球蛋白黏蛋白-3
TIO	tumor-induced osteomalacia	肿瘤性低磷骨软化症
TRAP	tartrate resistant acid phosphatase	抗酒石酸酸性磷酸酶
T-spot. TB	tuberculosis infection T cell spot	结核感染T细胞斑点
TTP	thrombotic thrombocytopenic purpura	血栓性血小板减少性紫癜
UA	uric acid	尿酸
VAS	visual analogue scale	视觉模拟评分法
WBC	white blood cell	白细胞
WISP3	WNT1-inducible signaling pathway protein 3	WNT1诱导的信号肽通路蛋白3
γ-GT	γ-glutamyl transferase	γ-谷氨酰转肽酶

目　录

第一章　发热

第二章　关节痛和腰背痛

第五章　血细胞减少

第六章　口眼鼻部症状

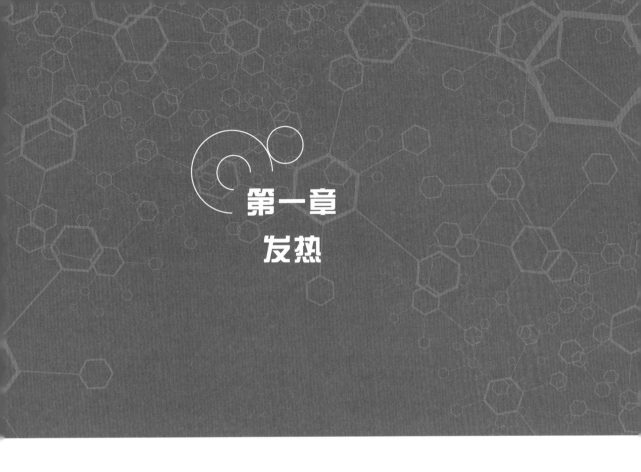

第一章
发热

病例1　头痛—流涕—发热—肺部结节

📋 病历摘要

【基本信息】

　　患者男性，29岁。主因"持续性头痛伴流脓涕2月余"入院。

　　现病史：患者2个月前无明显诱因出现头痛，伴双侧鼻塞，流少量清水样涕，无明显嗅觉减退，无发热，无其他特殊不适。就诊于当地医院，给予输液（具体不详）治疗后头痛症状减轻。此后上述症状反复出现，并逐渐出现流脓涕，涕中带血，间歇性双侧鼻塞，伴左眼部不适、憋胀感，于外院输液（具体不详），上述症状未见好转，并进行性加重。患者于半个月前出现低热、张口受限、嗅觉丧失，耳后、肛周脓肿。于我院耳鼻喉科行鼻内镜下鼻腔探查提示鼻腔内肿物，行肿物活检、清创引流术、右耳后脓肿切开引流术、肛周脓肿切开引流术。同时予以亚胺培南西司他丁钠联合万古霉素抗感染治疗，脓肿、体温均未见明显改善。患者自发病以来，精神较差、饮食可、睡眠不佳，大小便正常，体重较前无明显变化。

既往史：既往体健。

【体格检查】

T 38.0 ℃，P 74 次/分，R 20 次/分，BP 125/72 mmHg。口腔黏膜溃烂，局部牙龈有脓性分泌物。右耳耳后术后可见 3 cm × 1.5 cm 手术创面伴脓性分泌物。肛周可见手术切开创面，局部水肿，可见脓血性分泌物。心、肺、腹查体未见明显异常。

【辅助检查】

血常规：WBC 14.0×10^9/L，Hb 111 g/L，PLT 434×10^9/L，NE% 89.4%。生化、凝血、免疫球蛋白七项大致正常。CRP 16.5 mg/dL，ESR 94 mm/h；类风湿因子、抗核抗体、抗 ds-DNA 抗体、抗 Sm 抗体、抗 SSA 抗体、抗 SSB 抗体、抗 RNP/Sm 抗体、抗 Jo-1 抗体、抗 SCL-70 抗体、抗 rRNP 抗体均为阴性；PR3-ANCA 273 U/mL，c-ANCA 1∶20，T-spot. TB 阴性。肿瘤标志物阴性。G 试验、GM 试验阴性。肛周创面分泌物培养：大肠埃希菌。耳后创面分泌物培养：表皮葡萄球菌。鼻旁窦 CT、MRI：双侧鼻腔软组织影（图 1－1）。肺部 CT：双肺上叶、右肺中叶多发高密度结节影（图 1－2）。头颅 MRI、CT、腹部超声未见明显异常。

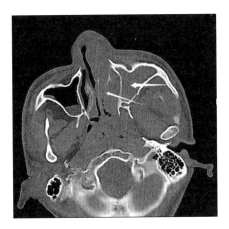

图 1-1 鼻旁窦 CT

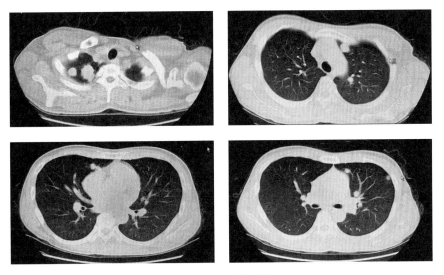

图 1-2 肺部 CT

【病情变化】

患者于入院第 2 天约 18 时诉头晕、腹痛。查体：贫血貌，眼、结膜苍白，四肢湿冷，血压 76/44 mmHg，心率 110 次/分。予以积极补液抗休克，应用血管活性药物治疗后转入监护室，后血压升至 100/60 mmHg。急查血气提示 pH 6.975，$PaCO_2$ 14.1 mmHg，PaO_2 389.1 mmHg，BE −25.81 mmol/L，实际 HCO_3^- 浓度 3.2 mmol/L，

Lac 15.6 mmol/L，予以积极纠正酸中毒及扩容治疗。血常规提示Hb 39 g/L，行床旁腹部超声提示腹腔积液、脾破裂可能，考虑失血性休克明确。予以积极补液扩容、输血治疗，患者生命体征基本得以维持。诊断性穿刺提示腹腔出血，考虑脾破裂可能性大；积极予以PPI及醋酸奥曲肽等止血治疗。腹部CT显示脾脏被膜完整，小网膜囊巨大血肿，肝内多发低密度，缺血灶可能性大，脾脏、双肾低灌注性改变（图1-3）。

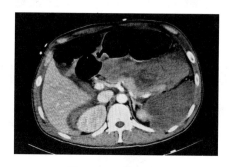

图1-3 腹部CT

病理结果回报：鼻黏膜重度慢性炎，大量中性粒细胞渗出伴脓肿形成，大面积坏死，可见不规则肉芽肿形成，坏死组织内可见较大血管壁炎细胞浸润（图1-4）。

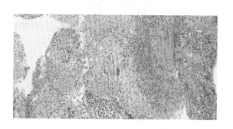

图1-4 肉芽肿性多血管炎病理

【诊断】

肉芽肿性多血管炎合并腹腔大出血。

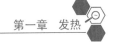

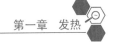

【治疗】

采用大剂量激素冲击疗法，给予 3 日 500 mg qd 甲泼尼龙序贯 1 日 200 mg qd 甲泼尼龙后，予以甲泼尼龙 80 mg qd 维持治疗。后腹胀、腹痛好转，生命体征平稳，无须血管活性药物，查体肛周、耳后脓肿明显好转，无明显渗出，腹部较前变软，无腹膜刺激征。患者精神状态好转，Hb 稳定在 80～90 g/L；血气：pH 7.447，PCO_2 46.5 mmHg，PO_2 164.2 mmHg，SpO_2 99.7%，Lac 1.7 mmol/L，BE 6.45 mmol/L。

患者转回风湿免疫科病房，出现咯血，共 2～3 口，为淡红色血痰，原发病活动不除外，行胸部 CT 平扫，提示双侧胸腔积液，拟行胸腔穿刺检查，B 超定位提示肺叶漂浮不宜穿刺。将甲泼尼龙加量至 80 mg bid，并辅以止血治疗，患者未再咯血，3 天后，甲泼尼龙减量至 80 mg qd 维持。分别于 3 月 17 日和 24 日，予以环磷酰胺 0.2 g 治疗。辅以每日右耳后脓肿、肛周脓肿换药。复查肺部 CT 显示肺内结节影较前改善。患者生命体征平稳，可正常饮食，Hb 稳定，体温正常，未再咯血，糖皮质激素改为口服 1 mg/kg，后逐渐减量，外院规律应用环磷酰胺。

激素逐渐减量至小剂量维持，环磷酰胺应用 1 年后复查肺内结节完全好转，免疫抑制剂调整为硫唑嘌呤维持。于 2021 年 3 月再次出现肺内结节，伴 CRP、ESR 升高，考虑 GPA 复发，入院给予利妥昔单抗治疗后病情再次稳定。

病例分析

患者为青年男性，病程 2 月余，头痛、脓血涕、发热、鼻腔肿物、耳后及肛周脓肿，WBC、CRP、ESR 升高，c-ANCA 阳性，

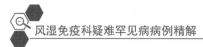
PR3-ANCA 明显升高，影像学提示鼻腔软组织影，双肺多发结节影，首先需考虑肉芽肿性多血管炎。患者鼻炎、鼻窦炎、肺内多发结节，PR3-ANCA 明显升高，c-ANCA 阳性，考虑肉芽肿性多血管炎可能性较大。但患者存在发热、皮下脓肿，病原学培养有阳性结果，需警惕感染的可能。①细菌感染：患者有发热、皮下脓肿、肺内结节，WBC 升高，NE% 升高，需警惕细菌感染可能；但患者不同部位脓肿培养结果不一致，肛周脓肿培养结果为大肠埃希菌，耳后脓肿培养结果为表皮葡萄球菌，考虑污染可能性大；且积极抗感染治疗效果不佳，PR3-ANCA 明显升高难以用感染解释。②真菌感染：患者发热伴肺内多发结节，需警惕真菌感染的可能，但患者无免疫缺陷等基础疾病，G 试验、GM 试验均阴性，目前考虑不支持真菌感染。③结核感染：患者发热、肺内多发结节，需警惕结核感染可能，但患者肺内结节非结核好发部位，T-spot.TB 阴性，暂不支持。患者为青年男性，病情进展快，发热，鼻腔、鼻旁窦占位伴肺内多发占位，需警惕肿瘤性疾病，尤其是淋巴瘤，但淋巴瘤不易解释患者 PR3-ANCA 明显阳性。综上所述，考虑患者 GPA 可能性最大，但缺乏病理结果支持，患者一般情况可，拟待鼻腔肿物病理结果回报后行进一步治疗，同时拟完善 CT 引导下肺内结节活检。

患者在入院后第 2 天突发休克，因其多处脓肿形成，首先考虑为感染中毒性休克，但后经血常规检查确认为急性大量失血所致的失血性休克，但出血部位不明。急诊超声提示脾破裂。经积极输血、补液抗休克治疗后生命体征趋于稳定。再次行 CT 检查提示并非脾破裂，而是腹腔内大出血，血肿主要集中于小网膜，同时腹腔脏器出现明显的缺血性改变，而脾脏被膜完整。结合患者的出血速度、出血量，以及血肿部位，推断胃左动脉破裂出血可能性较大，但因病情凶险未能行血管造影检查证实。患者在发生腹腔大出血后

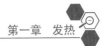

病理结果回报证实为典型 GPA 表现，诊断明确。后经积极抢救，以及激素、免疫抑制剂治疗原发病，患者病情稳定，未再有新发出血。

📠 病例点评

肉芽肿性多血管炎为 ANCA 相关性小血管炎中的一种，病变累及小动脉、静脉，以及毛细血管，偶尔可累及大动脉，主要侵犯上呼吸道、下呼吸道和肾脏，临床常表现为鼻炎、鼻旁窦炎、肺病变和进行性肾衰竭，还可累及关节、眼、耳、皮肤等。GPA 合并腹腔大出血鲜有报道。有报道 ANCA 阴性 GPA 合并肾上腺出血病例。自发性腹腔出血多见于结节性多动脉炎、白塞病合并动脉瘤的患者，亦可见于类风湿关节炎、系统性红斑狼疮患者。其中虽然报道以白塞病合并动脉瘤破裂导致的腹腔出血相对较多，但仍是为数不多的个案报道。

本患者最初怀疑为自发性脾破裂，自发性脾破裂可见于类风湿关节炎、系统性红斑狼疮、肉芽肿性多血管炎、结节性多动脉炎等自身免疫性疾病，但较为罕见，仅见个案报道，且与疾病活动度相关性不明确。本例患者后经影像学分析，考虑胃左动脉破裂出血可能性较大，但难以直接证实。后经激素冲击治疗联合环磷酰胺免疫抑制剂治疗，患者病情恢复良好，未再出血，失血性休克所造成的脏器损害均恢复，耳后、肛周脓肿均愈合良好，随访至今患者病情稳定。

肉芽肿性多血管炎的临床表现复杂多样，累及器官及损害的具体情况各不相同，异质性很强。上呼吸道症状是 GPA 最常见的初始症状，临床表现为鼻炎、鼻窦炎、肺内结节时需警惕本病。但本

笔记

病易与多种疾病，包括肿瘤性疾病、感染性疾病混淆，临床诊治中需仔细甄别。虽然多数 GPA 不易出现突发的致死性情况，但本病例因累及腹腔中等动脉导致突发性腹腔大出血，失血性休克提示本病亦可出现导致突然死亡的急危重症情况。GPA 虽然多数累及小血管，但亦可出现中等血管受累而导致的一系列后果。在临床工作中需警惕上述情况出现。

参考文献

[1] VO H, SHOWKAT A, CHIKKALINGAIAH K M, et al. Spontaneous massive bilateral peri-renal hemorrhage as a complication of ANCA-negative granulomatous vasculitis. Clin Nephrol, 2015, 83(4): 249 - 252.

[2] CHOI H I, KIM Y G, KIM S Y, et al. Bilateral spontaneous perirenal hemorrhage due to initial presentation of polyarteritis nodosa. Case Rep Med, 2015, 2015: 428074.

[3] ULLAH A, MARWAT A, SURESH K, et al. Spontaneous retroperitoneal hematoma: a rare presentation of polyarteritis nodosa. J Investig Med High Impact Case Rep, 2019, 7: 2324709619858120.

[4] CHENG M M, YEN C S, LI C M, et al. Spontaneous bilateral perirenal hemorrhage following prolonged fever: an uncommon presentation of polyarteritis nodosa. Clin Nephrol, 2014, 81(5): 359 - 362.

[5] SIMSEK E, YILMAZ H, TEKE K, et al. Spontaneous retroperitoneal haematoma due to polyarteritis nodosa: report of a case and literature review. Case Rep Urol, 2016, 2016: 7592563.

[6] NANDWANI G M, MUSKER M P, CHAPLIN B J, et al. Spontaneous perirenal haemorrhage in polyarteritis nodosa. J Coll Physicians Surg Pak, 2013, 23(6): 445 - 447.

[7] WU X Y, WEI J P, ZHAO X Y, et al. Spontaneous intra-abdominal hemorrhage due to rupture of jejunal artery aneurysm in behcet disease: case report and

Literature Review. Medicine (Baltimore), 2015, 94(45): e1979.

[8] JAYAWARDENE S A, SHEERIN N, PATTISON J M, et al. Spontaneous abdominal hemorrhage with AA-amyloidosis and vasculitis in a patient with rheumatoid arthritis. J Clin Rheumatol, 2001, 7(2): 86 – 90.

[9] JUVONEN T, NIEMELÄ O, REINILÄ A, et al. Spontaneous intraabdominal haemorrhage caused by segmental mediolytic arteritis in a patient with systemic lupus erythematosus—an underestimated entity of autoimmune origin? Eur J Vasc Surg, 1994, 8(1): 96 – 100.

[10] ZHAO Y, JIA X, TONG X, et al. Spontaneous perirenal hemorrhage in systemic lupus erythematosus: a rare case report and literature review. BMC Nephrol, 2021, 22(1): 217.

（张警丰）

病例2　乏力—发热—咯血—腹痛

📋 病历摘要

【基本信息】

患者男性，52 岁，主因"乏力 10 天，发热伴咳嗽、痰中带血 4 天"入院。

现病史： 患者 10 天前无明显诱因出现乏力，4 天前出现发热，体温最高为 38 ℃，无畏寒、寒战，伴咳嗽、咳痰，为白痰，量不多，易咳出，曾出现痰中带血，血量较少；偶有胸闷气短，伴夜间盗汗，无胸痛等不适；就诊于外院，化验结果显示"WBC 10.75 × 10^9/L，

NE 9.13×10^9/L，CRP > 370 mg/L"；胸部 CT 显示右肺下叶大片实变影，不除外占位，右侧胸腔积液，右肺下叶局部膨胀不全，纵隔淋巴结肿大（图 2 - 1）；为进一步诊治收入院。患者自发病以来，自觉乏力，食欲欠佳，睡眠可，大便正常，小便颜色加深，体重无明显变化。

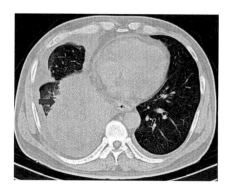

图 2 - 1 入院时胸部 CT

既往史： 慢性支气管炎 9 年；吸烟 30 年，20 支/日，已戒烟 2 个月；饮酒 30 年，相当于酒精 40 g/d。

【体格检查】

T 36.5 ℃，P 110 次/分，R 19 次/分，BP 110/66 mmHg，神志清，精神可，全身浅表淋巴结无肿大。胸廓无畸形，左肺呼吸音粗，右下肺呼吸音消失，可闻及少许湿啰音；心前区无隆起，心界不大，心律齐，无杂音。腹壁柔软，无压痛，无反跳痛及肌紧张，肠鸣音正常，4 次/分，双侧下肢不肿。无杵状指。

【辅助检查】

血常规：WBC 13.02×10^9/L，NE% 81.4%，NE 10.61×10^9/L，Hb 107 g/L，PLT 623×10^9/L；CRP 350.5 mg/L；ESR 97 mm/h；PCT 0.621 ng/mL。尿常规：蛋白（+），WBC 45 个/μL，RBC 43 个/μL。

尿红细胞位相：正常形态 25%，棘状 10%，古钱状 8%，面包圈样 38%，皱缩状 15%。24 小时尿蛋白 1.5 g。c-ANCA 1：40 阳性，PR3-ANCA 988.8 CU。

【初步诊断】

肉芽肿性多血管炎；肺炎；肺癌待排除。

【治疗】

给予哌拉西林钠他唑巴坦钠抗感染，症状无好转，行 CT 引导下肺穿刺活检，病理提示纤维组织明显增生，多发性肉芽肿形成及多核巨细胞增生，伴血管壁炎症细胞浸润，灶性坏死，形态符合肉芽肿性多血管炎。给予甲泼尼龙 80 mg qd 静脉滴注 3 天，咳嗽、痰中带血明显减轻，患者清晨起床后出现一过性右腹钝痛，因自行好转并未在意，2 天后右腹痛加重，查体右侧肾区轻度叩痛。观察到尿色加深，复查血常规提示贫血加重。查腹部 CT（图 2-2）提示右肾被膜下积血。考虑右肾自发性破裂，嘱患者绝对卧床，为控制病情，给予甲泼尼龙 500 mg/d 3 天，激素规律减量。利妥昔单抗 500 mg qow，连续 2 次，此后每半年输注 1 次。患者腹痛好转，尿色逐渐转清，贫血好转。半年后复查胸部 CT 提示右肺实变影明显消散（图 2-3），腹部 CT 提示右肾被膜下积血基本吸收（图 2-4）。

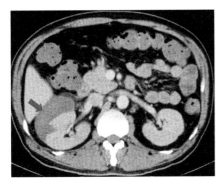

图 2-2　腹部 CT

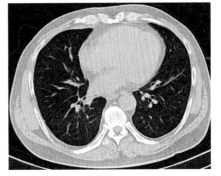

图 2-3　半年后复查胸部 CT

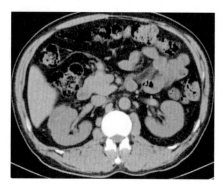

图 2-4　半年后复查腹部 CT

【确定诊断】

肉芽肿性多血管炎；肺实变；右肾自发性破裂。

病例分析

患者为中年男性，病程短，起病急，以发热、咳嗽、痰中带血为主要表现，肺部影像学表现为右肺大片实变，拟诊肺炎，收入呼吸内科。住院期间给予常规抗感染效果不佳，并发现尿蛋白阳性、镜下血尿，ESR、CRP 显著升高，故需考虑全身系统性疾病。完善自身抗体筛查发现 c-ANCA 高滴度阳性，强烈提示肉芽肿性多血管炎。进一步完善肺穿刺活检，可见多发性肉芽肿形成及多核巨细胞增生，伴血管壁炎症细胞浸润，灶性坏死，符合肉芽肿性多血管炎诊断。

回顾整个病史，肉芽肿性血管炎可以解释肺、肾受累，高炎症状态的全貌。但从时间纵线来看，置身其中，未必能未卜先知。起病初期，该病的诊断有一定的迷惑性。肉芽肿性血管炎一般呈亚急性或慢性病程，起病初期常因症状不典型而导致诊断延误。如本例患者以急性呼吸道症状起病，肺部实变影，极易误诊为肺炎，但诊治期间发现常规抗感染效果差，且尿检异常，提示该病不是单纯的呼吸系统疾病，而是系统性炎症性疾病累及肺、肾两个器官。检出c-ANCA高滴度阳性，对于疾病的诊断有重要的提示意义，进一步肺部活检最终排除了感染性疾病及肿瘤，确诊为肉芽肿性多血管炎。及时的诊断为后续治疗赢得了宝贵的时间，避免了潜在的弥漫性肺泡出血、急性肾衰竭等更严重的并发症。

诊治过程中的另一曲折之处是，本例患者在应用激素后呼吸道症状减轻，但尿红细胞升高、贫血却持续加重，经询问，患者某个清晨起床后出现了一过性右腹痛，此后隐痛持续，查体右肾区叩击痛，腹部CT进一步帮助我们揪出了潜藏的危机：自发性肾脏破裂。查阅文献发现，自发性肾脏破裂是肉芽肿性多血管炎的罕见且致命的并发症，其病理生理基础为肾脏小动脉受累引起的动脉瘤破裂及毛细血管坏死性炎症引起的肾实质梗死出血，本质上是疾病活动性及严重程度的反映。嘱患者绝对卧床止血，并积极予以激素冲击治疗，其后患者病情缓解，平稳度过此次危机，尿中红细胞逐渐减少，贫血恢复（图2-5）。

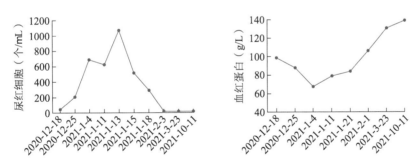

图2-5 诊治过程中尿红细胞及血红蛋白的变化趋势

肉芽肿性多血管炎原来被称为韦格纳肉芽肿，是一种坏死性肉芽肿性血管炎，病变累及全身小动脉、静脉及毛细血管，上呼吸道、下呼吸道及肾脏最常受累。发病率为每年0.4/10万，任何年龄均可发病，30~50岁多见，男女比例为1.6:1，早期病变有时仅局限于上呼吸道某一部位，容易误诊。肉芽肿性多血管炎的典型表现：①上呼吸道表现为慢性鼻炎、鼻窦炎，症状有鼻塞、鼻窦部疼痛、脓性或血性分泌物，重者可有鼻咽部溃疡、鼻中隔穿孔甚至鞍鼻畸形；②肺部可出现咳嗽、咯血、胸痛，肺部影像学特点为多发性、迁移性的病变如结节、浸润、空洞；③肾脏可出现不同程度的肾小球肾炎，表现为血尿、蛋白尿，重者可出现肾衰竭。除此之外，本病还可出现其他部位的受累，如眼部血管炎、中耳炎、皮肤病变、心脏及神经系统损害，从而引起复杂多变的临床症状，增加了诊断难度。其首诊科室除了风湿免疫科外，还经常见于耳鼻喉科、呼吸内科、肾内科、皮肤科、神经内科等。提高相关科室临床医师对该病的认识程度，有助于及早确诊及治疗，降低严重并发症、不良预后的发生率。

肉芽肿性多血管炎的治疗包括诱导和维持治疗两部分。针对有器官受累甚至危及生命的 ANCA 相关性血管炎，诱导缓解方案可选激素联合环磷酰胺或者利妥昔单抗。对于本例患者，合并存在严重的肺实变及肾小球肾炎，甚至治疗过程中出现了自发性肾脏破裂，经过积极的激素冲击联合利妥昔单抗的诱导治疗，病情得到了及时控制。

📋 病例点评

肉芽肿性多血管炎是风湿免疫科的疑难病之一，临床表现复杂多变，首诊科室经常出现在风湿免疫科以外的其他专科，容易误诊。本例患者以咳嗽、痰中带血、肺部实变影起病，诊治期间发现尿检异常，ESR、CRP 显著升高，提示全身系统性疾病。c-ANCA 阳性是诊断该病的重要提示点，最终通过肺穿刺活检获得确诊，并排除了肺部肿瘤。及时的诊断为后续治疗赢得了宝贵的时间，避免

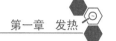

了潜在的严重的并发症，如弥漫性肺泡出血。患者治疗过程中出现的腹部隐痛极易被忽略，但临床医师并未轻视被患者轻描淡写的症状，抓住线索，同时注意到尿红细胞升高及贫血加重，经过详细查体及进一步 CT 检查，及时发现了危及生命的严重并发症——自发性肾脏破裂。这提示我们，在诊治过程中，应密切关注患者症状及检查指标变化，当疗效与期待不符时，应仔细寻找原因，及时发现潜在的合并症与并发症。

参考文献

［1］ YU Y，LI J，HOU H. A rare case of spontaneous renal rupture caused by anca—associated vasculitides. Int Braz J Urol，2018，44（5）：1042 – 1043.

［2］ TONG J，ZHOU Z Y，LIU X，et al. Antineutrophil cytoplasmic antibody-associated vasculitis with alveolar hemorrhage and ruptured renal aneurysm：a case report and literature review. Medicine（Baltimore），2022，101（1）：e28543.

［3］ YATES M，WATTS R A，BAJEMA I M，et al. EULAR/ERA-EDTA recommendations for the management of ANCA-associated vasculitis. Ann Rheum Dis，2016，75（9）：1583 – 1594.

（章丽娜）

病例3　间质性肺病—发热—体重下降

📋 病历摘要

【基本信息】

患者男性，74 岁，因"发现肺间质改变 3 年余，间断发热

15 个月"于 2020 年 3 月 20 日收入院。

现病史： 患者 3 年余前（2016 年）体检时胸部 X 线片提示双下肺间质改变，当时无咳嗽、气短、喘息表现，未诊治；1 年余前（2018 年 10 月）患者体检时查胸部 CT 提示双下肺间质改变（图 3 - 1），以外带及基底段为主，以蜂窝样改变为主，未诊治。15 个月前（2019 年 8 月）患者无明显诱因出现间断发热，未测体温，无咽痛、流涕，无咳嗽、咳痰，无腹痛、腹泻，无尿频、尿急及尿痛，口服姜糖水后好转；13 个月前（2019 年 10 月）患者受凉后出现咳嗽、咳白黏痰，无胸闷、气短，无活动耐力降低，化验提示快速 CRP 46.48 mg/L，WBC $13.36 \times 10^9/L$，NE $10.67 \times 10^9/L$，Hb 133 g/L，PLT $306 \times 10^9/L$，完善胸部 CT 提示左肺上叶前段可见一厚壁空洞，双肺间质改变较前有进展，G 试验、GM 试验、T-spot. TB 均为阴性，入院 48 小时内出现发热，体温波动在 $37.5 \sim 38.9\ ℃$，口服左氧氟沙星后体温正常，炎症指标下降；10 个月前（2020 年 1 月）患者再次发热，体温波动在 $37.5 \sim 38.9\ ℃$，予以头孢哌酮钠舒巴坦钠 + 奥司他韦、亚胺培南西司他丁钠 5 天无效。今为进一步诊治收入我科。患者近期食欲下降，睡眠差，便秘，近 4 个月来体重下降了 4 kg。

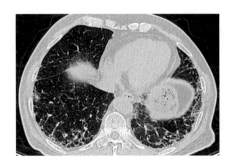

图 3 - 1　胸部 CT（2018 年 10 月）

既往史： 患者既往有高血压、高脂血症、糖尿病、睡眠呼吸暂停综合征；吸烟 35 年，未戒烟；饮酒 35 年。

【体格检查】

T 36.2 ℃，P 82 次/分，R 18 次/分，BP 100/62 mmHg。全身未见紫癜、皮疹。心律齐，未闻及杂音。双下肺可闻及 velcro 啰音。腹软，无压痛、反跳痛及肌紧张。双下肢无水肿。

【辅助检查】

血常规：WBC 8.78×10^9/L，NE 6.49×10^9/L，Hb 83 g/L，PLT 442×10^9/L。快速 CRP 83 mg/L。肝功基本正常，PT 28.6 s，INR 2.6，D-二聚体 575 ng/mL。尿常规：比重 1.023，葡萄糖（+++），蛋白（++），潜血（++），WBC 52 个/μL，24 h 尿蛋白 1.21 g。钠 128 mmol/L，氯 97 mmol/L。24 小时尿钠：162.8 mmol/d，钠（尿）105 mmol/L，尿量 1550 mL。尿渗透压 611 mOsm/（kg·H_2O）。尿红细胞皱缩状：17%。男性肿瘤标志物九项：骨胶素 CYFRA21-1 3.47 ng/mL，胃泌素释放肽前体 69.32 pg/mL，f-PSA/t-PSA 0.2。糖化血红蛋白 7%。便常规正常。脑钠肽 16.1 pg/mL。降钙素原 0.112 ng/mL。感染四项正常。CMV-DNA、EBV-DNA、血培养（需氧、厌氧、真菌）、G 试验、GM 试验、呼吸道病毒九项、T-spot. TB 均为阴性。抗核抗体谱十二项：抗核抗体 1∶40 阳性（胞浆颗粒型），抗 ENA 抗体阴性。免疫球蛋白七项：总补体 57 U/mL，余正常。血管炎四项：pANCA 1∶20 阳性，抗髓过氧化物酶抗体 >739.8 CU。IL-6 59.47 pg/mL。抗磷脂综合征组合：心磷脂抗体、β_2-糖蛋白 I 均为阴性。标准化 SCT 比值：0.79，标准化 dRVVT 比值：1.13。

【初步诊断】

ANCA 相关性血管炎；感染；低钠血症；高血压；高脂血症；糖尿病；睡眠呼吸暂停综合征。

【治疗】

拟用激素联合免疫抑制剂。考虑患者为感染高危人群，PCT、ESR、CRP 高，同时加用抗生素抗感染。但是患者持续为低钠血症，内分泌科会诊后考虑为抗利尿激素分泌失调综合征，需进一步查明该病的原因。故对患者的肺部结节进行了穿刺，后患者肺穿刺病理回报提示低分化肺鳞癌（低分化，$T_1N_3M_0$）。

【最终诊断】

ANCA 相关性血管炎；感染；低钠血症；抗利尿激素分泌失调综合征；低分化肺鳞癌（低分化，$T_1N_3M_0$）；高血压；高脂血症；糖尿病；睡眠呼吸暂停综合征。

【治疗】

我们建议患者先去治疗肿瘤。患者出院后于北京某三甲医院行立体定位射波治疗。但是放疗后患者再次出现发热、听力下降、声音嘶哑、CRP 高，复查 CT 提示左肺上叶肿块较前增大（图 3-2、图 3-3），且放疗后血管炎症状仍在进展。我院胸外科会诊后建议手术切除，患者及家属拒绝，患者坚持要求先行血管炎方面的治疗。2020 年 3 月 28 日我们给予患者甲泼尼龙 40 mg qd 静脉滴注后，患者体温恢复正常，全身不适较前改善，ESR、CRP、IL-6 均明显下降。2020 年 4 月 1 日予以托珠单抗 480 mg（8 mg/kg）静脉滴注。每月 1 次，共 5 次，复查 ESR、CRP 正常，血管炎抗体滴度阴性。血管炎 BVAS 评分从 8 分降至 2 分。复查肺部肿块较前减小。考虑托珠单抗治疗有效，血管炎病情平稳，将托珠单抗减量为 400 mg 静脉滴注，患者神经元特异性烯醇化酶、胃泌素释放肽前体较前有所上升，团块影较前明显增大，肿瘤科会诊后考虑肿瘤复发。

笔记

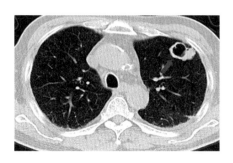
图 3-2 放疗前 CT

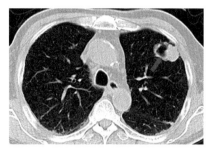
图 3-3 放疗后 CT

病例分析

　　患者为老年男性，慢性病程，最初以发热为主要临床表现，发热待查需考虑以下几个方面：①感染性疾病：患者有糖尿病，血糖控制不佳，为感染高发人群，临床表现为发热，受凉后出现咳嗽、咳痰，血常规提示 WBC、CRP、PCT 升高，肺部有空洞，需要考虑感染可能，尤其需要鉴别结核分枝杆菌、曲霉、葡萄球菌、诺卡菌。②自身免疫病：SLE、AAV、AOSD 等自身免疫病容易出现发热；本例患者贫血、血小板高、肺部空洞、肺间质病变，有肾脏受累，需要重点鉴别 AAV。③肿瘤：本例患者为老年男性，间断发热，既往多年吸烟史，肺部有空洞，需要考虑肿瘤可能。④内分泌相关性发热及其他：患者的临床表现暂不支持甲状腺亢进等高代谢表现，无特殊药物服用史。故患者发热原因暂且考虑为 AAV 合并了感染，而 AAV 又可细分为嗜酸性肉芽肿性多血管炎（EGPA）、肉芽肿性多血管炎（GPA）、显微镜下多血管炎（MPA）3 个亚型。那么，本例患者属于 AAV 的哪种亚型呢？按照 EMA 4 步法，ANCA 血管炎分类有以下流程，首先看患者病情是否符合 EGPA，如果不符合，再看是否符合 GPA，如果仍不符合，再看是否符合 MPA，如果均不符合上述 3 类疾病，再看是否符合皮肤型结节性多动脉炎（cPAN）。

笔记

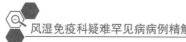

本例患者嗜酸性粒细胞正常，无鼻窦炎、哮喘，无外周神经系统受累，无一过性肺浸润，不考虑EGPA。那本例患者可以诊断为GPA吗？根据1990年GPA的分类标准，患者肺部有结节、空洞浸润影，有血尿，符合2条临床标准，可诊断为GPA。但是根据2017年EULAR的MPA的分类标准，患者P-ANCA 6分，肺间质病变5分，总分11分，符合MPA的分类标准，却不符合GPA的分类标准。那么，本例患者到底是GPA还是MPA呢？现有资料显示，临床上约有7%的患者依据不同的分类标准可出现GPA和MPA重叠的情况，但这不影响诊断后治疗决策，因此临床上，我们可以不纠结于究竟是GPA还是MPA。但是，患者住院期间，出现了持续低血钠及高尿钠，这似乎不能用AAV来解释。排查高甘油三酯血症、高蛋白血症导致的假性低钠血症后，围绕低钠血症，我们可以按照以下3种情况进行鉴别。

（1）高血容量型低钠血症：患者无胸闷、胸痛，无水肿、尿少，肌酐、BNP正常，暂不考虑心力衰竭、肾衰竭所致的高血容量型低钠血症。

（2）低血容量型低钠血症：患者无中枢神经系统异常等脑性耗盐综合征表现，无皮肤干燥、血压低等低血容量表现，暂不考虑低血容量型低钠血症。

（3）等血容量型低钠血症：患者低血钠、高尿钠，尿渗透压 > 100 mmol/L，尿钠 > 30 mmol/L，排查了甲状腺功能减退、肾上腺皮质功能不全，考虑患者低钠血症是SIADH导致的。

而SIADH又是什么原因引起的呢？SIADH的最常见原因为中枢神经系统疾病、肿瘤、肺部感染。患者无中枢神经系统疾病，故肺部结节、斑片影可能有除AAV、感染以外的因素。患者多次痰涂片提示大量多角化的鳞状上皮细胞、淋巴细胞和吞噬细胞，未发现肿瘤细胞。但我们还是冒着风险，反复劝说患者进行肺穿刺，最后病理结果证实为肺鳞癌。

本例患者是肿瘤继发了血管炎，还是肿瘤合并血管炎呢？如果是肿瘤继发了血管炎，肿瘤治好了，血管炎大概率也会好转。如果肿瘤合并了血管炎，那治疗效果可能会出现不平行的情况。鉴于患者最初进行肿瘤放疗后血管炎仍在进展，而后期血管炎病情平稳时肿瘤依旧进展的情况，两者发展并不匹配，我们考虑本例患者是肿瘤合并了 AAV。

肿瘤合并 AAV 的患者在国内外均属罕见，相关文献较少。AAV 合并肿瘤的发病率各个文献报道不一，有学者综述了 6 项研究，AAV 合并肿瘤的发病率波动在 0.8% ~ 2.5%，有 1 项关于亚洲人群的研究，纳入了 150 例 AAV 患者，肿瘤发生率为 1.43%。AAV 合并肺癌发病率更低。北京协和医院报道了 442 例 AAV 患者，其中合并肿瘤 16 例，合并肺部肿瘤仅有 4 例。可见 AAV 合并肺癌发病率之低！

AAV 患者所合并肿瘤的类型报道也不尽相同。恶性肿瘤以血液系统肿瘤多见，如淋巴瘤和骨髓异常增生综合征等，而实体肿瘤以肺癌、膀胱癌报道较多。二者发病的先后顺序：AAV 可在肿瘤之前，亦可在肿瘤之后发病。AAV 易导致肿瘤发生，与一般人群相比，AAV 患者发生癌症的风险增加了 1.6 ~ 2 倍。

对于 AAV 合并肿瘤，治疗上建议"分而治之"。应用环磷酰胺会增加肿瘤尤其是膀胱癌的发生风险，这与环磷酰胺累积量及应用时间有关，且每日口服给药较间歇静脉给药更能增加癌症风险。并且有学者认为环磷酰胺和依那西普联合应用会使罹患肿瘤的风险增大。

本例患者及家属在肿瘤放疗后效果不佳的情况下，丧失了对肿

笔记

瘤继续治疗的信心，拒绝手术和化疗等进一步治疗。在探索最适合本例患者的治疗之路上，我们使用了白介素-6受体阻滞剂——托珠单抗，其既能治疗血管炎，又能抑制肿瘤的进展。有研究表明肺鳞癌合并血管炎的患者白介素-6水平较高，而白介素-6受体阻滞剂托珠单抗通过诱导细胞凋亡、抑制癌细胞增殖，可以达到抗癌的作用，托珠单抗可能成为一种新的治疗非小细胞肺癌的药物。同时，又有文献表明托珠单抗治疗难治性ANCA相关性血管炎效果好。因此，对于本病例中血管炎合并肺癌的患者，我们使用了激素联合托珠单抗的治疗，使患者血管炎和肿瘤均获得了很好的治疗效果。

病例点评

本例患者ANCA相关性血管炎诊断明确，肺部有结节、空洞，风湿免疫科医师首先想到与血管炎相关，虽然也会想到要同时鉴别结核分枝杆菌、真菌感染和肿瘤，但是当血管炎"一元论"能解释包括肺部结节在内的临床表现时，真正冒着风险去做肺穿刺的可能性比较小。治疗上，按照"一元论"考虑，我们会首先按照血管炎的免疫抑制治疗，而不会先去进行肺穿刺病理检查。直至患者激素、免疫抑制剂治疗效果不佳时，才会考虑行肺穿刺明确诊断。因此，对于血管炎合并肺部肿块、结节的患者，需要提高对结核分枝杆菌、真菌感染和肿瘤的鉴别，这对临床上减少误诊、误治有极大的意义。

临床上诊断为ANCA相关性血管炎的患者若出现不易用该疾病解释的症状、体征，如本文中持续的低钠血症，需要反复验证最初的诊断是否正确或全面。

托珠单抗可以抑制非小细胞肺癌的增殖，亦可以治疗ANCA相

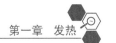
关性血管炎，对于 AAV 合并非小细胞肺癌，托珠单抗有望成为一个很好的选择，值得进一步临床研究。

参考文献

［1］ SHANG W, NING Y, XU X, et al. Incidence of cancer in ANCA-associated vasculitis：a meta-analysis of observational studies. PLoS One, 2015, 10（5）：e126016.

［2］ YOO J, AHN S S, JUNG S M, et al. Cancer development in Korean patients with ANCA-associated vasculitis：a single centre study. Clin Exp Rheumatol, 2018, 36 Suppl 111（2）：73 – 77.

［3］ 邹巧菲, 冷晓梅, 田新平, 等. 抗中性粒细胞胞浆抗体相关性血管炎伴发肿瘤的临床特征. 中华临床免疫和变态反应杂志, 2015, 9（3）：201 – 206.

［4］ LE GUENNO G, MAHR A, PAGNOUX C, et al. Incidence and predictors of urotoxic adverse events in cyclophosphamide-treated patients with systemic necrotizing vasculitides. Arthritis Rheum, 2011, 63（5）：1435 – 1445.

［5］ STONE J H, HOLBROOK J T, MARRIOTT M A, et al. Solid malignancies among patients in the Wegener's granulomatosis etanercept trial. Arthritis Rheum, 2006, 54（5）：1608 – 1618.

［6］ MORIKAWA T, YOSHIDA A, KOBAYASHI S, et al. AP-VAS 2012 case report：a case of ANCA-negative pauci-immune crescentic glomerulonephritis associated with IL-6-producing adenosquamous cell carcinoma of the lung. CEN Case Rep, 2013, 2（2）：158 – 164.

［7］ KIM N H, KIM S K, KIM D S, et al. Anti-proliferative action of IL-6R-targeted antibody tocilizumab for non-small cell lung cancer cells. Oncol Lett, 2015, 9（5）：2283 – 2288.

（邹雅丹）

病例 4　发热—关节痛

病历摘要

【基本信息】

患者女性，81 岁，主因"间断发热 6 个月，多关节疼痛 1 个月"入院。

现病史：患者 6 个月前无诱因出现不规则发热，体温最高为 39 ℃，伴全身肌肉酸痛，不伴咳嗽、咳痰、恶心、呕吐、腹痛、腹泻和黄疸，不伴尿频、尿急和尿痛。查血常规提示 WBC、NE% 明显升高，ESR 100 mm/h，CRP 217 mg/L，PCT 0.086 ng/mL，尿潜血（++），尿白细胞（+++），胸部 X 线片未见明显异常。诊断为"泌尿系统感染"，给予静脉输注左氧氟沙星和头孢克肟治疗 1 周，体温峰值降至 38 ℃。患者进一步就诊查体发现右上腹压痛，查 ALT 144 U/L，AST 148 U/L，ALP 490 U/L，γ-GT 356 U/L；胸部增强 CT 提示双肺多发斑片及索条影和小结节影，伴小量心包积液；MRCP 提示肝脏多发囊肿且与胆管相通，胆总管扩张；诊断为"胆道系统感染"，先后给予厄他培南、亚胺培南西司他丁钠、左氧氟沙星抗感染及还原型谷胱甘肽等保肝治疗，2 周内患者上腹压痛改善，体温、血常规、PCT、肝功能等指标逐渐恢复至正常，而 CRP 最低降至 92 mg/L，ESR 最低降至 93 mm/h，继续抗感染治疗，炎症指标没有进一步下降。出院后 1 周内再次发热，体温波动于 37.2 ~ 37.5 ℃，午后为著，伴盗汗，可自行降至正常。患者约 3 个月前于家中自测心率波动在 100 次/分，此后间断自测心率

笔记

均快，不伴心悸、胸闷、胸痛，复查胸部增强 CT 较 3 个月前无明显变化，口服美托洛尔 12.5 mg，2 次/日，心率改善不明显。约 1 个月前患者出现多关节痛，累及双肩关节、双手近端指间关节、双髋关节、双膝关节，伴颈部肌肉酸痛及明显晨僵，不伴关节肿胀、肌无力，为进一步诊治收入院。患者自发病以来，无脱发、光过敏、皮疹、反复口腔溃疡、雷诺现象，无口干、眼干，无慢性咳嗽、盗汗，无头痛、下颌活动障碍，睡眠、食欲可，大小便如常，体重下降 6 kg。

既往史： 卵巢颗粒细胞瘤术后 45 年；因子宫肌瘤行子宫全切术后 34 年；多发肝囊肿 30 余年，1 年前查腹部增强 CT 提示囊肿最大者直径可达 14 cm，遂行穿刺治疗；高血压病史 12 年，血压控制良好，平时心率波动于 60～70 次/分；约 1 年前出现过 1 次一过性少量咯血；镜下血尿数月。

【体格检查】

T 36.2 ℃，P 83 次/分，R 21 次/分，BP（左）134/64 mmHg，BP（右）130/66 mmHg，全身未见皮疹、淤斑，全身浅表淋巴结未触及肿大，双侧上颌窦区有明显压痛，心、肺、腹查体无异常阳性体征，各浅表大血管区域未闻及血管杂音，双下肢无水肿。四肢关节无肿胀，双肩关节、双手指关节及双膝关节有压痛，四肢肌力 V 级，双侧 Babinski 征均未引出。

【辅助检查】

WBC 8.82 × 10^9/L，Hb 101 g/L，PLT 417 × 10^9/L；尿潜血（＋＋），尿白细胞（＋＋＋）；尿红细胞位相未见变形红细胞；尿白细胞分类：WBC 390 个/μL，NE% 69.5%；肾小管损伤相关指标正常；ALT 50 U/L，AST 41 U/L，ALP 208 U/L，γ-GT 100 U/L，肌

酐和尿素正常；纤维蛋白原 7.27 g/L，D-二聚体 373 μg/L；ESR 103 mm/h；CRP 123.91 mg/L；抗心磷脂抗体-IgG 和狼疮抗凝血因子试验低滴度阳性；抗内皮细胞抗体 1∶20，弱阳性；类风湿因子、抗环瓜氨酸肽抗体、中性粒细胞胞浆抗体、抗核抗体谱及 Coomb's 试验均为阴性；免疫球蛋白正常，补体 C3 略升高；PPD 试验、T-spot.TB 均阴为性，巨细胞病毒-DNA、EB 病毒-DNA 正常；髋关节 MRI 提示双髋少量积液；关节超声提示右侧肱二头肌长头腱鞘炎，右膝关节髌上囊少量积液；鼻窦 CT 平扫未见异常；超声心动图提示二尖瓣反流（轻度），左室舒张功能减低；PET-CT 检查提示主动脉及其主要分支多发管壁葡萄糖代谢增高，部分管壁增厚（图 4 - 1）。查看其既往影像检查中主动脉内膜情况，发现患者 2018 年 2 月 22 日腹部增强 CT 提示腹主动脉内膜正常，而在 2018 年 9 月 6 日和 2018 年 12 月 12 日两次胸部增强 CT 均提示降主动脉内膜均匀、弥漫性增厚（图 4 -2）。

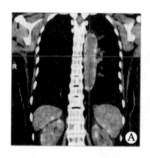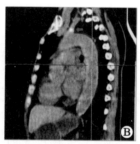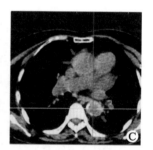

A：可见主动脉管壁呈高代谢表现；B：可见左颈总动脉起始部代谢增高；C：可见主动脉管壁均匀、弥漫性代谢增高。

图 4 -1   2019 年 2 月患者 PET-CT 表现

【最终诊断】

巨细胞动脉炎合并风湿性多肌痛。

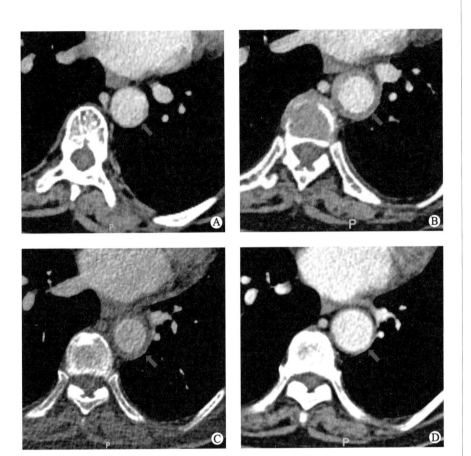

A：2018 年 2 月 22 日腹部增强 CT 表现，可见腹主动脉管壁正常；B：2018 年
9 月 6 日胸部增强 CT 表现；C：2018 年 12 月 12 日胸部增强 CT 表现；D：2019 年
5 月 8 日胸腹部增强 CT 表现。B、C 可见胸主动脉管壁均匀弥漫增厚。

图 4-2　2018 年至 2019 年患者 4 次胸腹部增强 CT 表现

【治疗】

甲泼尼龙 40 mg/次 qd 静脉输注，序贯泼尼松 50 mg/次 qd 口
服；联合环磷酰胺 0.4 g/次，1 次/2 周静脉输注。血常规、肝肾功
能正常，ESR 和 CRP 等炎症指标在 1 个月内逐渐降至正常；治疗
3 个月复查胸、腹部增强 CT 提示主动脉增厚的内膜几乎完全恢复
正常。

病例分析

　　患者为老年女性，以无明显诱因的高热起病，先后伴随多系统受累的表现，不同的伴随表现可能提示不同的疾病，也可能是一种疾病在不同发展阶段的具体表现。患者化验尿中有大量红、白细胞，虽没有尿频、尿急的症状，但是在老年女性不能除外泌尿系统感染，给予主要经泌尿系统代谢的左氧氟沙星等抗感染药物治疗后，尿红、白细胞消失，发热症状有所改善，提示泌尿系统感染至少部分参与了发热的过程。在2周左右时，因发热未缓解而收入呼吸内科，根据右上腹压痛体征，结合 ESR、CRP 和 PCT 升高，肝酶、胆道酶谱升高，以及 MRCP 提示的胆总管扩张表现，又经过足疗程的抗感染治疗，患者热退，PCT 和肝酶、胆道酶谱均降至正常，以上一系列证据可以明确胆道系统感染的诊断。

　　患者出院停用抗感染治疗1周后体温复升，此次不同于病初的高热，而以低热为主，且在此后4个多月的时间里多次使用抗菌药物治疗，发热无改善，多次复查 ESR 和 CRP 均明显增高，这些病情变化无法用前述泌尿系统或胆道系统感染解释。收入风湿免疫科后，我们发现患者的发热几乎贯穿了整个病程，在入院前近1个月里，伴随着低热，患者逐渐出现关节疼痛、肌痛和四肢僵硬症状，与此相应的是，其 ESR 和 CRP 等炎症指标一直维持在较高水平，基于此数值，需要考虑以下疾病的可能性。

　　（1）风湿性多肌痛（PMR）：患者为老年女性，病程中出现双肩、双髋关节及颈部等肢带肌疼痛和发僵，伴有发热及炎症指标明显升高，类风湿因子和瓜氨酸多肽抗体均为阴性，满足 2012 年PMR 的分类标准，PMR 是需要首先考虑的疾病。但是单纯 PMR 并

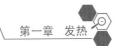

非都会出现发热症状，且本例患者病初有高热，长期慢性低热后出现关节、肌肉症状，需要同时考虑有无合并巨细胞动脉炎（GCA）的可能性，但是患者并无新发头痛，亦无颞动脉区域可触性波动及触痛，GCA 似乎无法解释。

（2）ANCA 相关性血管炎：本例患者有长期不明原因的发热，ESR 和 CRP 均明显增高，结合其曾有一过性咯血，本次入院查体发现双侧上颌窦区有明显压痛，多次化验尿常规检查提示存在镜下血尿，肺部 CT 提示双肺多发实性结节及少许磨玻璃密度影，以上符合 ANCA 相关性血管炎，尤其是肉芽肿性多血管炎的系统受累表现，因此，需要考虑本病的可能性，但是后续的 CT 检查排除了鼻窦炎的可能性，ANCA 的结果为阴性，且抗感染治疗后尿潜血转阴，也降低了本病的可能性。

（3）系统性红斑狼疮（SLE）：患者有慢性发热伴关节肌肉症状，抗心磷脂抗体-IgG 和狼疮抗凝血因子试验均为阳性，伴有少量心包积液，多次查尿潜血阳性，需要考虑 SLE 的可能性。但是患者没有明显脱发、蝶形红斑，无蛋白尿，而且 ANA 阴性，补体不低，且抗感染治疗后尿潜血转阴，无论是根据 SLE 在 1982 年的 ARA 分类标准，还是 1997 年的 ACR 标准，抑或是 2017 年的 ACR/EULAR 的新分类标准草案，患者均不能满足以上标准，因此 SLE 的诊断依据不足。

（4）多发性肌炎等炎性肌病：本类疾病可引起发热、炎症指标升高，颈部及近端肌肉无力、疼痛，也可伴有关节疼痛，因此，需考虑本病的可能性。但本病以肌无力为主要表现，且发热、肌痛等多同时发生，甚至不伴发热，本例患者以肌痛和僵硬为主要表现，并无明显肌无力，也无 Gottron 征和向阳疹等皮肌炎特征性皮疹，肌酸激酶等肌酶谱无升高，经非甾体类抗炎药对症治疗后肌痛明显

29

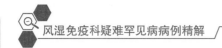

缓解，因此，考虑本病可能性不大。

（5）类风湿关节炎：患者除长期慢性发热、炎症指标明显升高外，有对称性多关节疼痛，累及双手近端指间关节，伴晨僵大于1小时，需考虑本病的可能性。但患者以下特点又不支持该病诊断：首先，患者关节症状主要表现为关节疼痛，而无关节肿胀；其次，患者关节痛虽累及双手近端指间关节，但以双肩关节、双髋关节等大关节及周围肌肉疼痛为更突出的表现；最后，住院后完善 RF 及抗 CCP 抗体均为阴性。因此，诊断为类风湿关节炎的可能性较小。

（6）结节性多动脉炎：本例患者存在体重下降及肢体痛，需考虑本病的可能，但本病是一种累及中、小动脉全层的坏死性血管炎，男性多见，本例患者并无皮肤、肾脏、神经病变等临床表现，不符合结节性多动脉炎的分类标准，考虑可能性不大。

（7）肿瘤性疾病：高龄患者出现慢性低热，短时间内体重下降明显，既往有一过性咯血及多种良、恶性肿瘤病史，肺部 CT 提示结节影，以上情况需认真排查肿瘤性疾病包括副肿瘤综合征的可能，必要时可行 PET-CT 进一步排查。

（8）其他感染性疾病：患者的临床特征和对抗感染的治疗反应支持泌尿系统感染和胆道系统感染的诊断，慢性发热还可能由其他感染性疾病，如真菌、结核分枝杆菌或感染性心内膜炎引起，结合患者的临床表现及前述辅助检查结果，我们很快排除了真菌及常见引起慢性发热的病毒感染；患者超声心动图提示瓣膜结构和功能均正常，不支持感染性心内膜炎的诊断；PPD 试验及 T-spot. TB 检测结果均为阴性，结合相隔半年以上的两次肺部 CT 前后对比无进展，无法用活动性结核病解释患者的慢性发热和炎症指标明显升高，可见结核感染的可能性很小。

综上所述，风湿性多肌痛似乎是可能性最大的疾病，而肿瘤性

笔记

疾病仍不能完全排除。鉴于此，很有必要完善 PET-CT 检查以明确有无淋巴瘤或实体肿瘤的可能。PET-CT 结果提示头颅、躯干及四肢未发生肿瘤征象；意外发现主动脉及其主要分支多发管壁葡萄糖代谢增高，部分管壁增厚；同时还提示双肺多发实性结节及少许磨玻璃密度影，葡萄糖代谢未见增高，提示为良性结节，双侧第 1 胸肋关节、第 1 肋结节—胸椎横突肋凹关节处及双侧肩、髋关节和耻骨联合周围、双侧坐骨周围多发葡萄糖代谢增高灶。这一结果提示我们本例患者是主动脉及其分支受累的大血管炎。那么患者的大血管受累是大动脉炎还是巨细胞动脉炎呢？大动脉炎多发于 40 岁以下年轻女性，多存在肢体、脑部、眼底病变等脏器缺血表现，本例患者均不存在上述表现，考虑大动脉炎诊断不能成立。结合患者年龄及颈肩部等肢带肌疼痛、晨僵等风湿性多肌痛表现，一方面确定了患者巨细胞动脉炎合并风湿性多肌痛的诊断；另一方面也帮助解开了众多谜团，包括逐渐加重的关节肌肉症状、抗生素无法控制的低热和炎症指标持续增高、短时间内的体重明显下降、与体温不平行的心率增快、抗内皮细胞抗体和抗磷脂抗体的低滴度阳性等，这些均可用风湿性多肌痛合并巨细胞动脉炎来解释。确诊后，患者提供了过去的影像学资料，我们发现，患者曾于 2018 年 2 月 22 日行腹部增强 CT 检查，当时的腹主动脉内膜正常，而在 2018 年 9 月 6 日和 2018 年 12 月 12 日两次胸部增强 CT 片中均看到了降主动脉内膜均匀、弥漫性增厚。这些补充的结果进一步说明了患者血管炎病变发生在 2018 年 2 月 22 日至 9 月 6 日，与发生高热的时间似乎有重合，提示感染可能是巨细胞动脉炎的诱因或启动因子。

　　本病例是一例没有颞部头痛、颌跛行、视力受损，仅表现为低热、炎症指标明显升高的由 PET-CT 发现并确诊的巨细胞动脉炎合并风湿性多肌痛患者。我们回顾了巨细胞动脉炎 1990 年美国风湿病学会（ACR）诊断标准，本例患者仅年龄、ESR 水平符合，尚未达到 5 条诊断标准中的 3 条，并不满足巨细胞动脉炎的诊断。然而随着现代成像技术的发展，欧洲风湿病联盟（EULAR）对影像学技术在大血管炎的诊断中的作用提出肯定，2018 年 ACR 对巨细胞动脉炎的分类标准进行了更新，本例患者在发病年龄、颈肩部晨僵、炎症指标升高程度及 PET-CT 影像学改变等方面累计积分 8 分，大于新分类标准要求的 5 分，可诊断巨细胞动脉炎。新的分类标准与 1990 年版相比，发病年龄、临床表现均有所变化，新增的影像学检查结果是一大亮点，据此可以在不进行颞动脉活检的基础上实现对疾病的诊断，同时可以正确诊断没有外周血管受累、仅有主动脉及其分支受累的巨细胞动脉炎患者，新的分类标准提高了诊断的敏感性、特异性及可行性，值得在临床工作中推广应用。同时临床上对于影像学在大血管炎患者治疗随访过程中评估病情以指导进一步调整治疗方案也有很多相关的研究，相信在不久的将来，我们可以通过有效的手段监测患者病情，使患者得到更有效的治疗，实现巨细胞动脉炎患者的达标治疗。

病例点评

对于明确诊断的感染性疾病，经充分抗感染治疗后体温仍不能完全恢复正常的患者，应注意结合炎症指标，充分考虑自身免疫性疾病的可能。对于老年患者，如存在无法解释及控制的心率增快、炎症指标明显升高，应警惕主动脉受累的巨细胞动脉炎，PET-CT 可能是明确诊断的有效手段。

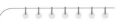
参考文献

[1] DASGUPTA B, CIMMINO M A, KREMERS H M, et al. 2012 provisional classification criteria for polymyalgia rheumatica: a European League Against Rheumatism/American College of Rheumatology collaborative initiative. Arthritis Rheum, 2012, 64(4): 943 - 954.

[2] GHARAVI A E, SAMMARITANO L R, WEN J, et al. Characteristics of human immunodeficiency virus and chlorpromazine-induced antiphospholipid antibodies: effect of beta 2 glycoprotein I on binding to phospholipid. J Rheumatol, 1994, 21 (1): 94 - 99.

[3] ALARD J E, HILLION S, GUILLEVIN L, et al. Autoantibodies to endothelial cell surface ATP synthase, the endogenous receptor for hsp60, might play a pathogenic role in vasculatides. PLoS One, 2011, 6(2): e14654.

[4] HUNDER G G, BLOCH D A, MICHEL B A, et al. The American College of Rheumatology 1990 criteria for the classification of giant cell arteritis. Arthritis Rheum, 1990, 33(8): 1122 - 1128.

[5] BARDI M, DIAMANTOPOULOS A P. EULAR recommendations for the use of imaging in large vessel vasculitis in clinical practice summary. La Radiologia medica, 2019, 124(10): 965 - 972.

[6] KERMANI T A. Takayasu arteritis and giant cell arteritis: are they a spectrum of the same disease? International journal of rheumatic diseases, 2019, 22 (Suppl 1): 41 - 48.

[7] BRAUN J, BARALIAKOS X, FRUTH M. The role of ^{18}F-FDG positron emission tomography for the diagnosis of vasculitides. Clinical and experimental rheumatology, 2018, 114(5): 108 - 114.

(李记)

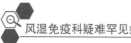

病例 5　反复发热—无脉—皮下结节

病历摘要

【基本信息】

患者女性，65 岁，因"间断发热 7 年余"入院。

现病史：大约 7 年前患者无明显诱因出现发热，体温持续在 37.5 ℃ 左右，伴乏力、干咳，就诊于外院，查体发现左侧桡动脉无脉，血管超声示左锁骨下动脉、左肱动脉内膜增厚，中度狭窄，ESR 80 mm/h，诊断为"大动脉炎"，给予泼尼松 50 mg qd 联合环磷酰胺 0.6 g 冲击治疗，上述症状好转，体温恢复正常，出院后激素规律减量，间断给予环磷酰胺冲击治疗，累积 17.2 g。6 年前患者泼尼松减量至 12.5 mg qd 时再次出现发热，体温持续在 37.5 ℃，泼尼松加量至 30 mg qd，体温逐渐恢复正常。此后患者于泼尼松减量至 10～15 mg/d 时反复出现持续低热，上调醋酸泼尼松剂量至 40～50 mg/d 后可好转，后逐渐减量。5 年前患者再次因持续低热于外院治疗，给予足量甲泼尼龙＋硫唑嘌呤＋环磷酰胺联合治疗后，因肝功能异常，停用环磷酰胺及硫唑嘌呤，后调整治疗方案为吗替麦考酚酯 0.75 g bid 联合甲泼尼龙治疗，体温逐渐正常。2 年前患者因再次发热就诊于我院，予以停用吗替麦考酚酯，换用甲氨蝶呤＋甲泼尼龙＋雷公藤，患者症状仍无明显缓解，21 个月前调整治疗方案为来氟米特＋甲泼尼龙＋雷公藤，体温逐渐恢复正常。10 个月前患者再次出现持续低热，体温持续在 37.5 ℃ 左右，伴乏力、双下肢水肿，就诊于外院调整治疗方案为甲泼尼龙 13 mg qd ＋

环磷酰胺 50 mg qd，症状逐渐缓解，院外规律应用甲泼尼龙及环磷酰胺。3 个月前患者再次出现持续低热，体温在 37.5 ℃ 左右，伴干咳、双下肢水肿。2 个月前就诊于我院，调整治疗方案为环孢素 50 mg bid + 甲泼尼龙 13 mg qd，患者症状无明显缓解，1 个月前将甲泼尼龙加至 32 mg qd，上述症状仍无明显缓解。1 周前患者上述症状进一步加重，体温最高达 38.0 ℃，伴干咳、双下肢水肿、无力，左侧大腿外侧出现大小约 4 cm×6 cm 红色皮下结节，疼痛明显，皮温正常，并逐渐于颈后、右肘部出现皮下结节。

既往史：高血压病史 5 年，糖尿病病史 5 年，对磺胺类药物过敏，表现为皮疹、口唇肿胀。

【体格检查】

T 37.8 ℃，P 70 次/分，R 18 次/分，BP（左）115/82 mmHg，BP（右）167/97 mmHg。神志清，面部水肿，左侧大腿外侧可触及大小约 4 cm×6 cm 红色皮下结节（图 5-1），压痛阳性，皮温正常，颈后可触及大小约 3 cm×3 cm 皮下结节 2 处，皮肤颜色正常，有压痛，皮温正常，右肘部可触及大小约 2 cm×3 cm 皮下结节，性质同颈后结节，左侧桡动脉搏动弱，双肺呼吸音清，右肺可闻及湿啰音，心脏、腹部查体无异常。双下肢重度凹陷性水肿。

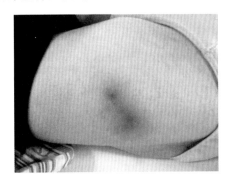

图 5-1 左下肢外侧皮下结节

【辅助检查】

血常规：WBC 8.75×10^9/L，Hb 125 g/L，PLT 132×10^9/L，NE% 93.5%。尿常规：尿糖（＋＋＋＋），尿蛋白（－）。肝功能：ALB 26.2 g/L，余生化指标正常。HbA1c 11.3%，ESR 28 mm/h，CRP 11.10 mg/dL，RF、ANA、抗 ENA 谱、抗 ds-DNA 抗体、ANCA、抗 ACL 抗体、抗 β2-GP I 抗体均为阴性，免疫球蛋白七项正常。肿瘤标志物阴性。T-spot. TB、病毒八项、术前免疫八项均为阴性，2 次血培养、2 次诱导痰培养、1 次皮肤分泌物培养均为阴性。胸部 CT 提示右肺空洞性病变，双肺多发结节影（图 5 - 2）。

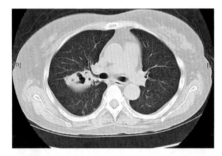
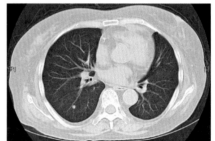
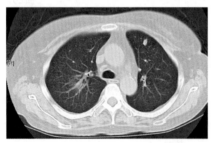

图 5 - 2　胸部 CT

皮肤活检：真皮血管周围及间质内见以中性粒细胞为主的炎性细胞浸润，抗酸染色显示组织内见单个和成团的杆状物。抗酸染色可疑阳性。肺泡灌洗液培养：诺卡菌。药敏试验：米诺环素、复方磺胺甲噁唑耐药，亚胺培南西司他丁钠、莫西沙星、利奈唑胺敏感。完善头颅及脊柱 MRI 提示颅内多发脓肿形成，咬肌、背部肌肉、臀部肌肉可见脓肿形成（图 5 - 3、图 5 - 4）。

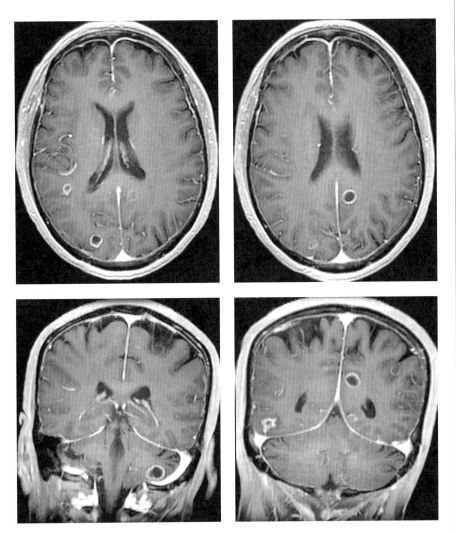

图 5-3 MRI 提示颅内多发脓肿

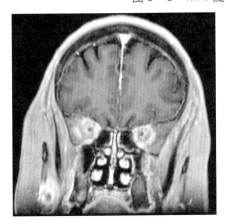 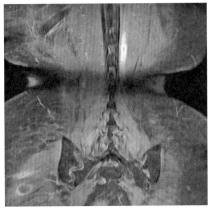

图 5-4 MRI 提示肌肉多发脓肿

【诊断】

播散性诺卡菌病；大血管炎。

【治疗】

甲泼尼龙减量至 6 mg qd，停用所有免疫抑制剂，予以亚胺培南西司他丁钠 0.5 g q6h + 利奈唑胺 0.6 g q12h，患者体温迅速正常。因患者出现恶心、呕吐、幻嗅的不良反应，将利奈唑胺更换为依帕米星 0.4 g qd，亚胺培南西司他丁钠同前，患者再次出现发热。再次调整为亚胺培南西司他丁钠 + 莫西沙星 0.4 g qd，患者体温正常。复查肺部 CT 较前明显好转，头颅 MRI 无明显改善。再次调整为美罗培南 2.0 g q8h + 莫西沙星 0.4 g qd。广谱抗生素抗感染治疗近 3 个月后复查皮肤脓肿明显好转，肺部 CT 显著好转，头颅 MRI 部分好转。继续口服莫西沙星 0.4 g qd 9 个月，复查肺部 CT 完全好转，头颅 MRI 脓肿消失。

病例分析

诺卡菌病是一种罕见的由诺卡菌引起的急性或慢性感染性疾病。诺卡菌属放线菌目、棒状杆菌亚目，为需氧菌。诺卡菌存在于土壤、腐败植物、其他有机质、淡水，以及咸水中。诺卡菌属有 >85 种类型，约 25 种与人类诺卡菌病相关，其中 >50% 的感染与星形诺卡菌群相关。既往人们认为星形诺卡菌为单一菌种，后来的研究发现星形诺卡菌并非单一菌种，而是一系列相关细菌的组合，故称为星形诺卡菌复合群。其他与人类感染相关的诺卡菌包括巴西诺卡菌、新诺卡菌、鼻疽诺卡菌、豚鼠诺卡菌、假巴西诺卡菌，以及最近报道的老兵诺卡菌和塞拉多尼亚诺卡菌。诺

笔记

卡菌一般认为是机会致病菌，主要在免疫功能低下的人群中致病，但也见于免疫功能正常的宿主。在发达国家，超过60%的诺卡菌感染见于免疫抑制宿主，男女比例为3：1。诺卡菌感染的发生率低，因此关于诺卡菌感染的文献报道极为有限，大部分为个案报道。来自加拿大、西班牙、澳大利亚南部的数据提示诺卡菌病的患病率为$(0.47 \sim 0.87)/10$万。

诺卡菌可经呼吸道及破损皮肤进入人体，也可见于手术及插管导致的医源性感染，人与人之间的传播未见报道。70%的病例表现为肺部感染，其次为中枢神经系统感染、皮肤感染，以及放线菌瘤，此外可播散至其他组织或器官，如肾脏、消化道、关节、心脏、眼、骨骼等。肺诺卡菌病典型的临床表现为咳嗽伴或不伴咳痰，可出现咯血，其他表现包括发热、呼吸困难、寒战、出汗、乏力、体重下降及全身不适。胸部影像学可出现肺实变、结节影、肿块影，以及胸腔积液，可继发胸壁感染。肺部组织活检、痰及支气管肺泡灌洗液的病原学培养对肺诺卡菌病的诊断至关重要。需特别注意与肺结核，肺部其他细菌、真菌、病毒感染及肿瘤相鉴别。中枢神经系统诺卡菌病以脑脓肿最为常见，主要临床表现有头痛、精神症状、意识障碍、恶心、呕吐，罕见脑膜受累体征及癫痫发作。皮肤受累的常见表现包括结节、溃疡、脓肿，以及瘘管形成，常见于下肢。放线菌瘤主要见于足部及下肢，绝大多数患者为男性，尤其是男性农民。受累部位局部体积增大，质地较韧，表现为结节、瘘管、脓肿，内含大量包含诺卡菌的浆液脓性渗出物。

近10年来复方磺胺甲噁唑逐渐成为治疗诺卡菌病的一线治疗药物。治疗皮肤型诺卡菌病需抗感染$1 \sim 3$个月，治疗肺及播散性诺卡菌病需抗感染$6 \sim 12$个月。治疗中枢神经系统诺卡菌病至少需12个月，根据治疗反应可酌情延长治疗时间。近些年有研究认为应

笔记

用复方磺胺甲噁唑治疗诺卡菌病的耐药率高达 42%，同时也有研究认为如果使用最低抑制浓度，其耐药率仅为 2%，但如何确定最低抑制浓度较为困难。尽管有如上争议，复方磺胺甲噁唑目前仍然是诺卡菌病的标准一线治疗。其他可选择的抗生素包括氨基糖苷类、四环素类、阿莫西林、碳青霉烯类、喹诺酮类、利福平、唑烷酮类等。亚胺培南西司他丁钠用于磺胺耐药及中枢神经系统受累的重症患者。有研究显示美罗培南对星形诺卡菌及巴西诺卡菌有效。肺诺卡菌病可应用磺胺甲噁唑联合莫西沙星治疗。诺卡菌脑脓肿可应用莫西沙星单药或莫西沙星联合磺胺甲噁唑治疗。对多种其他抗生素耐药的诺卡菌病患者应用利奈唑胺有效，有多篇个案报道提示利奈唑胺应用于中枢神经系统受累及危重症诺卡菌病患者有效，平均应用时间长达 6～12 个月。复方磺胺甲噁唑、利福平、莫西沙星、美罗培南、利奈唑胺可通过血—脑屏障。Lei Huang 等统计了中国 7 所医院 2009—2017 年 53 例诺卡菌病病例，所有菌株均对利奈唑胺敏感，其次为亚胺培南西司他丁钠与阿米卡星。对于常规抗感染方案反应欠佳的患者，有报道联合 γ-干扰素后病情改善。

本例患者为中老年女性，因诊断大血管炎长期应用激素及免疫抑制剂，7 年来激素最低剂量约 3 片，因反复发热多次于门诊增加激素剂量，长期应用各种免疫抑制剂，为免疫抑制宿主。患者 3 个月来再次发热，再次增加激素剂量并调整免疫抑制剂，体温进一步升高，并伴有皮下痛性结节及全身症状。入院后完善检查发现右肺空洞影伴双肺多发结节，经支气管肺泡灌洗液培养诊断诺卡菌病。患者无中枢神经系统症状体征，常规完善头颅 MRI 发现多发脑脓肿，进一步检查发现肌肉脓肿。皮肤活检支持皮肤诺卡菌感染表现。患者皮肤脓肿及肺部病变均符合典型诺卡菌病特点，并伴有相

应临床表现，而患者多发脑脓肿累及大脑、小脑多个部位却无临床
症状体征，较为少见。提示播散性诺卡菌病在部分脏器形成脓肿可
以暂时不出现临床表现。但对于容易累及的脏器不能因为没有症状
而放弃筛查。诺卡菌病一线治疗方案为复方磺胺甲噁唑，而本例患
者对磺胺过敏，无法选用一线治疗药物。皮肤、肺脏、中枢神经系
统均受累，结合文献经验及药敏结果，先后为患者选用亚胺培南西
司他丁钠联合利奈唑胺，后因药物不耐受调整为亚胺培南西司他丁
钠联合莫西沙星，因中枢神经系统影像学缓解欠佳调整为美罗培南
联合莫西沙星，症状缓解满意，考虑治疗费用负担，以及广谱抗生
素长期联合二重感染风险等诸多因素，于治疗 3 个月后调整为莫西
沙星单药治疗，总治疗时间 1 年。患者临床症状完全缓解，影像学
提示结节完全吸收，治疗效果满意。

病例点评

风湿免疫性疾病患者长期应用激素及免疫抑制剂者属免疫抑制
宿主，发生各种机会感染的风险高，患者发生任何新发症状时需高
度警惕，不能未经检查即认为患者为原发病复发而调整治疗方案，
需及时完善相关检查重点排查感染。对于患者新出现的特殊症状、
特殊体征需高度重视。本例患者播散性诺卡菌病诊断明确，但因对
一线治疗药物过敏，同时合并中枢神经系统受累，治疗药物选择困
难，经验有限，通过对本例患者诊治过程的梳理，为临床医师治疗
诺卡菌病积累了宝贵的经验。

参考文献

[1] MCTAGGART L R, RICHARDSON S E, WITKOWSKA M, et al. Phylogeny and
identification of Nocardia species on the basis of multilocus sequence analysis. J

Clin Microbiol, 2010, 48(12): 4525 – 4533.

[2] BROWN-ELLIOTT B A, BROWN J M, CONVILLE P S, et al. Clinical and laboratory features of the Nocardia spp based on current molecular taxonomy. Clin Microbiol Rev, 2006, 19(2): 259 – 282.

[3] FATAHI-BAFGHI M. Nocardiosis from 1888 to 2017. Microbial Pathogenesis, 2018, 114: 369 – 384.

[4] MINERO M V, MARÍN M, CERCENADO E, et al. Nocardiosis at the turn of the century. Medicine, 2009, 88(4): 250 – 261.

[5] HUI C H, AU V W, ROWLAND K, et al. Pulmonary nocardiosis re-visited: experience of 35 patients at diagnosis. Respir Med, 2003, 97(6): 709 – 717.

[6] KANNE J P, YANDOW D R, MOHAMMED T L, et al. CT Findings of Pulmonary Nocardiosis. AJR Am J Roentgenol, 2011, 197(2): W266 – W272.

[7] BROWN-ELLIOTT B A, BIEHLE J, CONVILLE P S, et al. Sulfonamide resistance in isolates of Nocardia spp from a US multicenter survey. J Clin Microbiol, 2012, 50(3): 670 – 672.

[8] JODLOWSKI T Z, MELNYCHUK I, CONRY J. Linezolid for the treatment of Nocardia spp Infections. Ann Pharmacother, 2007, 41(10): 1694 – 1699.

[9] HUANG L, CHEN X, XU H, et al. Clinical features, identification, antimicrobial resistance patterns of Nocardia species in China: 2009—2017. Diagnostic Microbiology and Infectious Disease, 2019, 94(2): 165 – 172.

[10] DERUNGS T, LEO F, LODDENKEMPER C, et al. Treatment of disseminated nocardiosis: a host-pathogen approach with adjuvant interferon gamma. Lancet Infect Dis, 2021, 21(10): e334 – e340.

（张警丰）

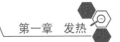

病例 6　发热—面颈部肿胀—呼吸困难

病历摘要

【基本信息】

患者男性，34 岁，因"发热 2 个月，面颈部肿胀 1 个月，胸闷伴呼吸困难 1 周"收入我院。

现病史：患者 2 个月前淋雨后出现发热（体温 37.5 ℃），同时感到后背发沉，伴右颈部明显坠胀不适。胃镜和胸部 CT 检查均无异常。静脉输注头孢类抗菌药物（具体不详）1 周，上述症状无改善。1 个月前出现晨起眶周肿胀，起床后可逐渐消退。之后肿胀时间逐渐延长呈持续性，并波及整个颜面部，向双上肢和上胸部扩展。1 周前出现颈部和上胸部静脉曲张，呈逐渐加重趋势，伴明显胸闷和呼吸困难。超声检查提示上腔静脉阻塞，伴大量心包和胸腔积液。CT 血管三维重建提示左颈内静脉（LIJV）、双侧锁骨下静脉（RSV、LSV）和上腔静脉（SVC）全程血栓形成，上腔静脉几乎完全阻塞（图 6-1），为进一步诊治收入我院。

既往史：患者 21 年前（13 岁）开始出现头面部和背部痤疮样皮疹，1 年后头面部皮疹自然好转，背部皮疹至今反复发作。17 年前常出现发热、乏力和全身不适。发热无诱因，无规律性，体温 37.5 ℃左右，平均每年发作 3~4 次。经双黄连等退热药治疗，1 周内可缓解。13 年前出现痛性口腔溃疡，3~5 次/年，每次累及 2~3 处黏膜，同一处溃疡 1 周左右可自然愈合。发热与口腔溃疡无关，二者发作均在最近 6 年内逐渐减少。否认外生殖器溃疡和眼炎

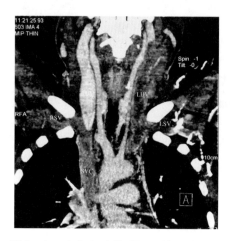

图 6-1 患者入院前 CT 血管三维重建

病史，无脱发、光过敏和关节肌肉症状。

个人史和家族史无特殊。

【体格检查】

生命体征平稳，神志清楚，痛苦面容。眶周、双侧颈部、胸腹部皮肤肿胀，可见静脉曲张和毛细血管扩张。背部可见较密集的痤疮样皮疹，部分中心表面有白点。双下肺未闻及呼吸音，叩诊浊音。心律齐，心音遥远。腹软，无压痛、反跳痛及肌紧张，肝脾未触及，肠鸣音 4 次/分，双下肢不肿。

【辅助检查】

白细胞 3.2×10^9/L，尿常规、血生化指标、ESR、CRP、PCT、结核抗体、肿瘤标志物，以及抗核抗体谱均正常或者阴性；PPD 试验强阳性。行心包穿刺抽出 300 mL 乳白色积液，病理检查证实为乳糜心包积液（显微镜下可见脂肪球），未见癌细胞；行胸腔穿刺，分次共引流出 2000 mL 血性液体，胸腔积液提示为漏出液，未见癌细胞，抗酸染色阴性，需氧及厌氧菌培养均为阴性。

笔记

【初步诊断】

上腔静脉阻塞综合征；白塞病可能性大；结核感染不除外。

【治疗】

经心包和胸腔抽液后，患者呼吸困难症状好转，颜面部和肢体肿胀无改善。此后，在华法林抗凝治疗的基础上给予激素治疗（醋酸泼尼松，起始剂量每日 30 mg，1 个月后逐渐减量），半年内颜面部和肢体肿胀逐渐消退，遗留上胸部皮肤静脉曲张，曾行静脉 CT 血管三维重建提示胸壁静脉严重迂曲扩张（图 6 - 2）。此时患者已能正常上班，自行停用所有药物。2 年后患者再次出现颜面部间断肿胀，逐渐加重成持续性，并波及头面部和上胸部。复查血管 CT 三维重建提示在原有上腔静脉和颈静脉血栓的基础上又发现了肝静脉和下腔静脉弥漫血栓形成。为排查肿瘤行全身 PET-CT 检查未发现异常代谢浓集影。

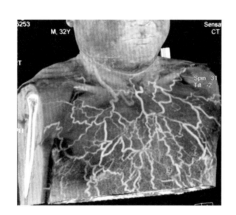

图 6 - 2 上腔静脉和下腔静脉阻塞导致患者头面部
严重肿胀和胸壁静脉曲张

【最终诊断】

白塞病血管病变；上腔静脉阻塞综合征；巴德—基亚里综合征。

【治疗】

给予华法林抗凝，甲泼尼龙 16 mg qd 治疗。随访 3 年，甲泼尼龙逐渐减量至每日 4 mg 维持，患者病情平稳，能从事轻体力劳动。

病例分析

患者为中青年男性，临床表现为进行性加重的面颈部、上胸部和双上肢肿胀，伴呼吸困难，B 超提示上腔静脉及其颈部和上肢的分支血流受阻，因此上腔静脉综合征诊断成立。上腔静脉综合征的常见病因有感染（尤其是梅毒性主动脉瘤和结核病）、肿瘤和血栓。本例患者为中青年男性，长期低热，伴大量心包及胸腔积液，PPD 试验强阳性，首先考虑结核可能，但胸腔积液和心包积液检查提示为漏出液，未发现抗酸菌的证据，血清结核抗体阴性，而且结核感染罕有弥漫性血栓形成。其次要考虑到肿瘤的可能性，经检查，患者肿瘤标志物、胸部 CT、PET-CT 无异常，因此不支持肿瘤的诊断。

上腔静脉综合征的原因主要考虑血栓形成。结合病史，本例患者暂时不考虑蛋白 C、蛋白 S，以及抗凝血酶缺乏等先天性疾病，而主要考虑易栓症的继发性因素。患者为中青年男性，不存在老年、肥胖、中大型手术后制动及长时间空中旅行史等易栓症的高危风险因素，因此要重点排查系统性红斑狼疮、抗磷脂综合征，以及白塞病等系统性疾病的可能性。患者有复发性口腔溃疡、多浆膜腔积液的证据，但是没有颜面部充血性红斑、非瘢痕性脱发、光过敏，以及肾脏、神经系统受累等表现，抗核抗体谱和抗磷脂抗体均为阴性，不支持系统性红斑狼疮和抗磷脂综合

笔记

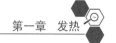
征诊断。

　　根据其复发性口腔溃疡，颜面和后背广泛的痤疮样皮疹，要考虑白塞病的可能性。但是患者没有外生殖器溃疡、眼炎、关节炎、神经系统损害，行针刺反应试验也为阴性，是否能诊断白塞病呢？

　　首先，根据 1987 年日本的白塞病诊断标准，如果满足全部 4 条主要标准（复发性口腔溃疡、外生殖器溃疡、眼炎和痤疮样皮疹等皮肤改变）可诊断为白塞病完全型，如果满足 2 条主要标准，外加 5 条次要标准（非畸形性关节炎、回盲部溃疡、附睾炎、血管损伤及中枢神经系统症状）中的 2 条，或者典型的眼部症状加 1 条主要标准，或者满足 2 条次要标准则诊断为不完全型白塞病。据此，本例患者具有口腔溃疡和皮损（痤疮样皮疹）2 条主要标准和血管病变（弥漫的静脉血栓）1 条次要标准，既不满足完全型白塞病也不满足不完全型白塞病的分类标准。其次，根据 1990 年白塞病国际研究小组的分类标准（表 6 - 1），诊断白塞病须具备复发性口腔溃疡，加外生殖器溃疡、眼炎、皮肤损害及针刺试验阳性等 4 项中的 2 项，本例患者的临床特点也不满足。我们采用同样的方法参考了另外几个常用的分类标，结果均不能满足确诊的条件。但是我们注意到浅静脉炎、深静脉血栓和腔静脉血栓，以及动脉瘤等血管病变是白塞病患者的特征性表现，根据 2014 年新发布的白塞病的国际分类标准（表 6 - 1），本例患者所具备的复发性口腔溃疡计 2 分，痤疮样皮疹和广泛的血栓形成各积 1 分，正好达到 4 分，可以满足这个最新的分类标准。新的分类标准较上述 2 个标准具有更高的敏感性和特异性。因此，经过集体讨论，我们最后将患者确诊为白塞病，合并上腔静脉阻塞综合征和巴德—基亚里综合征。

笔记

表 6 - 1　常用白塞病的分类（或诊断）标准对比

分类（或诊断）标准	标准细则	诊断要求
1987 年日本白塞病研究委员会关于白塞病的诊断标准	**主要标准** 1. 复发性口腔溃疡 2. 皮肤病变 3. 眼部损害 4. 外生殖器溃疡 **次要标准** 1. 非畸形性关节炎 2. 消化系统损害（回盲部溃疡等） 3. 附睾炎 4. 血管损伤 5. 中枢神经系统症状	1. 完全型：满足全部 4 项主要标准 2. 不完全型：满足以下任意 1 条 　a. 3 项主要标准 　b. 2 项主要标准 + 2 项次要标准 　c. 典型的眼部症状 + 1 项主要标准 　d. 2 项次要标准
1990 年白塞病国际研究小组的分类标准	1. 复发性口腔溃疡（每年至少 3 次） 2. 复发性生殖器溃疡（或瘢痕） 3. 眼损害（前色素膜炎、后色素膜炎、视网膜炎等） 4. 皮肤损害（结节性红斑、假性毛囊炎、痤疮样皮疹） 5. 针刺试验阳性	满足第 1 项加 2 ~ 4 中的任意 2 项
2014 年新发布的白塞病国际分类标准	眼部损害 = 2 分 生殖器溃疡 = 2 分 口腔溃疡 = 2 分 皮肤病变 = 1 分 神经系统表现 = 1 分 血管表现 = 1 分 针刺反应阳性 = 1 分	各项相加积 4 分，或 4 分以上可诊断白塞病

　　如何解释患者的乳糜性心包积液和血性胸腔积液呢？乳糜性心包积液多继发于胸部外伤、胸（心）手术损伤、纵隔肿瘤、纵隔放射性纤维增生、结核病、锁骨下静脉栓塞及丝虫病等。显然，本例患者可能是因为弥漫性锁骨下静脉血栓和上腔静脉血栓形成影响了胸导管的回流通路所致。血性胸腔积液多见于创伤，偶见于自发性气胸、主动脉瘤破裂、胸膜转移癌、胸膜间皮瘤、血液病、炭疽性

胸膜炎、肺吸虫病、结缔组织病、结核性胸膜炎等，这在本例患者中均无确凿的证据，因此，我们考虑为白塞病及其血管病变所致。

YAZICI H 等把白塞病的血管病变受累现象统称为"血管集"，即同一个患者可以累计发生各种白塞病相关的血管受累现象。这些受累现象可以同时发生，也可以一个个接连发生。下肢静脉血栓是"血管集"中最常见的表现，而且它与颅内静脉窦血栓、肺动脉受累、心源性血栓、巴德—基亚里综合征和下腔静脉窦综合征的发病有关。白塞病的大血管病变可以同时累及动、静脉系统，其中75%为静脉系统受累，25%为动脉系统受累。SEYAHI E 等报道了 43 例由于白塞病导致的巴德—基亚里综合征，分为肝病症状组和非肝病症状组。其中，下腔静脉阻塞合并肝静脉阻塞的发生率高达95%，单独下腔静脉阻塞、肝静脉阻塞发生率分别为29% 和10%，非肝病症状组的病死率要远远低于肝病症状组病死率。本病例中，白塞病合并静脉血栓形成导致了上腔静脉阻塞综合征和巴德—基亚里综合征，暂无动脉系统受累。

HATEMI G 等认为白塞病合并静脉系统受累的患者应优先选择免疫抑制剂，而不是抗凝剂。GALEANO-VALLE F 等报道了 1 例通过激素联合环磷酰胺治愈白塞病合并右心室内血栓的病例。激素、硫唑嘌呤、环磷酰胺或者环孢素 A 是白塞病合并血管病变的首选药物。对于重症白塞病合并眼、血管、胃肠道和神经系统受累的，可予以甲泼尼龙 1 g/d，连续静脉滴注 3 天，然后按照 1 mg/（kg·d）口服。白塞病合并严重并发症的患者，可以选用生物制剂。英夫利西单抗、阿仑单抗、阿达木单抗是已证实的对白塞病合并血管病变有效的生物制剂。动脉受累时需要手术干预，白塞病累及动脉主要表现为动脉瘤和栓塞，白塞病合并动脉栓塞的手术指征：栓塞部位是手术容易到达的部位，且由具有丰富经验的术者操作。本例患者仅有静脉受累，予以激素和抗凝治疗后，效果良好。

病例点评

　　笔者收治本例患者主要有以下 3 点体会：一是有反复口腔溃疡的患者如果存在不能用其他疾病解释的血管病变，要考虑白塞病的可能性；二是采用 2014 年发布的白塞病国际分类标准，有助于以血管病变为主要表现，而血管外表现不突出的白塞病患者的诊断，值得推广；三是白塞病相关的血管损害，首选免疫抑制治疗。

参考文献

[1] DAVATCH F, ASSAAD K S, CALAMIA K T. The International Criteria for Behçet's Disease (ICBD)：a collaborative study of 27 countries on the sensitivity and specificity of the new criteria. J Eur Acad Dermatol Venereol, 2014, 28(3)：338 - 347.

[2] YAZICI H, SEYAHI E. Behçet syndrome：the vascular cluster. Turk J Med Sci, 2016, 46(5)：1277 - 1280.

[3] MERASHLI M, EID R E, UTHMAN I. A review of current management of vasculo-Behcet's. Curr Opin Rheumatol, 2018, 30(1)：50 - 56.

[4] SEYAHI E, CAGLAR E, UGURLU S, et al. An outcome survey of 43 patients with Budd-Chiari syndrome due to Behçet's syndrome followed up at a single, dedicated center. Semin Arthritis Rheum, 2015, 44(5)：602 - 609.

[5] HATEMI G, SEYAHI E, FRESKO I, et al. One year in review 2017：Behçet's syndrome. Clin Exp Rheumatol, 2017, 35 Suppl 108(6)：3 - 15.

[6] GALEANO-VALLE F, DEMELO-RODRIGUEZ P, ÁLVAREZ-SALA-WALTHER L, et al. Intracardiac thrombosis in Behçet's Disease successfully treated with immunosuppressive agents：A case of vascular pathergy phenomenon. Intractable Rare Dis Res, 2018, 7(1)：54 - 57.

（邹雅丹）

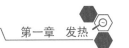
病例 7　发热—皮疹—乳腺肿物

病历摘要

【基本信息】

患者女性，57 岁，主因"发热 20 天，皮疹半月余"入院。

现病史：患者 20 天前劳累后出现发热，自测体温 37.8 ℃，伴咽痛、乏力、头痛、左膝关节疼痛，无膝关节肿胀。后体温逐渐升高至 41 ℃，伴寒战。半个月前无明显诱因出现全身散在点状红色皮疹，无瘙痒，与发热无明显相关性。12 天前查血常规提示 WBC 14.43 × 10^9/L，Hb 130 g/L，PLT 158 × 10^9/L，NE% 89.9%，PCT 0.476 ng/mL，考虑"感染"，予以亚胺培南西司他丁钠联合万古霉素抗感染治疗，体温仍波动于 39 ~ 40 ℃，间断服用退热药体温可一过性轻度下降，但未降至正常。9 天前患者无明显诱因出现腰背部团片状红色斑疹，压之退色，伴瘙痒，后扩散至全身，随即出现高热，体温 41 ℃。复查血常规提示 WBC 18.41 × 10^9/L，Ft 11 952.0 ng/mL，CRP 显著升高至 22.8 mg/dL，校正 ESR 25 mm/h。考虑 AOSD 可能，予以甲泼尼龙 40 mg qd 静脉滴注治疗，患者自觉体温有下降趋势，可降至 38.5 ℃左右。为进一步治疗收入风湿免疫科。患者自发病以来，饮食差，睡眠差，大便少，小便如常，体重无明显下降。

既往史：约 20 年前因卵巢囊肿行右侧卵巢切除术；青霉素过敏，海鲜过敏。

【体格检查】

T 39 ℃，P 80 次/分，R 19 次/分，BP 126/69 mmHg。神志清。

全身皮肤团片状红色斑疹，压之退色，伴瘙痒（图7-1）。左锁骨上可触及1 cm×1 cm肿大淋巴结，质软，活动可，有压痛。双肺呼吸音清，未闻及干湿啰音。心界不大，心率80次/分，律齐，各瓣膜区未闻及杂音。腹软，无压痛、反跳痛，肝脾未触及，肠鸣音4次/分。双下肢无水肿。

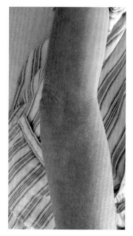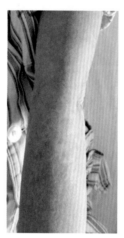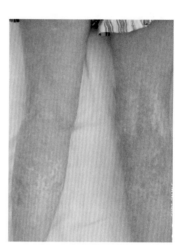

图7-1 皮疹

【辅助检查】

甲型 H_1N_1 流感、乙型流感、CMV-DNA、EBV-DNA，肥达试验、外斐反应，支原体、衣原体、军团菌血培养，T-spot. TB，G试验、GM试验等病原学检测均为阴性。Ft 11 952.0 ng/mL，CRP 22.8 mg/dL，校正 ESR 25 mm/h。免疫球蛋白七项 IgG 略高，余正常，RF、抗核抗体、抗核抗体谱2、抗 CCP 抗体、ANCA 均为阴性。尿、便常规，甲状腺功能，肿瘤标志物正常。肺部 CT、腹盆腔 CT 均未见明显异常。完善 PET-CT 提示全身多发肿大淋巴结，代谢异常增高。

【病情变化一】

入院后给予甲泼尼龙 80 mg qd，后加量至 120 mg qd 治疗，体

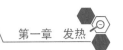

温较前下降，最高体温约 38 ℃，WBC 下降至正常范围，皮疹较前有所好转。但患者 Ft 仍进行性升高至 47 752 ng/mL，Hb 由 130 g/L 进行性下降至 82 g/L，TG 由正常升高至 6.29 mmol/L，肝功能由正常升高至 ALT 101 U/L、AST 358 U/L，Fib 由正常下降至 1.6 g/L。NK 细胞活性为 13.63%，可溶性 CD25 12 372 pg/mL。患者应用 120 mg qd 甲泼尼龙期间再次出现高热，体温 39 ℃伴皮疹加重，予以甲泼尼龙加量至 200 mg qd，治疗 3 天后，患者体温正常，皮疹再次好转，Ft 下降至约 6000 ng/mL，TG、ALT、AST、Fib 均恢复至正常。

【病情变化二】

患者淋巴结肿大，PET-CT 提示双侧腋窝多发淋巴结肿大，较大者位于左侧，SUV_{max} 8.6，行穿刺活检拟进一步除外淋巴瘤。病理回报显示送检淋巴结组织中可见腺癌浸润，有乳头状结构，并见脉管内瘤栓。免疫组化结果提示 HER-2（+++）。行乳腺及腋下淋巴结 B 超示左乳 7 点实性结节（0.8 cm×0.8 cm），符合 BI-RADS 4b 类，左腋下多发肿大淋巴结，左乳余结节符合 BI-RADS 3 类。行左乳结节穿刺活检提示浸润性乳腺癌，部分区域具有微乳头结构，HER-2（+++）。修正诊断为浸润性乳腺癌；类 AOSD 样表现；巨噬细胞活化综合征（MAS）。

予以丙种球蛋白控制免疫反应，应用曲妥珠单抗靶向治疗，后患者再次出现皮疹加重，伴局部水疱、破溃表现，肝功能指标进行性升高至约正常上限的 5 倍，Ft 再次升高至 12 270 ng/mL。患者本身处于超敏状态，且不除外此次病情变化是曲妥珠单抗导致的不良反应，故暂停使用。予以地塞米松联合依托泊苷针对 MAS 治疗，患者皮疹逐渐消退，肝功能逐渐恢复至正常，Ft 下降至 567 ng/mL。改为口服甲泼尼龙治疗，继续曲妥珠单抗靶向治疗并转入肿瘤化疗科进一步治疗。

【病情变化三】

患者为乳腺癌 $T_1N_1M_0$ ⅡA 期，有手术指征，拟行左乳房切除及左侧腋窝淋巴结清扫术。入手术室予以丙泊酚等全麻诱导后出现心率下降，心电监测示室性期前收缩二连律，心率逐渐下降至 30 次/分左右，伴 SpO_2 测不出，肢体出现花斑，大量粉红色泡沫样痰经气管插管吸出，即刻胸外按压 1 分钟，予以阿托品、肾上腺素治疗后心室律恢复。床旁超声提示左室心尖部运动降低，LVEF 30%。B 型 BNP 2310.0 pg/mL，全血肌钙蛋白 Ⅰ 测定 0.15 ng/mL，CK-MB 正常，心电图未见定位特征的 ST-T 异常，治疗 1 周后复查超声心动图 LVEF 61%。考虑应激性心肌病明确。

患者于外院行乳腺癌手术，自述淋巴结未能彻底清扫。术后继续在我院行化疗 + 靶向治疗。2 月余前患者甲泼尼龙减量至 4 mg qd，自觉无明显不适自行停用，停用约 2 周后再次出现全身皮疹，考虑类成人 Still 病样表现有复发情况，加用甲泼尼龙 32 mg qd 后患者皮疹再次好转并逐渐减量。患者继续于肿瘤化疗科行化疗，化疗结束后持续随访中，患者小剂量甲泼尼龙维持，一般情况较好。

病例分析

患者为中年女性，以高热、皮疹、咽痛、关节痛为主要临床表现，查体体温升高，全身团片状红色斑疹，左锁骨上肿大淋巴结伴压痛。辅助检查显示 WBC 明显升高，NE 升高，Ft、CRP 明显升高，ESR 轻度升高。需考虑如下疾病可能：①AOSD：患者有高热、皮疹、关节痛、咽痛、淋巴结肿大、WBC 明显升高，需警惕 AOSD

可能，但因 AOSD 临床表现及实验室检查均缺乏特异性，仍需仔细甄别特殊感染及肿瘤性疾病后方可诊断。②其他系统性结缔组织病：患者为中年女性，高热、皮疹、关节痛、淋巴结肿大，需警惕SLE、系统性血管炎等系统性结缔组织病可能，但患者缺乏相关疾病特征性临床表现，考虑暂不支持，需进一步完善自身抗体、补体等检查除外这些疾病。③感染：患者有高热、WBC 显著升高伴核左移，CRP、Ft 均明显升高，需警惕感染，尤其脓毒血症可能；但患者广谱抗生素治疗无效，不支持感染，需进一步完善感染相关指标，排查感染灶以进一步除外。④肿瘤：患者高热伴多发淋巴结肿大、AOSD 样表现，需警惕肿瘤继发可能，尤其以淋巴瘤最为常见；需完善影像学、肿瘤标志物等检查进一步除外。

患者完善自身抗体检查无阳性提示，目前无 SLE、血管炎等疾病提示。患者完善细菌、真菌、病毒、非典型病原体相关检查均无阳性提示。影像学检查未见明确感染灶，反复多次血培养结果阴性，均不支持感染。患者肿瘤标志物阴性，影像学检查未见实体瘤提示，PET-CT 提示全身多发淋巴结肿大伴摄取明显增高，需警惕淋巴瘤可能，但仅依据影像学表现难以鉴别炎症性反应与淋巴瘤，如针对 AOSD 治疗效果不佳需行淋巴结活检进一步明确。

患者存在高热、关节痛、皮疹、咽痛、淋巴结肿大、肝功能异常，WBC $> 15 \times 10^9/L$，RF 及 ANA 阴性，无感染、肿瘤、其他风湿病证据，AOSD 诊断基本明确。患者反复高热，病程中出现二系（一般是指血液系统中 WBC、RBC 和 PLT 中三系中的二系）降低，高甘油三酯血症，低纤维蛋白原血症，Ft 明显升高，NK 细胞活性降低，可溶性 CD25 升高，符合 HLH-2004 分类标准，考虑合并MAS 诊断明确。

患者多发肿大淋巴结伴摄取明显增高，AOSD 及 MAS 均可解释，但为进一步明确除外肿瘤性疾病，我们为患者进行了淋巴结穿刺活检。预期活检结果为反应性增生或淋巴瘤可能性较大，然而活检结果却提示腺癌浸润，既往所行影像学检查未提示实体瘤，进一步针对性检查发现乳腺小结节（0.8 cm×0.8 cm），穿刺活检提示浸润性乳腺癌伴 HER-2 过表达，提示患者为早期出现淋巴结转移的乳腺癌，而原发灶仅为微小结节，故常规检查不易发现，极易漏诊。患者为浸润性乳腺癌继发类 AOSD 样表现，同时合并 MAS，全身肿大淋巴结哪些为转移灶、哪些为反应性增生难以区别，故治疗极为棘手。尝试肿瘤靶向治疗后患者再次出现病情反复伴超敏反应表现，故无法继续原发病治疗。针对 MAS 行地塞米松联合 VP-16治疗后患者病情趋于稳定，临床表现及实验室检查趋于好转，为下一步乳腺癌原发病治疗创造了条件。

患者行乳腺癌手术，麻醉后出现应激性心肌病，考虑不除外与长期大量应用糖皮质激素相关。再次行手术治疗，之后化疗联合靶向治疗，患者乳腺癌病情稳定。在自行停用激素后又出现类 AOSD样表现，再次恢复激素治疗后病情稳定。逐渐减量小剂量激素维持治疗，患者长期病情稳定。

病例点评

AOSD 为风湿免疫科疾病诊治难点，因其临床表现不特异，无特异性诊断标准，多种疾病如感染、肿瘤、其他自身免疫性疾病可表现为与经典 AOSD 相类似的特点，因此极易造成误诊、漏诊。AOSD 发病机制的核心为固有免疫细胞的异常活化，以及部分促炎细胞因子包括 IL-1、IL-6 和 IL-18 生成过多。病原体相关分子模式（PAMPs）和损伤相关分子模式（DAMPs）通过 Toll 样受体转运至巨噬细胞及中性粒细胞，导致 IL-1β 和 IL-18 生成增加，进而诱导固有免疫及适应性免疫细胞活化。部分促炎细胞因子包括 IL-6、IL-8、IL-17、TNF-α，以及 IL-1β 和 IL-18 自身。抗炎机制的减弱包括调节性 T 细胞、NK 细胞活性下降，IL-10 水平下降与促炎细胞因子活化共同导致 AOSD 免疫失衡。IL-1 抑制剂证实对 AOSD 有效，其他靶点生物制剂包括 IL-6、IL-18 抑制剂亦有研究证实有效。

本例患者经过系统、全面的筛查在诊治初期未发现肿瘤性疾病证据，按照 AOSD 治疗有一定疗效，然而激素不易减量，病情容易反复。后经活检证实存在浸润性乳腺癌，淋巴结转移，HER-2 过表达。AOSD 容易合并的肿瘤类型常为淋巴瘤，实体瘤较为少见，而乳腺癌患者以 AOSD 样表现起病的情况也非常罕见。查阅文献有个案报道乳腺癌伴 AOSD 样表现 4 例。AOSD 合并 MAS 为 AOSD 重症类型，诊治不及时死亡率极高。本例患者同时合并 MAS，进一步加大了患者的诊治难度。经过我科积极控制 AOSD 及 MAS 的治疗，患者一般情况好转，体温正常，皮疹消退，各项实验室指标恢复正常，为患者接受化疗及手术创造了条件。患者在进一步诊治中出现应激性心肌病，考虑与患者严重应激状态及长时间大剂量使用激素、内源性肾上腺轴反应不佳有关。经过我科与多个相关科室尤其是肿瘤化疗科的共同努力，为本例患者的进一步治疗创造了良好的条件，改善了患者的生活质量，延长了患者的生存期。为类似复杂、重症患者的诊治积累了宝贵的经验。

参考文献

［1］CHURCH L D, COOK G P, MCDERMOTT M F. Primer: inflammasomes and interleukin 1beta in inflammatory disorders. Nat Clin Pract Rheumatol, 2008, 4 (1): 34 – 42.

笔记

[2] JAMILLOUX Y, GERFAUD-VALENTIN M, MARTINON F, et al. Pathogenesis of adult-onset Still's disease: new insights from the juvenile counterpart. Immunol Res, 2015, 61(1/2): 53 – 62.

[3] MITROVIC S, FAUTREL B. New markers for adult-onset Still's disease. Joint Bone Spine, 2018, 85(3): 285 – 293.

[4] FEIST E, MITROVIC S, FAUTREL B. Mechanisms, biomarkers and targets for adult-onset Still's disease. Nat Rev Rheumatol, 2018, 14(10): 603 – 618.

[5] HOFHEINZ K, SCHETT G, MANGER B. Adult onset Still's disease associated with malignancy-Cause or coincidence? Semin Arthritis Rheum, 2016, 45(5): 621 – 626.

[6] ATTERITANO M, DAVID A, BAGNATO G, et al. Haemophagocytic syndrome in rheumatic patients. A systematic review. Eur Rev Med Pharmacol Sci, 2012, 16(10): 1414 – 1424.

（张警丰）

病例 8　发热—皮疹—白细胞升高

病历摘要

【基本信息】

患者男性，42 岁，主因"间断发热伴皮疹 20 余天"收入院。

现病史：约 20 天前患者无明显诱因出现发热，体温不超过 39 ℃，夜间为主，伴全身红色点状皮疹，自服退热药后体温降至正常，皮疹随着体温正常而消退，每周 1 ~ 2 次，伴右上肢、右下肢肌肉酸痛，乏力。就诊于当地医院，查 WBC 19×10^9/L，NE% 86%，生化提示 ALT 130 μmol/L，胸部 CT 提示右肺下叶渗出影。

考虑肺部感染，予以莫西沙星联合氨曲南抗感染治疗，其间发热无明显缓解。2周前患者体温较前明显升高，达39.5 ℃，乏力较前加重，发热时皮疹增多，部分皮疹呈片状，体温降至正常时皮疹不易消退。遂将莫西沙星改为替考拉宁继续抗感染治疗。3天前复查胸部CT无明显感染征象，但仍有发热，为进一步诊治收入我科。患者自发病以来无咳嗽、咯痰、咽痛，无头晕、胸闷，无心慌、腹痛、腹泻，自述尿黄、混浊，食欲减退，睡眠欠佳，大便正常，体重下降约10 kg。

既往史、个人史、婚育史及家族史无特殊。

【体格检查】

T 39.0 ℃，P 108 次/分，R 19 次/分，BP 135/73 mmHg。四肢及躯干可见红色点片状皮疹，压之可退色。左颈部及右锁骨上和右侧腋窝可触及一直径1 cm左右的淋巴结，无触痛，质韧，活动度可。咽部无充血，双侧扁桃体未触及肿大，甲状腺无肿大。双肺呼吸音粗，未闻及干湿啰音，心律齐，各瓣膜听诊区未闻及病理性杂音。腹软，无压痛、反跳痛，肝脾未触及，肝脾无叩痛，双侧肾区无叩痛，移动性浊音阴性，肠鸣音正常。双下肢无水肿，四肢肌力Ⅴ级，肌张力正常，各关节无肿痛，脑膜刺激征阴性。

【辅助检查】

1. 常规检查

血常规 + 血涂片：WBC 5.3 × 10⁹/L，Hb 136 g/L，PLT 99 × 10⁹/L。CRP 25.81 mg/L。ESR 59 mm/h。心电图：T波轻度改变。

2. 自身免疫方面相关检查

尿常规：蛋白（++），潜血（±），白细胞数量62 个/μL，类酵母细胞数量146 个/μL，上皮细胞数量54 个/μL，颗粒管型8 ~

笔记

10 个/μL。血管炎三项：抗髓过氧化物酶抗体 64.7 CU。抗核抗体谱十二项、抗内皮细胞抗体、自身免疫性肝病七项、类风湿四项均为阴性。免疫球蛋白七项：免疫球蛋白 M 2.34 g/L，免疫球蛋白 A 7.34 g/L。免疫球蛋白 G 亚类测定未见异常。Ft > 40 000.0 ng/mL。

3. 感染方面相关检查

PCT：0.585 ng/mL。尿常规：蛋白（＋＋），潜血（±），白细胞数量 62 个/μL，类酵母细胞数量 146 个/μL，上皮细胞数量 54 个/μL，颗粒管型 8 ～ 10 个/μL。抗链球菌溶血素"O" 27.2 IU/mL。尿抗酸杆菌染色、尿培养、血培养（需氧 + 厌氧 + 真菌）均为阴性。术前免疫八项、EBV-DNA 检测、CMV-DNA 检测、流感病原检测（甲型/乙型）、T-spot. TB、G 试验、GM 试验均为阴性。超声心动图：目前心脏结构及血流未见明显异常。

4. 肿瘤方面相关检查

男性肿瘤标志物七项：f-PSA/t-PSA 0.18。神经元特异性烯醇化酶 22.3 ng/mL。免疫球蛋白固定电泳：白蛋白 43.5%，α_1 球蛋白 6.1%，α_2 球蛋白 12.3%，β 球蛋白 13.2%，γ 球蛋白 24.9%，ALB/GLB 0.77。浅表淋巴结超声：双侧腹股沟淋巴结显示扁平状淋巴结，双侧腋下多发肿大淋巴结反应性增生可能，双侧颈部多发肿大淋巴结反应性增生可能。

5. 代谢内分泌方面相关检查

甲功七项：甲状腺过氧化物酶抗体 203.7 IU/mL。甲状腺超声：甲状腺弥漫性病变。

6. 巨噬细胞活化综合征方面相关检查

生化：ALT 336 U/L，AST 234 U/L，LDH 958 U/L，TG 3.02 mmol/L。凝血六项：凝血酶原时间 13.4 s，纤维蛋白原定

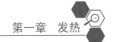

量 325 mg/dL，纤维蛋白原降解产物 76.21 μg/mL，D-二聚体定量 10 276 ng/mL。sCD25：19 271 pg/mL。T、B 淋巴细胞亚群 + NK 细胞及活性检测：细胞毒性 T 细胞（CD3$^+$CD8$^+$）46%，NK 细胞（CD3$^-$CD16$^+$CD56$^+$）6%。骨髓细胞涂片：骨髓增生活跃，粒系增生活跃；原始细胞 1.5%；粒系胞胞浆内可见中毒颗粒；可见吞噬细胞，结合临床，符合巨噬细胞活化综合征。腹部超声：脾稍大，左肾集合系统强回声，小结石可能。

【初步诊断】

入院后初步考虑成人斯蒂尔病（AOSD）合并巨噬细胞活化综合征（MAS），但需进一步除外感染和恶性病变。

【治疗】

鉴于 AOSD 是排他性诊断，患者存在泌尿系统结石等复杂尿路情况，尿中多次可见白细胞，曾有肺部渗出影，需积极寻找病原学证据等进一步排除感染，同时升级抗生素为亚胺培南西司他丁钠试验性抗感染治疗。此外，患者体温 > 39 ℃已超过 1 周，氨基转移酶、甘油三酯较前明显升高，脾大、淋巴结肿大，WBC 和 PLT 减少，不能除外 MAS 及淋巴瘤等，故予以骨髓穿刺活检及流式检测等进一步明确。拟 48 ~ 72 小时抗生素无效且更多结果回报，明确为非感染非肿瘤性发热后加用激素治疗。

在我们积极寻找病原学证据及排查肿瘤的过程中，患者体温于亚胺培南西司他丁钠治疗后次日峰值降至 37.5 ℃，72 小时内完全恢复正常，未再新发皮疹，精神、食欲较前明显好转。复查血 WBC、NE、PCT 等感染指标均恢复正常，亚胺培南西司他丁钠使用 9 天后降级为头孢曲松 2.0 g qd 输注。患者未再发热，皮疹逐渐消退，再次复查血 WBC、NE 分类、PCT 及尿常规均恢复正常，炎症指标、氨基转移酶较前明显下降，遂于头孢曲松输注 5 天后予以出院。出院后随访至今（已 3 年），患者除间断泌尿系统感染外无其他新发病症。

病例分析

感染与免疫的关系错综复杂，可谓"你中有我，我中有你"，甚至还能互相模仿。一方面，感染可以引起自身免疫性疾病（你中有我），如链球菌感染后造成的肾小球肾炎、风湿热，以及反应性关节炎，乙型病毒性肝炎后续引发的结节性多动脉炎（PAN）等；另一方面，由于免疫系统本身的防御功能受损及药物的免疫抑制作用，自身免疫性疾病患者往往更易罹患感染性疾病（我中有你），包括各种机会性感染，如巨细胞病毒（CMV）、卡氏肺孢菌（PC）、诺卡菌、结核分枝杆菌、真菌等病原体感染。此外，二者还能互相模仿，如不明原因的发热（FUO）被当作感染，AOSD 表现出的白细胞异常升高及"感染样"骨髓象。本例患者是典型的一例感染模拟自身免疫性疾病的情况。因为合并了 MAS，使诊断更具挑战。

MAS 是一种大量炎性因子介导的可危及生命的疾病。本病的炎症过程往往与单核/巨噬细胞系统过度活化有关，其释放大量细胞因子，造成了一系列复杂的临床表现，其中最常见的包括发热、肝脾大、血细胞减少、凝血异常等。原发性 MAS 多见于儿童，存在明确基因缺陷或家族史。继发性 MAS 常见于成人，可由多种因素诱发，包括感染、肿瘤、自身免疫性疾病等。HLH-2004 诊断标准是临床诊断 MAS 的重要依据（表 8 - 1）。

笔记

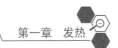

表 8 - 1　HLH-2004 诊断标准

序号	内容
1	分子诊断符合 HLH
2	满足以下 8 项诊断标准中至少 5 项：①发热（体温 >38.5 ℃，持续 >7 天）；②脾大；③血细胞减少（累及外周血二系或三系）：Hb <90 g/L，PLT <100×10⁹/L，NE <1×10⁹/L 且非骨髓造血功能降低所致；④高甘油三酯血症和（或）低纤维蛋白原血症：TG >3 mmol/L，Fib <1.5 g/L；⑤在骨髓、脾脏、肝脏或淋巴结里找到巨噬细胞；⑥血清 Ft≥500 μg/L；⑦NK 细胞活性降低或缺如（参考当地正常值）；⑧sCD25（可溶性白介素 -2 受体）升高

　　本例患者急性起病，以高热为主要表现，白细胞异常升高，伴有胸部 CT 显示右肺下叶渗出影，抗感染治疗后右下肺渗出性病变消失，白细胞水平恢复。然而患者在抗感染"有效"的情况下发热未消失，伴有皮疹及淋巴结肿大，查脾大、三系进行性下降，铁蛋白、甘油三酯、氨基转移酶明显升高，后骨髓穿刺活检可见噬血细胞，外送检测 sCD25 明显升高，考虑 MAS 诊断明确。故这一过程可符合感染诱发 AOSD、后期合并 MAS 的动态临床变化。患者虽抗 MPO 抗体阳性且尿蛋白阳性，但目前无其他上、下呼吸道受累表现，无嗜酸性粒细胞升高及哮喘等表现，尚不符合 ANCA 相关血管炎诊断。

　　幸运的是，在临床上难以完全排除感染的情况下，于自身免疫性疾病治疗前给予了试验性抗感染治疗。鉴于既往患者已使用多种抗生素（莫西沙星、氨曲南、替考拉宁），我们直接升级为亚胺培南西司他丁钠，拟48~72 小时治疗无效后启动自身免疫相关治疗。有趣的是，抗感染有效后，MAS 也得到了控制。结合患者多次尿常规提示白细胞阳性，PCT、ESR、CRP 升高，且患者存在泌尿系统结石，有复杂尿路情况，考虑泌尿系统感染继发 MAS。亚胺培南西司他丁钠治疗 9 天后降阶梯为头孢曲松 5 天抗感染治疗后，患者体温持续正常，多次复查血白细胞、中性粒细胞分类、PCT 及尿常规等感染指标均恢复正常，出院前复查炎症指标、氨基转移酶较前明显下降。故综合考虑诊断为感染性发热，泌尿系统感染（可能大）；MAS。

病例点评

感染与免疫的关系错综复杂，临床诊疗中应注意二者的鉴别。本例患者拟诊"AOSD 合并 MAS"，但经抗感染治疗后完全好转，提示我们需要注意以下几个方面：①AOSD 是排他性诊断，在明确该诊断前应充分排除其他病因；②感染可缺乏典型的临床表现，甚至感染病灶较为隐匿，但因其高发生率，风湿免疫科医师应予以足够的重视；③尽管 MAS 的一线治疗方案包括地塞米松、依托泊苷、环孢素等，但对于继发性 MAS，针对去除诱因的治疗更加关键。

参考文献

[1] RAMOS-CASALS M, BRITO-ZERÓN P, LÓPEZ-GUILLERMO A, et al. Adult haemophagocytic syndrome. Lancet, 2014, 383(9927)：1503 – 1516.

[2] KOUMADORAKI E, MADOUROS N, SHARIF S, et al. Hemophagocytic Lympho-histiocytosis and Infection：a literature review. Cureus, 2022, 14(2)：e22411.

[3] LA ROSÉE P, HORNE A, HINES M, et al. Recommendations for the management of hemophagocytic lymphohistiocytosis in adults. Blood, 2019, 133(23)：2465 – 2477.

（高辉）

病例 9　脱发—关节痛—发热—嗜睡

病历摘要

【基本信息】

患者女性，40 岁，因"脱发 2 年，纳差、多关节疼痛 2 个月，发热伴嗜睡 2 周"入院。

现病史：患者 2 年前无明显诱因出现大量脱发伴光过敏。2 个月前出现纳差，伴双手指端麻木及多个关节疼痛，VAS 6 分，外院查 WBC 2.99×10^9/L，Hb 103 g/L，ESR 76 mm/h，CRP 1.53 mg/dL，RF 76.7 IU/mL，CCP 210.6 U/mL，诊断为"类风湿关节炎"，自服中药，症状无改善。2 周前患者出现发热，体温最高 37.5 ℃，甲周及足趾趾腹出现散在出血性皮疹，精神状态变差，睡眠节律倒错，逐渐出现嗜睡，伴头痛、少言。于我院急诊查 ANA 斑点型均质型 1：640，抗 ds-DNA 抗体 1：40，抗 Sm 抗体（+++），抗 RNP/Sm 抗体（++），抗 ANUA 抗体（+++），补体 C3、补体 C4 降低，颅脑 MRI 可见双侧额叶及左扣带回多发病变，血钾 1.56 mmol/L，淀粉酶及脂肪酶升高大于正常上限 3 倍，腹部 CT 提示胰腺水肿伴少量渗出，考虑"系统性红斑狼疮"多脏器受损，予禁食、禁水、补液、甲泼尼龙 40 mg/d 抗炎、PPI 及奥曲肽抑酸和抑制胰酶分泌、补钾治疗。患者自发病以来，精神、睡眠差，纳差，大便正常，夜尿次数多，体重近 2 个月减轻约 10 kg。

既往史：长期接触熟制皮毛；姨妈可能有狼疮病史。

【体格检查】

T 36.6 ℃，HR 97 次/分，R 20 次/分，BP 97/62 mmHg，BMI

笔记

20.1 kg/m²。患者急性面容，表情淡漠，嗜睡。左侧大腿外侧见直径10 cm 左右片状红斑，甲周及足趾趾腹散在出血性皮疹（图 9 – 1）。心肺查体未见异常。中上腹压痛，无反跳痛、肌紧张，Murphy 征阴性，肠鸣音减弱，2 次/分。双手多个指间关节、掌指关节及双腕、双肘、双肩压痛。下肢无水肿。颈强直，双侧 Brudzinski 征阳性，Kernig 征阳性，Babinski 征阴性。

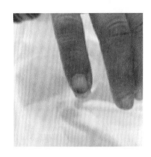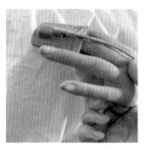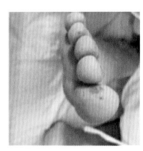

图 9 – 1　甲周及足趾趾腹散在出血性皮疹

【辅助检查】

血清蛋白电泳及免疫球蛋白固定电泳阴性。类风湿关节炎相关自身抗体谱阴性；抗中性粒细胞胞质抗体阴性。尿常规：pH 7.0，尿比重 1.009，尿蛋白（ + ），尿糖（ - ），尿潜血（ - ）。24 小时尿蛋白定量 0.9 g。生化：K^+ 2.34 mmol/L，Cl^- 112.5 mmol/L，TCO_2 14.8 mmol/L，BUN 2.65 mmol/L，Cr 51 μmol/L，UA 70 μmol/L，Ca^{2+} 1.74 mmol/L，P 0.33 mmol/L，AMY 716 U/L，LIPA >2000 U/L。HIV 抗体、乙肝抗体、丙肝抗体与梅毒血清学检查结果均为阴性；PPD 试验阴性。血清肿瘤标志物检测阴性。头颅 MRA 显示脑动脉未见明显异常。颅脑增强 MRI 显示双侧额叶、左侧扣带回可见多发类圆形、不规则团片及斑点状混杂信号，中线略向左移位，增强扫描上述病灶呈环形薄壁强化，MRA 检查未见血管异常（图 9 – 2），影像诊断考虑系统性血管炎伴出血可能或脑脓肿。腰椎穿刺检查：

脑脊液压力 195 mmH$_2$O；脑脊液无色透明，常规、生化及涂片找细菌、真菌、结核分枝杆菌、新型隐球菌均未见异常，结核分枝杆菌 DNA 阴性；自身免疫性脑炎 NMDA 受体抗体、细胞学检查均为阴性；脑脊液 IgG 寡克隆带及特异性寡克隆带（SOB）阳性，IgG（CSF）118 mg/L，IgG 合成率 22.4 mg/d。脑组织活检病理回报：送检组织部分区域出血、坏死、囊性变，可见血管炎改变，伴大量泡沫细胞及少量淋巴浆细胞浸润，部分神经元嗜酸性变。然而病理重复特染 PAS(＋)、PASM(＋)，提示真菌或放线菌，倾向为系统性红斑狼疮相关性脑病继发感染（图 9 - 3）。送检脑组织切片宏基因组学检测，证实该病原体为鼻疽诺卡菌。

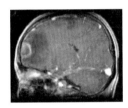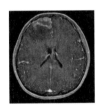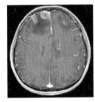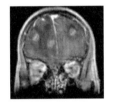

图 9 - 2　颅脑增强 MRI

【诊断】

系统性红斑狼疮，神经精神狼疮，血液系统受累，急性胰腺炎，肾小管间质病变，肾小管酸中毒多关节炎；颅内诺卡菌感染；低钾血症。

【治疗】

入院治疗 7 天后患者一般情况明显改善，排除禁忌证，由神经外科医师在全麻下行显微镜下幕上浅表肿物活检术，术中未见脓液及脓肿（图 9 - 3），手术顺利，术后予以甘油果糖脱水、丙戊酸钠预防癫痫。权衡原发病治疗及激素冲击感染的风险，因患者病情已有明显改善，未予激素冲击治疗，继续激素联合环磷酰胺 0.4 g 冲

笔记

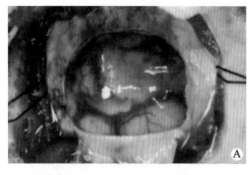
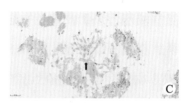
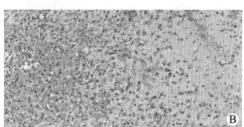
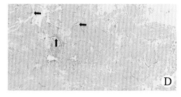
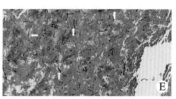

A：术中所见脑组织；B：HE×100，可见出血、坏死、囊性变和血管炎，伴大量泡沫细胞和部分淋巴细胞浸润，部分神经元嗜酸性改变；C：HE×200，可见树枝样结构（黑箭头）；D：PAS×200，可见树枝样结构（黑箭头）；E：PASM×100，异常线性结构（白箭头）。

图 9-3　脑组织活检病理

击治疗 2 次，强化原发病控制，同时足量给予磺胺治疗诺卡菌感染。

经过上述治疗，患者神志清楚，言语恢复如常，体温正常，关节痛及腹痛均改善，恢复正常饮食，各项常规及生化指标均正常，复查 MRI 提示病灶吸收好转。院外继续狼疮原发病及针对鼻疽诺卡菌抗感染治疗。随诊 1 年余，病情稳定。

病例分析

患者为中年女性，表现为脱发、光过敏、皮疹、发热、多关节炎、白细胞降低、神经系统受累，ANA 1：640，抗 ds-DNA 抗体 1：40、抗 Sm 抗体（+++）、抗 ANUA 抗体（+++），补体 C3、补体 C4 降低，系统性红斑狼疮诊断明确。患者甲周及足趾出血性皮疹，考虑为狼疮相关性皮肤血管炎。患者神经系统查体表现为颈强直，双侧 Brudzinski 征阳性，Kernig 征阳性，这些均为脑膜刺激征阳性的表现，可以解释患者头痛的临床症状。患者中上腹压痛，肠鸣音减弱，同时有胰酶指标大于正常上限 3 倍，以及胰腺 CT 可见少量炎性渗出，胰腺炎诊断明确。患者的皮肤、黏膜、血液系统、神经系统受累、胰腺炎均考虑与狼疮相关。另外，患者顽固性低钾血症、夜尿增多需考虑是否合并肾小管间质病变、肾小管酸中毒。

患者病情危重且复杂。本例患者腰椎穿刺脑脊液 IgG 寡克隆带阳性提示血—脑屏障破坏，无明确特异性。患者的神经精神症状、神经系统阳性体征，以及腰穿脑脊液结果均支持神经精神狼疮（NPSLE）。NPSLE 为排他性诊断，由于脑组织病理获取困难，目前全球范围更多的则是依靠头颅 MRI 来进行病情评估，主要表现为小血管性病变、类炎性病变和大血管病变，如白质长信号、微出血、脑萎缩、新近皮层下小梗死灶、腔隙性改变；T_2-FLAIR 相白质或灰质内边缘不清的长信号灶，累及范围较大，且累及范围并非沿供血动脉分布；大动脉供血区的脑梗死等。但由于本例患者头颅增强 MRI 可见病灶环形强化，影像上不能排除脑脓肿。NPSLE 与脑脓肿的治疗原则背道而驰，针对神经系统病变，因不能除外感染，未行激素冲击治疗，仅给予甲泼尼龙 80 mg/d 静脉滴注抗炎，羟氯喹、IL-2 调节免疫，同时继续 PPI 及奥曲肽抑酸和抑制胰酶分泌、补充枸橼酸钾。

由于本例的复杂性，各科专家多次围绕患者的治疗转归、手术、术后病理展开了讨论，认为 NPSLE 诊断成立，虽然在脑组织中特殊染色发现了病原体，但具体为何难以确认，且该病原体是否有临床意义、是否干预亦需斟酌。宏基因组测序作为一种新的手段和方法，更多用于痰液、肺泡灌洗液、脑脊液等病原体检测，针对脑组织的病原体检测目前国内尚属首次。

诺卡菌属条件致病菌，经呼吸道或皮肤伤口侵入人体，引起局部感染，并可血行播散到脑、肾、脾、眼、关节、乳腺等脏器，免疫抑制患者为易感人群。SLE 合并诺卡菌感染的发生率为 0.7%。感染诺卡菌时，34.2% 的 SLE 病程 < 1 年，可能与 SLE 病程早期病情活跃、大剂量激素和免疫抑制剂使用有关，经敏感药物治疗者死亡率约 13.2%，未治疗者为 100%。早期诊断、早期治疗是降低死亡率的关键。在本例治疗之初即在脑组织中发现了鼻疽诺卡菌，可能与患者长期接触皮毛、狼疮病情活动、炎症状态导致血—脑屏障破坏有关。考虑到原发病长期治疗可能继发诺卡菌感染的可能，故而加用足量磺胺。

由于取材存在困难，国际上对于 NPSLE 脑组织的病理研究基本是基于零星的尸检报告。既往 NPSLE 脑组织病理多表现为弥散性神经细胞减少、大或小的颅内出血、小血管炎、血管壁部分坏死，以及微小梗死灶，部分可见类纤维素性坏死和内膜增生性改变，微小动脉和毛细血管中有广泛的 IgG 和补体沉积。本例患者的脑活检病理结果提示 NPSLE 患者可以在血管炎的基础上合并潜在感染可能，可能与炎症状态下血—脑屏障破坏有一定程度的相关。

颅内病变发生影像学上环形强化可能有以下原因：①局部血容量或血流量相对增强；②缺乏血—脑屏障或血—脑屏障被破坏，导致通透性异常增加或局部血管发育不良，发生对比剂外渗所致；③环形强化病变的主要病理原因是其中心为缺乏血管的组织，囊变及液体、陈旧和（或）新鲜的出血、感染，以及坏死的脑组织等；

④通常由以上一种或几种成分组成，同时病变周围有血—脑屏障的破坏，因此注入对比剂后病变中心不强化，而病变的外周组织强化，增强后呈现环形强化。常见的环形强化病变有：①肿瘤性病变，如恶性星形细胞瘤、胶质母细胞瘤、转移瘤、听神经瘤、颅咽管瘤等；②感染性病变，如脑脓肿、脑结核瘤、真菌感染、寄生虫感染、HIV 感染；③血管性病变；④脱髓鞘病变；⑤肿瘤术后；⑥放射性脑损伤。而对于 NPSLE 患者出现环形强化，除了需除外是否合并肿瘤性病变、血管性病变，更需考虑是否合并特殊感染性病变，特别是对于病程长、使用大剂量激素及免疫抑制剂治疗导致免疫力低下的易感高危人群。

SLE 合并诺卡菌感染的患者预后差、死亡率高，多见于以下原因：二者临床症状互相交错，易延误诊断而造成血行播散，如有中枢神经系统受累时则提示预后不良；机体严重免疫功能失调；治疗不连续导致感染反复；原发病治疗不合理。除积极寻找病原学证据外，还需同时合理调整激素、免疫抑制剂用量。

病例点评

NPSLE 的诊断和治疗一直是风湿科医师面临的挑战，缺乏特异性的诊断手段、有循证医学证据的治疗方案不足、预后难以评估等是至今尚未解决的问题。宏基因组测序用于明确特殊病原体、为复杂疾病进行精准化治疗提供了条件，脑组织活检病理精准指导疾病诊疗，也为后续类似病例的诊治积累了经验、开拓了思路。

参考文献

[1] SILVAGNI E, BORTOLUZZI A, BORRELLI M, et al. Conventional brain magnetic resonance imaging in the longitudinal evaluation of newly diagnosed systemic lupus

erythematosus patients: a retrospective analysis from a single-centre cohort. Lupus, 2020, 29(5): 499 – 504.

[2] PARIZE P, MUTH E, RICHAUD C, et al. Untargeted next-generation sequencing-based first-line diagnosis of infection in immunocompromised adults: a multicentre, blinded, prospective study. Clinical Microbiology and Infection, 2017, 23(8): 574. e1 – 574. e6.

[3] JUSTINIANO M, GLORIOSO S, DOLD S, et al. Nocardia brain abscesses in a male patient with SLE: successful outcome despite delay in diagnosis. Clinical Rheumatology, 2007, 26(6): 1020 – 1022.

[4] ERBASAN F. Brain abscess caused by Micrococcus luteus in a patient with systemic lupus erythematosus: case-based review. Rheumatology International, 2018, 38 (12): 2323 – 2328.

[5] COHEN D, RIJNINK E C, NABUURS R J, et al. Brain histopathology in patients with systemic lupus erythematosus: identification of lesions associated with clinical neuropsychiatric lupus syndromes and the role of complement. Rheumatology, 2017, 56(1): 77 – 86.

（魏慧）

病例 10　胸闷—发热—咳嗽—胸痛

病历摘要

【基本信息】

患者女性，22 岁，主因"胸闷、气促 2 个月，发热伴咳嗽、胸痛 6 天"入院。

现病史： 患者 2 个月前（2019 年 2 月 4 日）无诱因出现乏力、活动后胸闷和气促。后出现低热，测体温 37.3 ℃，伴头痛，无咳嗽和胸痛，就诊于我院血液科。查体显示重度贫血貌、巩膜轻度黄染，血常规提示 WBC 3.75×10^9/L，Hb 48 g/L，PLT 110×10^9/L，网织红细胞占比 28.44%；血清总胆红素 34.7 μmol/L，直接胆红素 12.8 μmol/L；Coomb's 试验抗人球 IgG 和补体 C3d 均为强阳性，考虑溶血性贫血，收入血液科病房。给予地塞米松 10 mg/d，9 天后改为醋酸泼尼松 60 mg/d，其间给予人免疫球蛋白静脉输注 20 g/d，共 5 天，患者热退。同期化验回报 ANA 1∶40 阳性（斑点型），抗双链 DNA 抗体(ds-DNA) 173.63 IU/mL；免疫球蛋白 IgG 25.69 g/L，补体 C3 0.76 g/L，补体 C4 0.08 g/L；骨髓穿刺提示骨髓增生明显活跃；胸部 CT 见右肺上叶后段小结节影（图 10 – 1）。

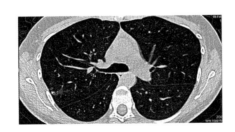

图 10 – 1　右肺上叶后段小结节影（红色箭头所示）

根据以上证据，考虑诊断系统性红斑狼疮，于 2019 年 3 月 2 日转入风湿免疫科。转科后患者再次出现发热，测体温 37.3 ℃，将醋酸泼尼松调整为 30 mg bid，3 天后体温降至正常。泼尼松 60 mg/d 剂量累计 10 天后减量至 40 mg qd（患者体重 44 kg），同时加用环孢素 25 mg bid 治疗。出院后泼尼松在门诊减量至 30 mg qd。

出院 2 周内患者再次出现发热，体温最高 38 ℃，无畏寒和寒战，伴咳嗽、咳痰和胸痛，咳痰为少量白色黏痰，无拉丝和痰中带血；胸痛主要位于右腋下部位，为间断隐痛，于咳嗽及深呼吸

笔记

时加重；体温升高时伴头痛，热退后好转，无意识障碍和肢体活动障碍。将泼尼松加量至 35 mg/d，上述症状无改善，就诊于我科门诊，查血 WBC 13.18 × 10^9/L，NE% 97.6%，Hb 110 g/L，PLT 335 × 10^9/L。胸部 X 线片（图 10 - 2A）及胸部 CT（图 10 - 2B）均发现肺部肿块。给予莫西沙星 400 mg qd 试验性抗感染治疗 2 天，发热症状无好转，遂再次收入我科。

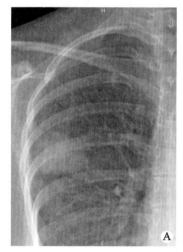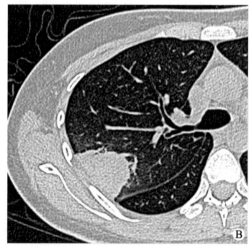

A：2019 年 3 月 24 日胸部 X 线片；B：2019 年 3 月 25 日胸部 CT。

图 10 - 2　影像学检查

既往史： 上颌整形手术后。有痛经，间断服用解热镇痛药物。未婚未育。

【体格检查】

T 36.9 ℃，P 120 次/分，R 20 次/分，BP 102/64 mmHg；贫血貌，全身无皮疹，浅表淋巴结未触及肿大，双肺呼吸音清，未闻及干湿啰音；心律齐，未闻及杂音；腹软，无压痛、反跳痛及肌紧张，肝脾肋下未触及，四肢关节无肿痛。

【辅助检查】

血常规提示 WBC 14.64 × 10^9/L，NE% 97.6%，Hb 96 g/L，

PLT $277 \times 10^9/L$；尿常规蛋白(＋)，余正常；肝肾功能等生化指标均正常；PCT 0.053 ng/mL；快速 CRP 44.66 mg/L，ESR 74 mm/h；免疫球蛋白 IgG 11.34 g/L，补体 C3 1.5 g/L，C4 0.27 g/L；ANA 1∶40 阳性，抗 ds-DNA 转阴性。淋巴细胞亚群及计数：T 细胞 52%，辅助性 T 细胞 13%，细胞毒性 T 细胞 35%，NK 细胞 3%，B 细胞 44%，CD4/CD8 0.36，T 细胞计数 267 个/μL，CD4$^+$T 细胞计数 56 个/μL，CD8$^+$T 细胞计数 155 个/μL，NK 细胞计数 19 个/μL，B 细胞计数 265 个/μL。肿瘤标志物：神经元特异性烯醇化酶 19.4 ng/mL，糖蛋白 15-3 30.1 U/mL，余正常。多次血培养阴性，多次留痰细菌涂片、细菌和真菌培养、浓缩痰找结核分枝杆菌、结核/非结核分枝杆菌 PCR 均为阴性，G 试验、GM 试验、T-spot. TB、呼吸道病毒 9 项结果亦均为阴性。

继续给予莫西沙星抗感染治疗，至疗程 1 周发热从低至中等热度，发展成高热，加用伏立康唑，首日 300 mg q12h，次日开始 200 mg q12h，并给予复方磺胺甲噁唑预防量治疗（首日 2 片 bid，后每日 2 片 qd）。患者次日体温峰值降至 37.3 ℃，但 3 天后再次出现高热，遂停莫西沙星，换成亚胺培南西司他丁钠 2 g q8h，当天夜间体温峰值达 40 ℃，次日降至正常。复查 CT 提示肺部肿块较前有进一步增大趋势（2019 年 3 月 25 日胸部 CT 提示肺部肿块大小为 3.0 cm×3.2 cm×2.7 cm，见图 10 - 2B；2019 年 4 月 2 日胸部 CT 提示肺部肿块为 4.5 cm×3.7 cm×3.7 cm，见图 10 - 3）。

为此行肺部肿块穿刺活检术，病理回报提示肺纤维组织和小血管增生，有大量中性粒细胞浸润伴微脓肿形成，未见真菌菌丝；组织培养回报为诺卡菌。遂停用抗真菌治疗，将复方磺胺甲噁唑剂量增至治疗量。行头颅 MRI 检查未见异常，排除肺外播散灶。

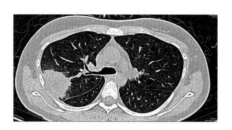

图 10 - 3 2019 年 4 月 2 日胸部 CT

【最终诊断】

系统性红斑狼疮合并诺卡菌感染。

【治疗】

亚胺培南西司他丁钠治疗 12 天后改为阿米卡星 0.3 g q12h。初始治疗约 3 周后病情平稳，遂停用阿米卡星，出院后复方磺胺甲噁唑长期口服维持治疗。患者定期随访，激素规律减量，SLE 病情平稳，未再发热，抗诺卡菌治疗 1 个月肺部肿块明显缩小（图 10 - 4A），至 4 个月时肿块继续缩小，治疗 9 个月时肿块已消失，仅遗留少量纤维条索状改变（图 10 - 4B）。

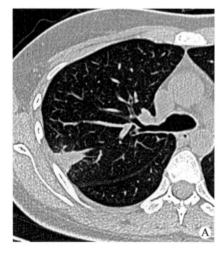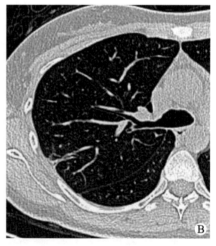

A：抗诺卡菌治疗 1 个月后；B：抗诺卡菌治疗 9 个月。

图 10 - 4 抗诺卡菌治疗后胸部 CT

病例分析

　　患者为青年女性，亚急性病程，临床主要表现为活动后胸闷、气促伴低热，最早获取的化验结果提示重度贫血，网织红细胞明显增高，Coomb's 试验中抗人球 IgG 和补体 C3d 均为强阳性，提示为温抗体型自身免疫性溶血性贫血。结合后面 ANA 和抗 ds-DNA 抗体均为阳性，补体 C3 和 C4 均下降的证据，考虑 SLE、自身免疫性溶血性贫血诊断明确。患者活动后胸闷和气促的症状可能是其严重的贫血所致。

　　仔细推敲患者的发热，不同阶段的病因可能不一样。首先，患者病初为低热，入院时化验 ESR 和 CRP 均明显增高，肺部 CT 提示右上肺存在小斑片状高密度影，由于 PCT 正常，WBC 不高，当时考虑发热为狼疮病情活动所致。经过激素和免疫抑制剂治疗并调整激素用法后体温降至正常似乎验证了 SLE 病情活动导致发热的推测。其次，患者首次出院 2 周左右，发热再起，体温高峰达到中等至高热，在第二次住院过程中反复出现高热，此时需要考虑：①激素减量过快，导致狼疮病情反复，发热再起，但经过激素加量后仍不能控制体温，因此考虑本阶段此种可能性不大；②激素和免疫抑制剂治疗降低了患者的免疫力，引起感染导致发热和胸痛、咳嗽、咳白色黏痰，此时化验 WBC 及 NE% 均明显升高，ESR 和 CRP 仍处于较高的状态，这些信息支持感染的存在。当肺部 CT 发现原先只有小斑片影的部位变成一个 3.0 cm×3.2 cm×2.7 cm 的占位肿块时，发热的原因则需要重点考虑感染和肿瘤。从影像学的特点看，肺部肿块位于右肺上叶紧邻胸膜和叶间裂部位，边缘相对光滑整齐，靠近胸膜底朝下，半圆形，向心端似有小空洞，周围似有晕征，没有卫星灶。需要考虑肺脓肿、结核球、真菌感染和恶性肿瘤的可能性，但鉴于肺部肿块是在 1 个多月的时间内形成的，肿瘤的可能性相对小，所以感染导致肿块形成的可能性最大。

再进一步分析，患者为免疫受抑制的人群，临床表现有中度至高度发热、胸痛、咳嗽，肺部 CT 见以胸膜为基底的肺部肿块，无肿大淋巴结，不支持原发性肺结核的诊断，需要考虑肺曲霉病、肺念珠菌病等真菌性肺炎。同时，结合患者有 WBC、NE 及 PCT 升高的特点，需要考虑在真菌感染的基础上合并了机会性细菌的感染（包括诺卡菌、金黄色葡萄球菌及放线菌等）。患者在使用伏立康唑、左氧氟沙星抗感染后效果不佳，将左氧氟沙星升级为亚胺培南西司他丁钠后发热得到控制，各种临床不适症状也获得改善。在多次血和痰的病原学检查均未获得明确致病菌的情况下进行了肺部肿块穿刺病理组织学检查，最后证实为诺卡菌感染，未见真菌感染的证据，这一结果为治疗指明了道路。在病理和组织培养结果出来之前，本例患者的临床特点极易误诊为真菌合并某种细菌感染。治疗上一般的细菌感染需 10～14 天，而真菌至少需要 4～6 周，倘若此时未行病理活检和组织培养，患者可能会因过早地停用或者降级亚胺培南西司他丁钠而出现病情反复，抑或是因长期使用不必要的抗真菌药物而承担不必要的药物风险和经济负担。

诺卡菌是一种少见的革兰阳性需氧放线菌，其种类繁多，可致病的菌种超过 30 种，其中与人类疾病最密切的是星形诺卡菌。诺卡菌是一种细菌复合体，很容易引起机会性感染，常见于长期口服糖皮质激素、免疫抑制剂、实体器官移植或造血干细胞移植及 HIV 感染的患者。除糖尿病、酗酒、慢性肉芽肿性病变外，SLE 也是其发病的高危因素。诺卡菌可通过呼吸道、消化道或经皮肤破损处侵入人体，引起可播散的灶性感染，肺部是最常见的原发感染部位（占2/3），肺外播散最常累及中枢神经系统，病情凶险，故患有诺卡菌肺病的患者及免疫受损患者应常规进行头颅影像学检查。治疗的首选药物为磺胺类药物。如果患者对磺胺类药物过敏、不耐受或者需要联合治疗时，在药敏结果出来前，可选用阿米卡星、亚胺培南西司他丁钠、美罗培南或第三代头孢菌素。若仅有皮肤感染或者免疫正常，治疗3～6个月；若是免疫受损人群，治疗则需持续6～12个月；严重的肺部感染需要6～12个月或更长时间；免疫受损，以及中枢神经系统受累者疗程至少需要1年。临床上需要根据患者的免疫情况及受累器官的多少来决定予以单药或者多药联合治疗。对于严重的肺部感染或播散感染但无中枢神经系统受累的患者，首选磺胺类药物15 mg/kg，分3～4次口服，联合阿米卡星7.5 mg/kg q12h静脉滴注，替代治疗为亚胺培南西司他丁钠500 mg q6h静脉滴注联合阿米卡星7.5 mg/kg q12h静脉滴注。本例患者确诊SLE，合并免疫性溶血性贫血，需要长期使用激素和免疫抑制剂治疗，既有诺卡菌感染的高危因素，又属于免疫受抑制人群，感染灶位于肺部，无中枢神经系统受累，治疗上采用磺胺类药物联合阿米卡星诱导治疗后序贯为长程磺胺类药物口服的方案。在半年多的规律随访过程中，患者的肺部肿块影逐渐变小，病情维持平稳而无复发。

📋 病例点评

诺卡菌病临床较为罕见，对于反复发热的系统性红斑狼疮患者，极易误诊为狼疮本身的病情活动，出现胸痛和肺部影像学提示为靠近胸膜的类圆形肿块时，又容易误以为是真菌或者结核感染，或者合并细菌感染，增加了诊断难度。在无病原学依据下的抗感染治疗难以达到足够疗程，容易导致患者病情复发、感染播散，甚至死亡，故早期的病原学确诊是实施精准治疗的基石，对于患者的远期预后亦至关重要。

参考文献

[1] ANDALIBI F, FATAHI-BAFGHI M. Gordonia: isolation and identification in clinical samples and role in biotechnology. Folia Microbiol (Praha), 2017, 62 (3): 245 – 252.

[2] ROUSSEL X, DAGUINDAU E, BERCEANU A, et al. Altered thymic CD4$^+$ T-cell recovery after allogeneic hematopoietic stem cell transplantation is critical for nocardiosis. Curr Res Transl Med, 2019, 67(4): 135 – 143.

[3] KARAN M, VUČKOVIĆ N, VULEKOVIĆ P, et al. Nocardial brain abscess mimicking lung cancer metastasis in immunocompetent patient with pulmonary nocardiasis: a case report. Acta Clin Croat, 2019, 58(3): 540 – 545.

[4] RAFIEI N, PERI A M, RIGHI E, et al. Central nervous system nocardiosis in Queensland: A report of 20 cases and review of the literature. Medicine (Baltimore), 2016, 95(46): e5255.

[5] RISWOLD K J, TJARKS B J, KERKVLIET A M. Cutaneous nocardiosis in an immunocompromised patient. Cutis, 2019, 104(4): 226 – 229.

[6] FOURRIER A, KERJOUAN M, PIAU C, et al. Pulmonary nocardiosis with cerebral abscesses mimicking metastatic lung cancer: three cases and a review of literature. Rev Mal Respir, 2017, 34(9): 1016 – 1021.

（邹雅丹）

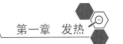

病例 11 多关节肿痛—发热—喘憋

病历摘要

【基本信息】

患者男性，55 岁，主因"多关节肿痛 9 个月，伴发热、喘憋 2 周"收入院。

现病史： 患者于 2006 年 4 月初无明显诱因出现右膝关节疼痛和轻度肿胀，伴行走、蹲起受限，继而出现左膝关节疼痛，予对症止痛治疗后症状有所缓解。2006 年 9 月关节肿痛逐渐加重，波及右踝和双手全部近端指间关节、掌指关节、双肘及双肩关节。上述症状呈持续性，并出现各关节活动受限，双手晨僵，持续约 30 分钟。给予口服泼尼松 10 mg bid，甲氨蝶呤 7.5 mg qw，来氟米特 10 mg qd，白芍总苷 0.6 g bid，各关节肿痛逐渐减轻，3 个月内泼尼松逐渐减量至 12.5 mg qd。入院前 2 周无诱因出现午后发热，体温 37.5 ℃左右，伴轻度畏寒，无咳嗽、咳痰、盗汗等。在当地接受左氧氟沙星、头孢他啶抗感染治疗 1 周无效。入院前 1 周发热加重，体温可超过 39 ℃，同时出现活动后胸闷、气喘，无明显咳嗽、胸痛、水肿、夜间端坐呼吸等。当地医院将泼尼松加量至 15 mg bid，体温恢复正常。为进一步诊治收入我院。自关节肿痛发作以来，患者无口干、眼干，无口腔溃疡、脱发、光过敏，无肢端遇冷变色、肌痛、肌无力，无尿频、尿急、尿痛，无腹泻、腹痛等。自发病以来，患者精神、食欲、睡眠尚可，大小便正常，体重无减轻。

既往史： 2006 年诊断为"糖尿病"，予以阿卡波糖治疗；否认高血压病史，否认肝炎、结核病等传染病病史，无外伤及手术史，否认药物、食物过敏史，无输血史，家族史无特殊。

【体格检查】

T 36.5 ℃，P 75 次/分，R 18 次/分，BP 110/70 mmHg。全身无皮疹，各区域浅表淋巴结不大，双肘伸侧各触及 1 枚花生米大小的皮下结节，无压痛，活动性差。双下肺可闻及细湿啰音及爆裂音。心脏和腹部查体无异常。双手指间关节不肿，有轻度压痛，余关节无明显异常。四肢肌肉无萎缩，肌力正常，双下肢无水肿，生理反射存在，病理反射未引出。

【辅助检查】

血常规正常。尿常规：尿糖 1000 mg/dL，余正常。血生化：肝、肾功能正常，空腹血糖 16.07 mmol/L。ESR 107 mm/h，CRP 0.585 mg/dL，RF 138 IU/mL，APF、AKA、ANA、ds-DNA、ENA 六项及 ANCA 等自身抗体均为阴性。IgE 887 IU/dL，IgG、IgA、IgM，以及补体 C3、C4 均正常。肿瘤标志物：CEA 9.22 μg/L，CA153 58.83 U/mL，CA199 53.45 U/mL，CA724 16.3 U/mL。血清四项（乙肝表面抗原、丙肝抗体、梅毒血清试验和 HIV 抗体）、结核抗体三项及 PPD 试验均为阴性。动脉血气分析正常。腹部超声提示脂肪肝和副脾，未见腹腔、腹膜后肿物和肿大淋巴结。

入院当天胸部 X 线片：双肺纹理增多紊乱，双下肺似可见片状和网格状阴影，肺门形态、大小、位置未见异常，双侧肋膈角锐利；考虑双肺间质性病变（图 11-1）。

【鉴别诊断】

患者为中年男性，主要病史为持续发展的多关节肿痛，对称累及双手近端指间关节、掌指关节、肘关节、肩关节和膝关节等。病

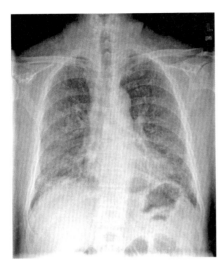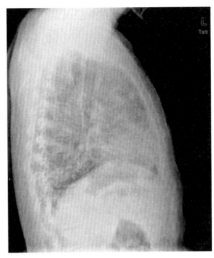

图 11-1　患者入院当天的胸部正侧位 X 线片，
见双下肺间质性改变

史符合类风湿关节炎。按类风湿关节炎治疗 3 个多月后，入院时患者的体格检查已无关节炎的证据，但是发现双肘伸侧各有 1 枚花生米大小的皮下结节，经分析认为类风湿关节炎的诊断成立，双肘伸侧的皮下结节考虑为类风湿结节。在入院前 2 周患者出现发热，先是低到中等发热，后来发展为高热，以抗菌药物治疗无效，将激素加量后体温控制正常。

是什么原因导致患者发热呢？虽然入院时患者的体温已经恢复正常，但基于以下原因，患者入院前 2 周的发热仍然是要考虑的主要问题。

（1）患者在入院前 1 周，发热加重时出现了胸闷、气喘和肺部啰音等呼吸系统的症状和体征。

（2）发热是否与类风湿关节炎病情活动相关。

（3）患者在治疗当中使用了偏大剂量的糖皮质激素，每日达 20 mg，长期使用激素加上甲氨蝶呤等免疫抑制剂的使用容易引起机体免疫力下降，导致感染而发热。

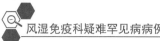
（4）风湿性疾病包括类风湿关节炎合并肿瘤的情况已经越来越受到重视。肿瘤又是发热待查的重要排查对象。另外，风湿病常常出现两种疾病同时或先后并存的现象，统称为重叠综合征，本例患者出现发热，更应该除外系统性红斑狼疮等易引起发热的其他风湿病。

1. 关节炎的鉴别诊断

患者以对称、持续性发展的多关节炎起病，除类风湿关节炎外，其他的弥漫性结缔组织病也可以出现类似的改变，但患者并无系统性红斑狼疮、系统性硬化症、干燥综合征、皮肌炎/多肌炎等疾病相关的表现，因而不支持这些病的诊断。

2. 类风湿患者发热的鉴别诊断

发热伴胸闷、气喘，查体发现有肺部啰音，首先需要考虑呼吸道的感染性疾病。由于入院前患者已经过至少1周的广谱抗菌药物治疗，发热不退，这提示普通细菌性感染的可能性小。结合患者在类风湿的治疗中较长时间使用了激素、甲氨蝶呤和来氟米特等药物，有可能降低其机体免疫力，因此要考虑到结核、病毒或者真菌感染的可能性。患者在抗菌药物不能退热的情况下试验性增加了糖皮质激素的剂量，控制了发热，这提示存在类风湿关节炎病情活动的可能性，但是患者发热时其关节症状是稳定的，又不太符合通常的类风湿活动。再者，患者入院时体格检查也没有发现皮肤血管炎的表现，类风湿合并血管炎的可能性也很小。因此，类风湿关节炎合并恶性肿瘤的可能性也需要考虑。

基于以上考虑下一步要尽快完善必要的化验和辅助检查。

【初步诊断】

类风湿关节炎；肺间质性病变；肺部感染待排。

笔记

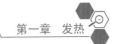

【治疗】

考虑到患者有肺间质性病变，入院后暂停甲氨蝶呤，维持原有的来氟米特 20 mg qd 和青霉胺 0.25 g qd。给予静脉注射甲泼尼龙连续 3 日，每日剂量依次为 200 mg、500 mg 和 500 mg，继而口服泼尼松 25 mg qd。入院第 2 周静脉输注异环磷酰胺 2.0 g 1 次，并静脉注射人免疫球蛋白（IVIg），20 g/d，连续 3 日。

住院后患者体温一直正常，1 周内活动后胸闷、气短明显减轻，偶咳少量白色黏液痰。化验结果提示多项肿瘤标志物增高，因而进一步行肺部 CT 检查，发现两肺多发网格状改变，以胸膜下及下肺为著，胸膜下见局限性透亮影，双肺可见多发囊状扩张，支气管壁明显增厚，边缘呈模糊高密度影，纵隔内见多发肿大淋巴结，未见胸腔积液（图 11 - 2）。考虑肺间质纤维化，双侧支气管扩张合并感染。请呼吸内科会诊，认为肺间质病变合并真菌感染可能性大，不除外结核。因此，试验性给予伏立康唑抗真菌治疗。

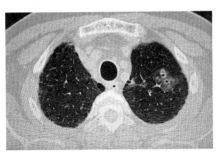
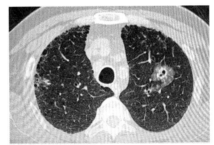
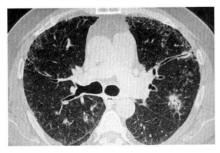
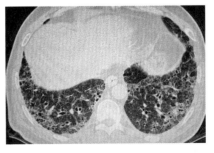

图 11 - 2　患者入院时的肺部高分辨率 CT 见支气管扩张和双肺间质改变

经糖皮质激素和抗真菌治疗 2 周后，复查肺部 CT：左上肺叶尖后段病灶部分吸收，双下肺的间质性病变略有好转；但在左上叶前段出现新的空洞病灶（图 11-3）。

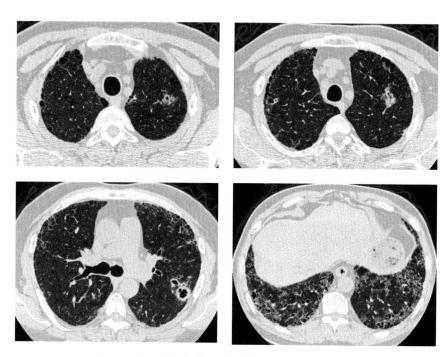

图 11-3 患者入院 2 周后的肺部高分辨率 CT

【进一步鉴别诊断】

1. 类风湿关节炎呼吸系统疾病的鉴别诊断

类风湿关节炎患者的肺部病变多种多样，各种病变可以单独出现，也可以几种病变同时发生。参照表 11-1 中呼吸系统病变分类对本例患者的现有资料进行排查，发现患者存在肺间质病变、气道病变和感染。

2. 肺部空洞的鉴别诊断

新发的肺部空洞病变又是什么呢？根据循证医学的资料，肺部

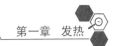

空洞或囊肿的病因非常多，从发病率来说最多见的原因是感染和肿瘤（表11-2）。

表 11 - 1　类风湿关节炎的呼吸系统病变

病变位置	疾病病种
间质病变	间质性肺炎/肺间质纤维化 细支气管阻塞伴机化性肺炎 肺类风湿结节 Caplan 综合征（类风湿尘肺）
气道病变	环杓关节炎（中央气道梗阻） 阻塞性细支气管炎 支气管扩张症 慢性小气道阻塞
胸膜病变	胸膜炎 胸膜腔积液 胸膜肥厚 乳糜样积液
胸壁病变	胸廓固定
肺血管病变	肺动脉高压 血管炎
其他	感染 药物相关 肺癌

表 11 - 2　肺部空洞或囊肿的主要原因

主要原因	具体病因
感染	真菌（球孢子菌）感染 细菌（葡萄球菌）感染 寄生虫（肺吸虫）感染
恶性肿瘤	原发性肿瘤或转移瘤 淋巴瘤
栓塞性疾病	血栓栓塞 化脓性栓塞
气道疾病	大泡性肺气肿 囊状支气管扩张

笔记

(续)

主要原因	具体病因
自身免疫性疾病	血管炎 系统性红斑狼疮 类风湿关节炎 韦格纳肉芽肿病 干燥综合征
间质性肺病	淋巴细胞性间质性肺炎 嗜酸性肉芽肿 结节病 特发性肺间质纤维化

病理上肺部空洞是病变坏死后其液化的成分经支气管排出并引入空气而形成。影像学上的肺空洞是具有完整壁的含气腔隙，空洞壁的厚度一般在 1 mm 以上。在空洞的定性诊断方面，高分辨率 CT 要比 X 线平片能提供更多的影像学信息。通过以下几个方面可以对肺内单发空洞进行鉴别。

（1）从空洞的大小看，2 cm 以下结节发生空洞者以肺结核多见，而 4 cm 以上肿块发生空洞则以肺癌为主，慢性肺脓肿的空洞可大可小，而煤工肺尘埃沉着病的空洞病灶则较大。

（2）从空洞壁的厚度看，厚壁空洞（洞壁厚≥3 mm）常见于肺癌、肺结核的干酪空洞、纤维干酪空洞和纤维厚壁空洞，以及急、慢性肺脓肿；薄壁空洞（洞壁厚＜3 mm）见于肺结核的浸润性干酪空洞和纤维薄壁空洞；空洞壁薄厚不均也见于肺癌和肺结核，霉菌引起的空洞根据病原菌种类不同可呈厚壁、薄壁或厚度不均。

（3）从空洞的内缘看，内缘光滑多见于肺脓肿、肺结核纤维空洞；内缘毛糙见于肺脓肿、肺结核的纤维干酪空洞；空洞内缘凹凸不平见于肺癌和肺结核纤维干酪空洞；空洞内缘的壁结节主要发生

笔记

在肺癌。从空洞的外缘看，外缘清楚者多见于肺结核纤维干酪空洞和慢性肺脓肿；外缘有毛刺及"放射冠"影像者见于肺结核的纤维厚壁空洞和肺癌；外缘有分叶者多见于肺癌。

（4）从空洞周围看，有卫星灶者见于肺结核的各种空洞；病变与胸膜之间的线状影像在肺癌、肺结核和肺脓肿空洞均可出现；空洞周围有片状浸润影像者常为急性肺脓肿、浸润干酪性空洞；而空洞周围有明显的肺气肿和纤维索条影者多见于肺尘埃沉着病。

（5）从空洞腔内容物看，气液平面主要见于急性肺脓肿，而肺结核的空洞一般无气液面，新月形空洞为弓形的气体影，总是位于霉菌球的上方，有的固态内容物位于液体之上形成"水上浮萍征"，见于细粒棘球蚴囊肿的内膜破裂后。

（6）从 CT 的增强表现看，肺结核的纤维干酪空洞的洞壁不强化或外周有薄层强化，而肺癌空洞的壁则大部分强化。

两肺多发的较小空洞病变多在 2 cm 以下，主要见于肺结核、肺转移瘤和肺脓肿。较为少见的疾病为嗜酸性肉芽肿、败血病性肺栓塞或肺梗死等。较大的多发肺内空洞则以肺结核最多见，周围有斑点、结节和索条影像，多位于上叶尖后段和下叶背段；其他可有霉菌感染（以新型隐球菌较多见，空洞外缘模糊，合并片状及模糊的结节影像，动态变化较快）、肺吸虫病（一般为薄壁，单房或多房性，周围可有条索和斑片影）、韦格纳肉芽肿病（病灶为肺内多发结节，由肉芽肿和炎症构成，2 cm 以上的病灶常发生空洞）、淋巴瘤（空洞发生于结节及肿块型淋巴瘤，病变为多发性，大小不一，为薄壁或厚壁空洞），以及血管脓毒性栓子（表现为多发空洞合并多发结节和楔形影像，有的空洞可较小，可见空洞与供血的血管相通）。

根据以上的鉴别要点，患者的空洞特点可以归纳为：肺内多发大小不等的空洞，大者直径超过 2 cm，空洞壁厚薄不均，内有毛刺，外缘稍模糊，周围有小片状模糊的结节影（图 11 - 4）。从影像学看真菌感染的可能性最大，但是，在抗真菌药物使用 2 周后出现新的空洞，难以解释。其他需要考虑的情况包括肺脓肿、结核病、肺癌和韦格纳肉芽肿病。对于肺脓肿，在经过多种广谱抗生素治疗后体温没有下降，空洞内没有气液平面，可能性比较小；对于结核病，由于患者的结核三项及 PPD 试验均为阴性，肺空洞位于左上叶前段，而非上叶尖后段和下叶背段，可能性也不大，但是仍然不能完全排除；而肺癌，多项肿瘤标志物阳性，好像需要重点考虑，但是 CA724 多为胃肠道及卵巢的肿瘤标志物，CA153 升高以乳腺癌患者为主，CA199 升高常见于肝、胆、胃肠道肿瘤，CEA 常见于胰腺癌、结肠癌、乳腺癌，因此认为肺癌的可能性不大；至于韦格纳肉芽肿病，由于 ANCA 阴性，可能性也不大。

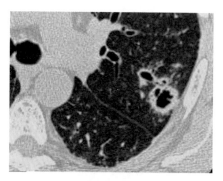

图 11 -4　患者入院 2 周后的肺部高分辨率 CT（局部放大）

　　此时，病理检查结果是最直接的诊断依据，但是患者拒绝行纤维支气管镜和经皮肺穿刺病理活检，只好继续试验性抗真菌治疗。抗真菌治疗约 1 个月后复查肺部 CT：左上叶尖后段病灶大部分吸收，左上叶前段空洞病灶也较前明显吸收（图 11 - 5）。患者出院。

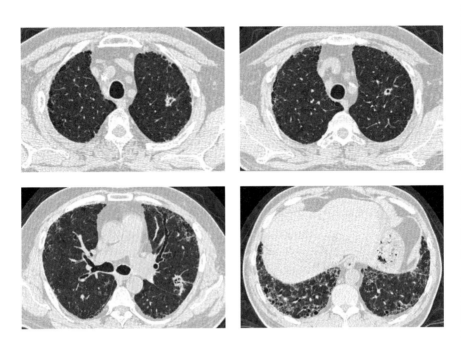

图 11 - 5 患者抗真菌治疗约 1 个月后的肺部高分辨率 CT

继续抗真菌治疗，又过了 1 个月，复查肺部 CT：左上叶尖后段病灶几乎完全吸收，左上叶前段空洞进一步好转（图 11 - 6）。

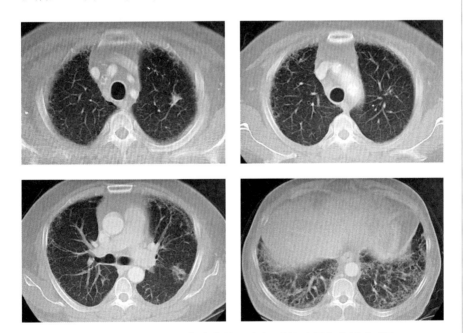

图 11 - 6 患者抗真菌治疗约 2 个月后的肺部高分辨率 CT

【最终诊断】

类风湿关节炎；肺间质病变；肺部真菌感染。

病例分析

一项研究对 36 例病程少于 2 年的早期类风湿关节炎患者进行了观察，发现有 21 例（占 58%）患者的肺功能、影像学检查和支气管灌洗液检查符合肺间质性病变的改变。其中 14% 的患者具有临床表现，而剩余的 44% 没有临床症状。研究表明吸烟是类风湿关节炎患者发生肺间质病变的高危因素。肺间质病变的症状往往在类风湿关节炎发病 5 年以后出现，也有少数患者的肺间质病变发生在关节病变之前。主要症状是劳力性呼吸困难和干咳，也可出现发热和胸痛。在肺间质病变早期很难发现阳性体征，到晚期常可见杵状指，肺底可闻及爆裂音，严重病例可出现肺高压和呼吸衰竭。通过肺功能检测能较早发现类风湿关节炎患者的肺间质病变，主要表现为限制性通气功能障碍，肺容量和肺一氧化碳弥散量降低。HRCT 是目前检测肺间质病变最敏感和最可靠的手段。一项研究回顾了 84 例长病程的类风湿关节炎患者，其中 29% 无肺部症状和 69% 有症状的患者通过 HRCT 发现了肺间质病变的证据。不仅如此，HRCT 还能区分磨玻璃样改变、网格状改变和蜂窝状病变，这对判断肺间质病变的类型有帮助。磨玻璃样密度增高影像代表炎症改变，提示脱屑型肺间质性病变或者非特异性肺间质性病变；而网格状和蜂窝状改变则代表纤维化，提示寻常型肺间质病变（病理改变与特发性间质病变类似）。

本例患者较早即出现了肺间质病变，从 HRCT 上看兼有网格状、蜂窝状和磨玻璃样改变。虽然在院外经过小剂量糖皮质激素和甲氨蝶呤，以及来氟米特治疗后关节炎症状控制很好，但在来我院就诊前并未知晓肺间质性病变这一病情，否则不宜使用甲氨蝶呤。

治疗类风湿关节炎的药物和肺间质病变有着千丝万缕的联系，目前临床上用得较多的甲氨蝶呤和来氟米特均有引起或者加重肺间质病变的可能性，甚至金制剂、青霉胺和柳氮磺吡啶也会引起肺间质性病变，幸好发生率不高，大多为个案报道。也有研究称，大多数慢作用抗风湿药物对类风湿关节炎的治疗其实减轻了类风湿相关的肺间质病变。因此，推荐在类风湿关节炎治疗前均应该了解患者的肺部情况，便于制定更适合患者的治疗方案。

类风湿关节炎肺间质病变的治疗应视肺病变的类型而定，同时要兼顾患者的年龄、疾病的严重程度和疾病进展的速度，以及是否存在合并症。例如，病理类型为机化性肺炎，在支气管肺泡灌洗液中细胞分类主要为淋巴细胞者对糖皮质激素的反应最好。再例如，在HRCT上表现有明显炎症者或病理类型为寻常型间质性肺炎者需要更积极的治疗。

治疗类风湿关节炎肺间质病变的首选药物是糖皮质激素。其起始剂量因病情而异，以醋酸泼尼松为例，轻至中度病变者，每日剂量可为 0.5 mg/kg，晨间顿服；中至重度病变者，每日剂量可增至 1 mg/kg。药物起效时间一般为 1～3 个月，激素起效后，应酌情将剂量逐渐减至 10 mg/d 以内。除激素外，也可根据病情加用其他药物，如环磷酰胺（每日剂量 100～120 mg，口服）、硫唑嘌呤（每日剂量 3 mg/kg，总剂量不超过 200 mg）、羟氯喹、青霉胺，以及环孢霉素 A 等。对于严重病例，也可以使用大剂量甲泼尼龙（500～1000 mg/d）冲击治疗 3～5 天，然后使用稍小剂量激素，必要时加用上述其他药物。

本例类风湿关节炎患者的关节症状处于稳定状态，因而暂时维持原有的慢作用抗风湿药物的治疗。但是考虑到甲氨蝶呤对肺间质病变的潜在风险，不再使用该药品。虽然从后来 HRCT 的结果看，患者的肺部兼有炎性和纤维化改变，而以纤维化为主，但是患者入院时有明显的活动后胸闷、气喘症状，因此我们采取了较为积极的措施，即给予静脉滴注甲泼尼龙和异环磷酰胺治疗。

类风湿关节炎患者发生肺部感染的发生率并不比普通人群高，但是他们发生肺部感染后病情的严重程度和死亡率均比普通人群高。曾患有肺部病变、机体免疫力低和运用免疫抑制剂是类风湿关节炎患者发生肺部感染的易感因素。感染的表现包括肺炎、感染性支气管扩张和肺脓肿等。由于免疫抑制剂的治疗，肺部感染的表现可能和普通人群有区别，如可不伴发热或者白细胞不升高，这给类风湿关节炎患者发热的鉴别诊断增加了难度。随着生物制剂的运用，类风湿关节炎并发严重感染的发生率明显增多，尤其是组织胞浆菌病和其他真菌、巨细胞病毒和李斯特菌，以及结核感染。类风湿关节炎的治疗是一项长期的任务，本例患者在治疗过程中出现了真菌感染，提示我们不仅要重视关节炎的治疗，改善患者的劳动能力和生活质量，同时还要严密监测治疗本身可能带来的严重不良后果，如肺部感染、肺间质性病变等。

病例点评

患者为中年男性，主要表现为类风湿关节炎在治疗有效的基础上出现发热和肺部病变（包括肺间质病变），经多种抗生素治疗无效，而将激素加量后退热。但是，其影像学出现了肺部的支气管扩张并感染征象和肺内空洞表现。细致入微的影像学鉴别并未能锁定诊断,而在患者不同意微创性病理检查的情况下,进行试验性抗真菌治疗获得病情控制,反过来验证了诊断,即真菌感染。

类风湿关节炎的治疗药物如甲氨蝶呤、来氟米特、糖皮质激素等多具有免疫抑制作用,长期用药容易造成患者的免疫力下降,导致感染。因此,在该类患者进行治疗前应该常规进行肺的影像学检查,以了解患者过去或近期是否有感染,尤其是结核分枝杆菌和真菌感染。

类风湿关节炎合并肺间质纤维化的患者在长期免疫抑制剂治疗的过程中,合并感染的机会明显增高,在年长者中感染可迅速扩散,是该类患者死亡的主要原因。本例患者在没有得到真菌感染直接证据的情况下,根据影像学的特点,针对最大可能的病变对患者进行抗真菌治疗,是本例患者治疗成功的关键。

当然,正如前面的分析,肺部空洞的病因十分复杂,在临床和影像学不能有十分把握做出正确诊断的时候,病理检查就显得非常重要,根据病理结果进行诊断和制定治疗方案是患者的最佳选择。因为经验性治疗存在一定的盲目性,在某种程度上也可以说本例患者治疗的成功存在很大的偶然性。另外,病理结果也能让我们对疾病的认识更深一步。因此,对于这样的病例,我们需要尽可能地进行病理检查。

参考文献

[1] ROJAS-SERRANO J, MEJÍA M, RIVERA-MATIAS P A, et al. Rheumatoid arthritis-related interstitial lung disease (RA-ILD): a possible association between disease activity and prognosis. Clin Rheumatol, 2022, 41(6): 1741 – 1747.

[2] KALYONCU U, BILGIN E, ERDEN A, et al. Efficacy and safety of tofacitinib in rheumatoid arthritis-associated interstitial lung disease: treasure real-life data. Clin Exp Rheumatol, 2022, 40(11):2071 – 2077.

笔记

[3] GARROTE-CORRAL S, SILVA-FERNÁNDEZ L, SEOANE-MATO D, et al. Screening of interstitial lung disease in patients with rheumatoid arthritis: a systematic review. Reumatol Clin (Engl Ed), 2022, 18(10): 587–596.

（李胜光）

病例 12　发热—关节肿痛—腰痛

病历摘要

【基本信息】

患者男性，63 岁，主因"发热、关节肿痛 10 月余"入院。

现病史：患者于 10 个月前出现左膝关节肿痛，3 天后出现右膝关节肿痛，此后关节肿痛逐渐波及右肩、双踝、双侧跖趾关节和左侧足跟，严重时足背肿胀明显。关节的疼痛和肿胀呈持续性，有明显僵硬和下肢发沉的感觉，以晨起和久坐时明显，晨僵可超过 1 小时。在当地以理疗及关节腔注射药物（具体不详）治疗，效果差。近 3 个月上述关节症状加重，致行动困难，生活不能自理。患者自发病初期即有轻度腰痛，未治疗。病初即自感发热，开始未测体温，近 3 个月测体温波动在 37.5~38.5 ℃，偶尔超过 39 ℃。一般为午后发热，热前偶有畏寒，夜间体温可自行降至正常，盗汗明显，间断使用地塞米松可迅速退热，上述关节肿痛和僵硬也可明显好转。病程中无口干、眼干、口腔溃疡、皮下结节、脱发、光过敏、肢端遇冷变色、腹痛、腹泻、尿频、尿急、尿痛。患者自发病以来精神、睡眠可，纳差，大小便正常，体重下降 5 kg。

既往史：否认肝炎、结核及冠心病、糖尿病病史。30 年前曾因左膝外伤而行左膝关节半月板切除术。有甲状腺功能亢进病史 20 年，病初即服抗甲状腺药物，1 年复查正常后停药，未再复发。3 年前在冷库工作中出现过两次膝关节剧烈疼痛，经保暖和休息后自然好转，未再发作。无食物、药物过敏史。否认输血及输注血制品史。

个人史：年轻时曾间断吸烟数年，已戒 27 年；饮白酒 10 年，平均约 100 g/d，已戒 1 年，无特殊化学性毒物、放射性物质接触史，无冶游史和吸毒史。

家族史：无特殊。

【体格检查】

全身无皮疹，膝、踝及足背肿胀部位明显色素沉着，右第 1、第 2 趾有轻度腊肠趾表现（图 12 - 1、图 12 - 2）。上述关节部位均明显肿胀，有压痛，其中双踝以下为凹陷性水肿。双膝有明显骨擦感，屈伸轻度受限。骶髂关节轻度压痛，双 "4" 字征阳性。趾甲有明显角化过度和纵嵴表现，未见顶针样凹陷和甲剥离现象。左膝可见数个大小不等的色素脱失斑。

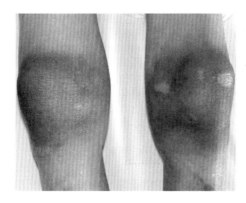
图 12 - 1　患者入院时的双膝关节

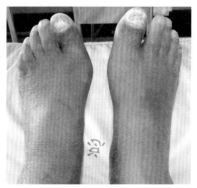
图 12 - 2　患者入院时的双足

【辅助检查】

入院后化验血白细胞、血小板、尿常规、肝肾功能、抗核抗体谱、类风湿因子、抗核周因子、抗角蛋白抗体、抗环瓜氨酸肽抗体、抗链球菌溶血素"O"、免疫球蛋白、补体、结核抗体三项（金标 1、金标 2 和免疫印迹）、血清四项（乙肝表面抗原、丙肝抗体、梅毒血清试验和 HIV 抗体）、所有肿瘤标志物、动脉血气、降钙素原、甲状旁腺素、碱性磷酸酶及钙磷水平均正常。HLA-B27 阴性。Hb 88 g/L，ESR 107 mm/h，CRP 9.7 mg/dL，Ft 584.2 ng/mL（正常 <400 ng/mL）。膝关节穿刺液检查提示：炎性关节液，细菌培养阴性，涂片查抗酸染色阴性，偏振光查尿酸盐结晶阴性。

回顾入院前半年当地医院骶髂关节 CT 见关节面轻度硬化异常，未见明确的侵蚀破坏灶（图 12 - 3、图 12 - 4）。

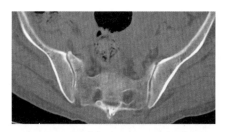

图 12 - 3　入院前半年当地医院骶髂关节 CT 见关节面
轻度硬化异常，未见明确侵蚀破坏灶

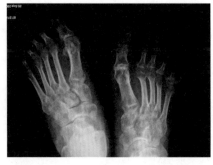

图 12 - 4　患者入院后的双足关节 X 线正位片，
见骨质明显脱钙，未见侵蚀性破坏

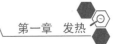

【鉴别诊断】

　　患者为老年男性，突出表现为急性发作的多关节肿痛，主要累及下肢关节，伴有发热和腰痛。可见患者临床上有三条线索可以进行诊断和鉴别诊断分析，即外周关节炎、脊柱疾病和发热。从外周关节炎来看，患者的受累关节主要集中在下肢，对称、持续累及双膝、踝和足趾关节，首先考虑类风湿关节炎。若同时对腰痛和下肢关节炎进行考虑则诊断倾向于脊柱关节炎。如果再将发热考虑进来，鉴别诊断则会被大大地复杂化，除以上提到的类风湿关节炎和脊柱关节炎外，还要考虑到感染性关节炎、系统性红斑狼疮或系统性血管炎所致的关节病变及成人斯蒂尔病等。

　　1. 关节炎的鉴别诊断

　　关节炎泛指由炎症、感染、创伤或其他因素所致的关节病变，其主要特征为关节红、肿、热、痛和功能障碍。不同的关节炎的鉴别诊断非常复杂，如果将受累关节的数目分成单关节（或寡关节）和多关节（受累关节达到或超过 5 个）分别考虑，则能大大缩小鉴别诊断的范围。

　　鉴别急性单关节炎的第一步是要区分疾病是炎性还是非炎性（包括退行性、机械性和浸润性）。遇到单关节炎患者，首先应该排除感染性关节炎的可能性。因为后者如延误诊断，得不到及时的治疗，可导致长期的残疾。常见的炎性和非炎性单关节炎分别见表 12－1 和表 12－2。

表 12 - 1　常见的炎性单关节炎

常见的炎性单关节炎	病因/疾病
感染性关节炎	细菌 真菌 莱姆病或其他螺旋体感染 分枝杆菌 病毒（HIV、HBV 及其他病毒）
晶体性关节炎	单尿酸钠（痛风） 二水焦磷酸钙 羟磷灰石 草酸钙
出现单关节炎的系统性疾病	银屑病关节炎 反应性关节炎 类风湿关节炎 系统性红斑狼疮

表 12 - 2　引起非炎性单关节炎的常见病因

常见病因	具体疾病
淀粉样变	
骨坏死	
良性肿瘤	骨软骨瘤 骨样骨瘤 色素绒毛结节性滑膜炎
骨折	
关节积血	
内分泌紊乱	
恶性肿瘤	
骨关节炎	
异物刺激	

关节症状累及多个关节时，其病变有可能来自关节本身（即关节炎），也可能来自关节邻近的骨组织（骨炎、骨坏死），还可能来自关节周围的软组织（如滑囊、肌腱、肌肉、神经等），而受累关节的不同组合分布还可能提示不同的疾病。可见，多关节

炎的鉴别要比单关节炎复杂得多。参照单关节炎的方法，为了便于分析，也可以将多关节病分成炎性和非炎性两组（表 12 - 3、表 12 - 4）。

表 12 - 3　炎性多关节病的分类

关节对称性分布	关节非对称性分布
感染性关节炎	感染性关节炎
病毒	淋球菌/脑膜炎球菌
细小病毒属	莱姆病晚期
乙型或丙型肝炎病毒	真菌和分枝杆菌
其他：HIV、EBV、风疹病毒	细菌性心内膜炎
	惠普尔病
感染后或反应性关节炎	感染后或反应性关节炎
风湿热	风湿热
链球菌感染后关节炎	链球菌感染后关节炎
	反应性关节炎（肠道或尿道感染）
复发性风湿病	肠病性关节炎
幼年特发性关节炎（多关节型）	幼年特发性关节炎（少关节型）
类风湿关节炎	脊柱关节病（分类未定）
银屑病关节炎	银屑病关节炎
系统性风湿病	系统性风湿病
系统性红斑狼疮	复发性多软骨炎
干燥综合征	白塞病
系统性硬化症	
多肌炎/皮肌炎	
混合性结缔组织病	
RS3PE 综合征	
风湿性多肌痛	
系统性血管炎	
复发性多软骨炎	

笔记

（续）

关节对称性分布	关节非对称性分布
其他系统性疾病	**其他系统性疾病**
乳糜泻	家族性地中海热
结节病（急性）	恶性肿瘤
急性白血病	胰腺疾病相关性关节炎
	结节病（慢性）
	多中心网状组织细胞增多症
周围关节炎伴中轴关节受累	**晶体诱导**
强直性脊柱炎	痛风
炎性肠病性关节炎	假性痛风（焦磷酸钙沉积症）
银屑病关节炎	碱性磷酸钙沉积
反应性关节炎	
SAPHO 综合征	
惠普尔病	

表 12-4　非炎性多关节病的分类

关节对称性分布	关节非对称性分布
骨性关节炎	**骨性关节炎**
原发性全身性	局限性
侵蚀性	
晶体性关节炎	**晶体性关节炎**
假性痛风（假性 RA 型）	假性痛风（假性 OA 型）
血液病所致	**血液病所致**
血红蛋白病	血红蛋白病
	血友病
淀粉样变关节病	**骨关节炎**
遗传代谢性	**弥漫性特发性骨肥厚**
血色素沉积症	
威尔逊病（豆状核变性）	
戈谢病（家族性脾性贫血、葡萄糖脑苷脂酶缺乏症）	

笔记

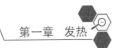

（续）

关节对称性分布	关节非对称性分布
内分泌性疾病	**褐黄病**
黏液水肿关节病	
肥大性骨关节病	**脊柱骨骺发育不良**

无论是单关节炎还是多关节炎，大多数疾病目前都缺乏单一的实验室或者影像学的确诊指标，因此鉴别关节病最重要的步骤仍是进行全面的病史采集和细致入微的体格检查。根据病史提供的资料，本例患者属于多关节受累，受累关节基本对称，关节液检查具有炎性特征。同时，患者还有炎症性脊柱关节疼痛和发热。所以，我们考虑以下几种疾病。

（1）类风湿关节炎：本病为慢性、进行性、对称性和破坏性外周关节病。四肢大小关节均可受累。早期表现为关节疼痛、肿胀和发僵，晚期出现关节变形和强直。可见皮下结节、贫血等关节外表现。ESR、CRP 和 RF 水平明显增高，滑液呈炎性改变，X 线片表现为软骨和软骨下骨破坏征象。其中，对称、持续性累及腕关节、掌指关节和近端指间关节是类风湿关节炎最具特征性的表现。也有研究者观察到，跖趾关节受累与掌指关节受累在类风湿关节炎的诊断中具有同等的意义。此特点与本例患者的临床相符，因此该诊断的可能性较大。不支持之处为，患者发病 10 个月来一直没有手和腕关节受累，类风湿因子、抗核周因子抗体、抗角蛋白抗体、抗环瓜氨酸肽抗体等与类风湿关节炎相关的自身抗体均为阴性。

（2）脊柱关节炎：脊柱关节炎是一组以中轴关节受累为主要表现的炎症性关节炎。脊柱关节炎患者必须具有炎症性脊柱关节疼痛或者以下肢为主的不对称性关节滑膜炎。脊柱关节炎包括强直性脊

笔记

柱炎、银屑病关节炎、反应性关节炎、炎性肠病性关节炎和未分化的脊柱关节炎等。脊柱关节炎具有以下共同特点：①有家族聚集倾向；②与 HLA-B27 有不同程度的关联，尤以强直性脊柱炎为著；③炎性外周关节炎常为病程中的突出表现；④有 X 线证实的骶髂关节炎；⑤病理变化集中在肌腱端周围和韧带附着于骨的部位，而不在滑膜，非肌腱端病变也可累及眼、主动脉瓣、肺实质和皮肤；⑥类风湿因子阴性；⑦无类风湿皮下结节。脊柱关节炎患者，在排除了强直性脊柱炎、银屑病、反应性和炎性肠病性关节炎之后，可以诊断为未分化的脊柱关节炎。

从半年前骶髂关节 CT 影像（图 12-3）看，患者没有强直性脊柱炎。从病史上看，也没有反应性关节炎和炎性肠病性关节炎的临床表现。由图 12-2 可知，患者虽无典型的银屑病皮疹，但他的趾甲有明显角化过度和纵嵴表现，与银屑病的趾甲病变类似。大约有 15% 银屑病关节炎患者的关节炎症状出现在皮肤病变之前，给诊断带来很大的困难。如果患者出现指/趾甲的病变，如顶针箍样变、指/趾甲脱离或其他和银屑病相关的指/趾甲病变，同时又有脊柱关节炎的表现，可以考虑银屑病关节炎的诊断。如果患者不符合银屑病关节炎的诊断，则可能是未分化的脊柱关节炎。

（3）感染性关节炎：非对称性关节病变绝大多数为淋球菌和脑膜炎球菌感染所致，对称性关节病变则以病毒感染为主。细小病毒 B19 和风疹病毒感染可致急性多关节炎，可出现手和腕关节对称性关节炎，伴晨僵，偶见类风湿因子阳性，类似类风湿关节炎，但呈自限性。HBV 和 HIV 感染也有类似表现。本例患者病史有 10 个月之久，应为非自限性疾病，微生物学检查无 HBV 和 HIV 感染的证据，因此感染性关节炎可能性不大。

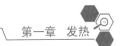

（4）急性风湿热：由甲型 β 溶血性链球菌咽炎后引起的一种炎性疾病，在成年人可以多关节炎为唯一表现。发病急，有发热和游走性关节炎（痛），膝和踝关节多发，手和足小关节较少受累，红细胞沉降率、抗溶血性链球菌素 O 和 C 反应蛋白增高，类风湿因子阴性，对抗炎药物反应好，即使不治疗 1 个月左右也可自然缓解。这些特点与本例患者的持续性关节炎特点不符，因此风湿热可能性不大，链球菌感染后关节炎也不支持。

（5）复发性风湿病：本病是一种反复发作的急性关节炎和关节周围炎。其主要特征为单关节炎或寡关节炎，多数患者发作时只累及 1 个关节，很少同时有 4 个以上关节受累。表现为逐渐加重的关节疼痛，数小时内达高峰，之后在关节及其关节周围出现红、肿及热。疼痛剧烈时伴活动受限，甚至卧床不起。全身关节均可受累，初次发作以膝、指间和肩关节多见。最易受累的关节依次为掌指、近端指间、腕、肩及膝关节，偶可累及脊柱和颞颌关节。也可因关节周围的软组织痛性肿胀出现膝和足跟症状，发作频繁者最终可发展为类风湿关节炎。复发性风湿病患者在两次关节炎发作之间，无关节的疼痛和肿胀，与本例患者多关节持续性炎症的临床特点不符，故可以排除。

（6）系统性风湿病：系统性红斑狼疮、干燥综合征、系统性硬化症、多肌炎/皮肌炎、混合性结缔组织病、系统性血管炎及复发性多软骨炎等系统性风湿病均可出现多关节炎，但是这些疾病均有各自特点，与本例患者的表现不符，暂不考虑。

（7）急性白血病：可致急性多关节炎和骨痛，通过血和骨髓片检查可确诊。本例患者的血常规正常，不似急性白血病，不考虑。

（8）慢性痛风性关节炎：本例病反复发作可由少关节炎转变为

多关节炎。本例患者没有典型的痛风发作史，尿酸盐水平不高，关节腔穿刺液未查到尿酸盐结晶，因此不考虑痛风。

（9）RS3PE综合征：常见于70岁以上老年人，男性居多，起病急，表现为多个外周关节对称性急性炎症伴手足背部可凹性水肿，类风湿因子阴性或低滴度阳性，约半数HLA-B7阳性，对NSAIDs或小剂量糖皮质激素反应良好，但可遗留无症状性屈曲挛缩，腕或手指活动受限。本例患者病初即有基本对称的外周关节急性炎症伴足背可凹性水肿，类风湿因子阴性，与本病特点类似，要考虑到本病的可能性，但是RS3PE综合征一般预后良好，有一定的自限性，而本例患者的关节炎症状随时间有加重趋势，因此RS3PE综合征的可能性不大。

（10）骨关节炎：手、髋和膝关节的骨关节炎有时易被误诊为类风湿关节炎。手病变在前者为骨性隆起，称为Heberden结节和Bouchard结节；在后者为滑膜炎（如梭形肿胀）及变形（如鹅颈畸形）。晨僵在前者短于30分钟，在后者则超过1小时。类风湿因子在骨关节炎为阴性，在类风湿关节炎多数为阳性。值得注意的是，骨关节炎患者可合并类风湿关节炎，类风湿关节炎也可引起继发性骨关节炎，尤其在老年人，二病并存者并不少见。就本例患者的关节病变特点来说，膝关节可闻及骨擦音，说明存在骨质增生，所以，患者很可能还同时患有膝关节的骨关节炎。

2. 关节炎伴发热的鉴别诊断

回顾患者的间断发热病程，主要表现为低、中等发热，Ft增高，体重下降5 kg，双足明显的骨质疏松。需要考虑到恶性肿瘤的可能性。但患者血常规正常，肿瘤标志物结果全部为阴性，也没有各系统的局灶症状，患有恶性肿瘤的可能性非常小。

联系患者在多关节炎的基础上出现间断发热，有 Ft 明显增高，要考虑到成人斯蒂尔病的可能性。但本例患者的血 WBC 和 NE 分类正常，也没有与发热相伴的皮疹，以及相应的淋巴、肝脾肿大表现，其持续进展的关节炎也不似一般的成人斯蒂尔病。更重要的是，成人斯蒂尔病是一种排他性疾病，一定要在排除了其他疾病后方能考虑。

【初步诊断】

类风湿关节炎；脊柱关节炎，银屑病关节炎待随访。

【治疗】

为此对症给予洛索洛芬钠，60 mg tid 治疗，患者热退，关节疼痛有所好转。住院后还观察到患者有显著的全身僵硬，翻身、坐起非常困难，到午后方有所减轻，洛索洛芬钠治疗 1 周后缓解不明显，遂改用醋酸泼尼松（7.5 mg/d）并加用甲氨蝶呤（qw，每次 7.5 mg）和来氟米特（10 mg/d）。1 周后，各关节肿痛略有好转，总体疗效不甚满意。

治疗期间行 X 线检查提示颈椎和膝关节有明显骨质增生。脊柱 MRI 检查提示腰 1～骶 1 椎小关节模糊，周围软组织呈弥漫性长 T_2、长 T_1 信号；增强扫描后可见小关节周围和棘突间韧带等软组织呈弥漫性异常强化。双侧骶髂关节可见长 T_2 信号，增强扫描见对称性关节面下片状异常强化（图 12 - 5）。此外，尚见椎体边缘骨质增生、变尖。以上提示腰椎椎小关节、双侧骶髂关节存在炎性病变伴腰椎退行性改变。复查骶髂关节 CT 发现，双侧骶髂关节间隙不规则变宽，关节面不光滑，髂骨侧可见骨质硬化及囊样改变，周围软组织未见肿胀（图 12 - 6），提示骶髂关节炎性病变。

笔记

107

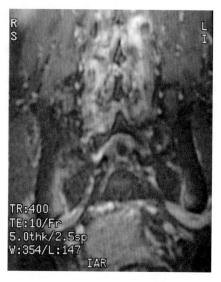

图 12 - 5　患者脊柱 MRI

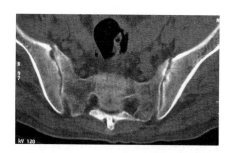

图 12 - 6　患者入院后复查的骶髂关节 CT

【最终诊断】

晚发病型强直性脊柱炎；骨关节炎。

病例分析

患者为老年男性，主要表现为持续对称的多关节炎，伴红细胞
沉降率和 C 反应蛋白明显增高，诊断上首先考虑类风湿关节炎。但

与众不同的是，本例患者所有类风湿的自身抗体，包括 RF、APF、AKA、CCP 等均为阴性，再联系患者病初即有足跟痛和腰痛，其关节炎又以下肢关节受累为主，同时查体发现双"4"字征阳性，应考虑有无脊柱关节炎特别是强直性脊柱炎的可能性。但是患者为老年男性，新发的脊柱炎似乎不太可能，况且其半年前所做骶髂关节 CT 只有轻度硬化性改变，并没有关节破坏的迹象，加上 HLA-B27 阴性，脊柱关节炎的可能性更小了。然而骶髂关节 CT 复查的结果提示骶髂关节破坏性病变，MRI 也进一步证实腰椎小关节和骶髂关节的炎性病变。最后确立了强直性脊柱炎的诊断。

我们知道，强直性脊柱炎的高峰发病年龄为 20～30 岁。德国的一项资料显示，3000 例强直性脊柱炎患者中，出现症状的年龄分布为：<15 岁占 4%，15～40 岁占 90%，>40 岁者仅占 6%。一般将 50 岁以后发病的脊柱关节炎称为晚发病型脊柱关节炎。同样 50 岁以后发病的强直性脊柱炎称为晚发病型强直性脊柱炎。

致力于研究晚发病型强直性脊柱炎的文献不多。1989 年，Dubost 和 Sauvezie 最先描述了 10 例 50 岁以后发病的未分化的脊柱关节炎（uSpA），主要表现为寡关节炎伴广泛的下肢凹陷性水肿，中轴关节受累症状轻微，对 NSAIDs 反应不好，其中 4 例被诊断为强直性脊柱炎。后来的研究也提示，晚发病型脊柱关节炎的外周关节炎趋于严重，试验室的炎症指标升高更明显，受累的下肢关节炎常常合并有下肢凹陷性水肿。这些特点和本例患者的临床特点十分吻合。

晚发病型脊柱关节炎在治疗上与青年起病者类似。虽然，目前尚无根治方法，但患者如能得到及时诊断及合理治疗，可以控制症状并改善预后。值得注意的是，老年人为应用 NSAIDs 的高危人群，在用药的选择上应充分考虑到胃肠道和心脑血管的潜在毒性。柳氮磺吡啶和甲氨蝶呤可用于缓解病情。大量资料已经证明 TNF-α 拮抗剂等生物制剂对强直性脊柱炎有迅速而明显的疗效。TNF-α 拮抗剂治疗在晚发病的强直性脊柱炎患者虽然还没有得到专门的验证，对常规治疗反应不好的患者也可试用。此外，还应该鼓励通过适当的物理治疗和体疗防止脊柱或关节变形，以提高患者的生活质量。

考虑到使用激素后患者的关节炎改善欠佳，长期用药可能加重骨质疏松，因而停用醋酸泼尼松，改为洛索洛芬钠（120 mg bid），甲氨蝶呤和来氟米特仍维持原来剂量，患者关节症状渐有好转。出院 1 年多，患者各关节肿痛和晨僵已经明显改善，活动能力明显提高。

🏥 病例点评

典型的类风湿关节炎、强直性脊柱炎、银屑病关节炎及痛风性关节炎等关节疾病的诊断并不难。而对于不典型的关节症状，如本病例所示，对称性关节炎多见于类风湿，但是类风湿的相关抗体全部阴性，这种情况需要排除其他诊断才能确定下来；以下肢关节受累为主伴中轴关节症状者多见于脊柱关节炎，但是 HLA-B27 阴性，而且患者过去的骶髂关节 CT 未见异常，这种情况也为临床诊断增加了难度；再者，由于没有典型的银屑病皮疹，所以银屑病关节炎的诊断也无法确定。最终通过复查 CT 和进行骶髂关节 MRI 确立了骶髂关节炎，才确定了最后的诊断。所以，动态观察骶髂关节的病情变化是本例患者诊断的关键所在。

参考文献

[1] SCHUMACHER H R, CHEN L X. Musculoskel Signs and Symptoms. Primer on the Rheumatic Diseases, Springer Science, 2008, 13: 42 – 93.

[2] MONTILLA C, DEL PINO-MONTES J, COLLANTES-ESTEVEZ E, et al. Clinical features of late-onset ankylosing spondylitis: comparison with early-onset disease. J Rheumatol, 2012, 39(5): 1008 – 1012.

[3] TOUSSIROT E. Late-onset ankylosing spondylitis and spondylarthritis: an update on clinical manifestations, differential diagnosis and pharmacological therapies. Drugs Aging, 2010, 27(7): 523 – 531.

（李胜光）

病例 13 发热—四肢麻木—胸腔积液

病历摘要

【基本信息】

患者男性，62 岁，主因"间断发热 3 月余，四肢麻木 1 个月"收入我院呼吸内科，10 天后转入风湿免疫科。

现病史：患者于 2017 年 2 月 23 日受凉后开始出现发热，体温最高 37.8 ℃，多于午后出现，伴咽痛和乏力，就诊于北京某三甲医院，化验提示 WBC 7.13×10^9/L，CRP 20 mg/L，胸部 X 线片显示"左肋膈角变钝，双上肺陈旧病变伴钙化灶"，考虑上呼吸道感染，给予"头孢"（具体不详）治疗 1 周，体温恢复正常。2017 年 3 月 10 日发热再起，体温最高 38.3 ℃，不伴畏寒和寒战，再次就诊于该院，化验提示 WBC 6.45×10^9/L，CRP 11 mg/L，行胸部 CT 检查提示双上肺陈旧病变伴钙化灶和双侧少量胸腔积液。再次给予上述"头孢"治疗，体温未降，加用左氧氟沙星1周，体温不降反升，遂收入该院呼吸内科，入院后体温继续上升，最高至39.6℃，同时出现全身关节及肌肉疼痛，伴晨僵约半小时，化验提示 WBC 6.14×10^9/L，NE% 77.4%，ESR 53 mm/h，CRP 64.8 mg/L，抗核抗体1∶640（均质型），抗可溶性核抗原均为阴性；肌炎抗体谱、免疫球蛋白及补体水平均正常；乙肝、梅毒及艾滋病病毒检测，静脉血需氧、厌氧及真菌培养亦均为阴性。相隔2周再次行胸部CT检查提示双侧胸腔积液较前增多，双肺陈旧病变同前。住院期间先后应用亚胺培南西司他丁钠、莫西沙星、美罗培南、去甲万古霉素等抗感染治疗2周，体温仍波动在39.0℃左右。考虑存在肺结核病情活动，将患者转院至北京某结核病专科医院。从2017年3月27日开始给予四联抗结核治疗（异烟肼0.3 g qd、吡嗪酰胺0.5 g tid、乙胺丁醇750 mg tid 和左氧氟沙星0.5 g qd）。抗结核1个月时，体温仍无好转，考虑存在结核性胸膜炎，遂加用泼尼松30 mg qd 口服治疗，体温迅速恢复正常，之后泼尼松逐渐减量至5 mg qd 维持，至2017年5月23日停用。2天后体温再次升高至38.6℃，伴喘憋和咳白痰，同时有四肢麻木和肌无力。

既往史：曾于1977年、2000年及2006年3次患肺结核，均经过正规抗结核治疗后好转，另有糖尿病病史10余年。

【体格检查】

皮肤、黏膜、浅表淋巴结和心肺腹未查及异常体征，双下肢肌力Ⅴ级，四肢末梢针刺痛觉减退，双侧肱二头肌腱反射和膝腱反射均减弱。

【辅助检查】

ESR 70 mm/h，CRP 170 mg/L；血、尿常规，肝肾功能无明显

异常；纤维支气管镜检查提示气管、支气管慢性炎症，支气管灌洗液涂片可见真菌，培养有胶粘罗斯菌生长。胸部 CT 检查显示中上肺野可见炎症渗出和结节空洞样改变，右下肺可见实变（图 13－1A、图 13－1B），膈肌抬高 1 个肋间隙。鼻窦 MRI 和 PET-CT 检查均提示双侧上颌窦和筛窦炎症，未见肿瘤征象。

【最终诊断】

系统性红斑狼疮；周围神经病；肺部混合感染；副鼻窦炎；陈旧性肺结核。

【治疗】

患者入院后继续维持前述抗结核治疗至满 3 个月，同时加用头孢哌酮钠舒巴坦钠治疗 1 周余，因体温无改善而停用。入院 1 周左右自身抗体结果回报：抗核抗体 1∶160 阳性（均质型），抗 Sm-D1 抗体和抗核小体抗体均为阳性，抗 ds-DNA 抗体 > 800 IU/mL，抗人球蛋白综合试验广谱（＋＋），抗人球 IgG（＋＋），P-ANCA 结果 1∶40 阳性。为此，考虑系统性红斑狼疮，遂转入风湿免疫科进一步诊治。转科后患者仍反复高热，给予亚胺培南西司他丁钠联合氟康唑治疗，体温 1 周内降至正常，感染控制后加用甲泼尼龙 40 mg qd 静脉输注，患者四肢麻木无缓解，行肌电图检查提示神经源性损害。遂调整静脉滴注甲泼尼龙剂量至 120 mg qd 3 天，继之 80 mg qd 3 天，序贯口服醋酸泼尼松 40 mg qd，并联合羟氯喹及硫唑嘌呤等药物治疗，同时联合维生素 B_6 及甲钴胺治疗，麻木症状有所改善。在前述抗感染治疗和激素治疗后于 2017 年 6 月 29 日复查 CT 提示胸腔积液已经明显减少，肺部浸润和结节空洞样改变也有所缩小，空洞壁变薄，右下肺实变消失（图 13－1C、图 13－1D）。半年后复查肺 CT，胸腔积液已经完全消失，遗留部分陈旧性病变。

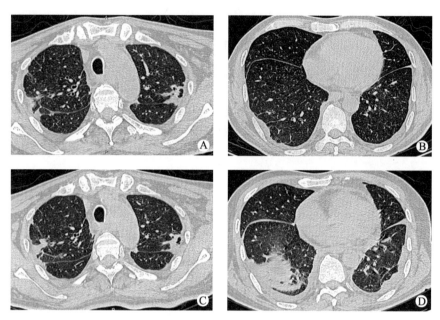

2017 年 6 月 6 日胸部 CT 检查显示中上肺野可见炎症渗出和结节空洞样改变，右下肺可见实变（A、B），在前述抗感染治疗和激素治疗后于 2017 年 6 月 29 日复查 CT 提示胸腔积液已经明显减少，肺部浸润和结节空洞样改变也有所缩小，空洞壁变薄，右下肺实变消失（C、D）。

图 13 - 1　患者在治疗前后的胸部 CT 对比

病例分析

患者为老年男性，以发热起病，第一阶段在着凉后起病，以低热为主，伴咽痛和乏力症状，以头孢类抗菌药物治疗后好转，考虑为普通的呼吸道感染。第二阶段发热以中等至高热为主，伴随着胸腔积液的出现和动态增多趋势，ESR 和 CRP 等炎症指标明显增高，抗菌药物从普通的头孢和喹诺酮类药物升级至亚胺培南西司他丁钠、莫西沙星、去甲万古霉素等，经足疗程的治疗无效，考虑普通感染的可能性很小。虽然肺 CT 检查开始仅提示双上肺为陈旧性病变，未见肺门淋巴结结核、浸润性肺结核或者血源播散性结核病的影像学证据，但鉴于患者过去有多次肺结核发病的历史，再次发热仍要高度怀疑结核复发的可能性。当抗结核四联方案治疗 1 个月病情仍无改善时，伴随着胸腔积液的出现，考虑为结核性胸膜炎而给予激素治疗，发热快速消退。这似乎验证了结核性胸膜炎的初步判断，但随着激素减停，抗结核治疗还在继续之时，发热再起，进入第三阶段，患者出现了咳嗽、咳痰和喘憋，ESR 和 CRP 等炎症指标较前有进一步升高，复查胸部 CT 可见炎症渗出、实变和结节、空洞样改变；即使部分结核病可能因为耐药，或者需要更长时间治疗方能起效，然而在抗结核治疗满 3 个月后，发热仍然未得到控制，肺部还出现了新的病变，此时活动性结核病诊断的可能性也已经微乎其微了。加之纤维支气管镜检查提示支气管灌洗液中有真菌，培养有胶粘罗斯菌生长，揭示了在前述抗细菌药物及抗结核治疗下均无法控制病情的原因是存在真菌和胶粘罗斯菌的混合感染。至此，患者复杂的肺部影像学病变得到了解释：真菌导致了结节空洞样改变，而胶粘罗斯菌可能导致了实变和膈肌抬高。后续同时给予亚胺培南西司他丁钠联合氟康唑治疗，体温 1 周内降至正常，也验证了上述的结论。

此外，随着更多化验和检查结果回报，有了新的诊断考虑。患者慢性发热伴胸腔积液，加上早期检测抗核抗体阳性，提示 SLE 的可能性。但以下情况提醒我们，诊断 SLE 还需谨慎：首先，患者起病时并无蝶形红斑、盘状红斑、脱发、反复口腔溃疡及关节肌肉症状等狼疮典型表现；其次，一般活动性狼疮患者多伴有肾脏损害，表现为蛋白尿等，而本例患者没有肾损害的证据；再次，狼疮患者常出现的血液系统受累在本例患者身上也没有发生；最后，本例患者 ESR 增高的同时，CRP 也有很大幅度增高，这在普通 SLE 中很少发生，除非合并感染或出现某些血管炎病。前面的分析已经证实了患者存在混合感染，随着病情的发展和更多化验结果的呈现，包括高滴度的抗 ds-DNA 抗体水平、抗 Sm 抗体及抗人球蛋白综合试验均为阳性结果，强烈支持 SLE 的诊断，实际上以上病例特点已经满足多种 SLE 的分类标准，因此可以确定 SLE 的诊断。那么，患者是否存在血管炎呢？在诊治过程中患者出现了四肢麻木和肌无力，肌电图支持为神经源性改变，化验 ANCA 阳性，CT 检查提示有副鼻窦炎和肺部结节空洞样改变，以上似乎支持 ANCA 相关性血管炎（AAV）的诊断。但是，患者出现的四肢麻木和肌无力可能还有其他原因可寻。另外，虽然患者 P-ANCA 阳性，但是其 MPO-ANCA 和 PR3-ANCA 等 AAV 特异性的抗体均为阴性，而 P-ANCA 阳性也可能是慢性感染导致，或与 SLE 伴随的非特异性血管炎相关。基于此，AAV 的诊断可能性不大。因为 PET-CT 检查并无肿瘤的征象，所以考虑肿瘤的可能性很小。

那么患者在诊治过程中出现的四肢麻木是何原因呢？基于患者的病史及其治疗经过考虑如下：①红斑狼疮周围神经病（SLE-PN）：患者为老年起病的 SLE，在此基础上出现四肢麻木，查体存在四肢肌力减弱、痛觉减退和双侧腱反射减弱，加之肌电图示神经源性损害，提示多发周围神经病。以上首先需要考虑有无狼疮所致的周围神经病，但也需要鉴别有无其他因素所致的四肢麻木。②药物毒性（异烟肼、喹诺酮）：患者因在外院诊断肺结核，予以异烟肼等抗结核药物口服 3 个月，而异烟肼的主要不良反应包括周围神经炎，原因为该药物可影响维生素 B_6 及烟酸的代谢而产生上述影响（考虑到药物毒性且抗结核治疗无效基础上，已在停用抗结核药物的同时予以患者补充维生素 B_6）；此外，神经系统毒性也为氟喹诺酮类药物常见的不良反应，可发生于中枢和外周神经系统，患者有 3 月余的喹诺酮药物使用史，需要考虑此可能，美国 FDA 认为，由氟喹诺酮类药品引起的严重神经损害可能在使用这些药物不久后发生，且可能不可逆转，可见此种可能也不能除外。③糖尿病周围神经病：2 型糖尿病末梢神经炎为常见并发症。该疾病的发病率较高，起病隐匿，一般出现在糖尿病早期，进展速度相对缓慢。患者既往有多年的糖尿病史，糖化血红蛋白及监测空腹、餐后血糖均不理想，需要考虑糖尿病所致周围神经病变可能。④肿瘤：患者为老年男性，出现多发神经病变，且胸部 CT 提示食道壁不明原因增厚，体重下降明显，需要考虑是否有肿瘤所致的外周神经病变，肿瘤对周围神经损害多为局部压迫和浸润，2%～5% 的各种恶性肿瘤患者可以多发性神经病为首发症状和体征。因此，我们及时完善 PET-CT 检查，但未找到肿瘤证据，此种可能性不大。另外，由于未能说服患者完善腰穿、神经活检等检查，无法除外是否合并视神经脊髓炎谱系疾病或慢性炎性脱髓鞘性多发性神经根神经病。综上所述，我们考虑患者的麻木以 SLE 合并周围神经炎的可能性大，亦可能有药物（异烟肼、喹诺酮类抗生素）及长期糖尿病控制欠佳的因素在共同作用。

SLE 是一种慢性复发的异质性自身免疫病，多发于育龄期女性，男性狼疮患者发病年龄较晚，症状不典型，因此误诊率较高，从而延误后续治疗，病死率也较女性患者更高。对于老龄、男性及出现多系统损害的患者，需要临床医师提高警惕，详细采集病史，及时完善免疫相关检查，尽早明确诊断。当然，在诊断系统性红斑狼疮时，需要鉴别有无药物性狼疮的可能。本例患者曾长期服用可明确导致药物性狼疮的异烟肼，但是患者在服药前已出现发热、关节痛及肌痛症状，抗核抗体高滴度阳性，且95%的药物性狼疮患者抗 Sm 抗体和抗 ds-DNA 抗体均为阴性，此与本例患者临床特征不符，因此不考虑药物性狼疮。

病例点评

　　诊治本例患者给了我们很大启示：对于老年起病的未明原因发热，首先要在感染上进行足够的鉴别诊断，尤其是细菌与真菌的混合感染，单一类型的抗感染治疗是无效的；如果抗核抗体等自身抗体阳性，同时合并多系统受累，要考虑到系统性红斑狼疮的可能性。

参考文献

［1］ REES F, DOHERTY M, GRAINGE M, et al. The incidence and prevalence of systemic lupus erythematosus in the UK, 1999—2012. Ann Rheum Dis, 2016, 75 (1): 136 – 141.

［2］ CERVERA R, DORIA A, AMOURA Z, et al. Patterns of systemic lupus erythematosus expression in Europe. Autoimmun Rev, 2014, 13(6): 621 – 629.

［3］ LU L J, WALLACE D J, ISHIMORI M L, et al. Review: male systemic lupus erythematosus: a review of sex disparities in this disease. Lupus, 2010, 19(2): 119 – 129.

［4］ PAN Q, GUO Y, GUO L, et al. Mechanistic insights of chemicals and drugs as risk factors for systemic lupus erythematosus. Curr Med Chem, 2020, 27(31): 5175 – 5188.

（徐婧）

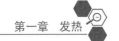

病例 14 发热—皮下结节—血性腹腔积液

病历摘要

【基本信息】

患者女性，27 岁，主因"发热 1 个半月，皮下结节 1 周"收入院。

现病史：患者 1 个半月前于劳累后出现发热，体温在 37.3 ～ 38 ℃，无其他不适，给予口服退热药后体温可以降至正常，但患者仍反复发热，无明显规律，曾多次就医均未明确病因。20 天前患者体温较前升高，最高达 40.1 ℃，伴出汗，偶有畏冷寒战，有咽痛，无咳嗽、咳痰，无腹痛、腹泻，无尿频、尿急、尿痛，无口腔溃疡，无皮疹，无眼干、口干。1 周前开始相继出现左颈部、右上臂及左踝内侧皮下结节，有压痛。3 天前就诊于我院，查颈部肿物 B 超显示"左颈部高回声结节，血流较丰富，来自表皮及真皮层"。为进一步诊治收入院。发病以来精神、饮食可，大小便正常，体重无明显变化。

既往史：1 年前围产期曾患"盆腔炎"，因哺乳未规律治疗。个人史、家族史无特殊。

【体格检查】

T 38.2 ℃，P 102 次/分，R 18 次/分，BP 115/60 mmHg，神志清楚，左颈部、右上臂及左踝内侧各触及一皮下结节，大小约 1 cm × 1 cm，质韧，压痛，活动度可，周围皮肤稍有发红。全身浅表淋巴结未触及肿大，双肺呼吸音清，未闻及干湿啰音及胸膜摩擦音，心律齐，未闻及杂音，腹软，中下腹轻压痛，腹部未触及包块，肝脾未触及，肠鸣音 4 次/分，双下肢不肿。

【辅助检查】

WBC $2.5 \times 10^9/L$，Hb 98 g/L，PLT $118 \times 10^9/L$。血生化：LDH 763 U/L，ALT 214 U/L，AST 175 U/L，γ-GT 93 U/L，TG 2.48 mmol/L。尿常规：尿蛋白(+)。24 h 尿蛋白 756.6 mg。感染指标：肥达试验、外斐反应(-)，结核抗体(-)，结明试验(-)，HAV-IgM(-)，HEV-IgM(-)，CMV-IgM(-)，EBV-IgM(-)，3 次血培养均为阴性。免疫指标：RF 44.8 IU/mL，ANA 均质斑点型 1 : 160，ENA、ds-DNA、ANCA、ACL、β_2-GP1 均为阴性，IgA 3.94 g/L。Ft 1385 ng/mL，β_2-MG 3017 ng/mL，ESR 19 mm/h，CRP 2.12 mg/dL，肿瘤标志物 CA125 183.5 U/mL。骨髓细胞学检查：成熟红细胞大小不等，余无特殊。胸部 X 线片、超声心动图和血管超声（颈部、双下肢、肾动脉）均未见异常。腹部 B 超：脾大，盆腔及腹腔积液。妇科 B 超：盆腔积液，余未见异常。全身肿瘤代谢显像：右颞叶皮质、左颈根、胸骨切迹上方、右锁骨上窝多发异常葡萄糖代谢活跃灶；下腹部及盆腔多发异常葡萄糖代谢活跃灶：左腋窝淋巴结，胸椎异常葡萄糖代谢活跃灶（图 14 -1）。不除外恶性可能。腹部 CT：腹腔积液，脾大，肠系膜淋巴结肿大（图 14 -2）。头颅 MRI：脑白质轻度脱髓鞘改变。胸椎 MRI：未见明显异常。左踝内侧超声：踝内侧局部异常回声——脂膜炎。

【诊疗经过】

患者入院后于 B 超引导下行腹腔积液穿刺，抽出 420 mL 淡红色液体。腹腔积液生化：ALB 34 g/L，LDH 2276 U/L。腹腔积液常规：血性混浊，李氏反应阳性，比重 1.035，细胞总数 30 000，白

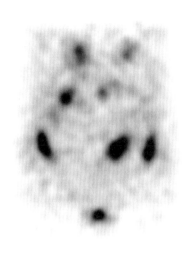

图 14 -1　全身肿瘤代谢显像

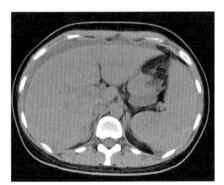 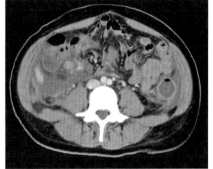

图 14 -2　腹部 CT

细胞数 1200，多核 5%，单核 95%。腹腔积液肿瘤标志物：CA125 620.1 U/mL，CA199 3.24 U/mL，CEA 0.68 ng/mL，AFP 1.05 ng/mL，腹腔积液 ADA 98 U/L。腹腔积液中未见肿瘤细胞，腹腔积液培养未见细菌，腹腔积液找抗酸杆菌阴性。行右上臂皮下结节活检术，病理报告：①皮下脂膜炎样改变，小血管内血栓形成；②印象：难以归类的脂膜炎，未见肿瘤及其他特异性改变（标本挤压明显，影响观察）。因无法确诊，再次行颈部皮下结节活检病理报告：皮下脂肪组织中可见有脂肪坏死，小叶内见淋巴细胞和泡沫样组织细胞浸润，淋巴细胞数量较少，有异型性（图 14 -3）。免疫组化：CD3（ + ），

笔记

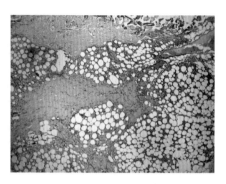

图 14-3　颈部皮下结节病理

CD20(-)，CD4(-)，CD8(+)，CD56(-)，Granzym B(+)，TIA-1(-)，Perforin(+)，CD68(-)，Ki-67 阳性率 20%～30%。病理诊断：皮下脂膜炎样 T 细胞淋巴瘤？后将病理切片送至多所医院会诊：提示脂膜炎样改变，淋巴瘤依据不足。按照结节性脂膜炎进行治疗，给予甲泼尼龙 40 mg/d，患者体温恢复正常。但 2 周后患者再次出现发热，伴全身肌肉酸痛。复查腹部 CT：腹盆腔积液，腹膜炎，腹腔多发肿大淋巴结，脾大。化验：WBC 2.9×10^9/L，PLT 80×10^9/L，ALT 1473 U/L，LDH 1052 U/L，Ft > 2000 ng/mL，TG 4.38 mmol/L，Fib 1.28 g/L，D-Dimer 1.12 μg/mL。再次行 B 超引导下腹腔积液穿刺，抽出 200 mL 淡红色液体，腹腔积液生化：ALB 25 g/L，LDH 3656 U/L。腹腔积液常规：血性混浊，李氏反应(+)，比重 1.031，细胞总数 6280，白细胞数 1120，多核 2%，单核 98%。腹腔积液肿瘤标志物：CA125 728 U/mL，CA199 13.38 U/mL，CEA 1.39 ng/mL，AFP 1.46 ng/mL，腹腔积液 ADA 131 U/L，腹腔积液找肿瘤细胞未见肿瘤细胞，腹腔积液培养未见细菌，腹腔积液找抗酸杆菌阴性。行骨髓形态学检查：可见 2% 异型淋巴细胞，1% 巨噬细胞。腹部 B超：肝大、脾大，腹腔积液。浅表淋巴结 B 超：双颈部、锁骨上区、腋下、腹股沟区未探及明显肿大淋巴结。肝脏穿刺活检病理提示轻度慢性肝炎，未见肿瘤性病变。请院内及院外专家会诊，认为

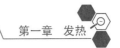

淋巴瘤诊断依据不足，考虑结节性脂膜炎合并 MAS。

【诊断】

结节性脂膜炎合并 MAS。

【治疗】

给予激素联合静脉用丙种球蛋白 20 g/d，并加用环孢素 A 和沙利度胺治疗，患者病情逐渐好转，用药后血常规、肝功能恢复正常，LDH 和 Ft 降至正常，1 个月后复查 B 超提示肝、脾正常，腹腔积液完全吸收。复查全身肿瘤代谢显像结果提示未见异常葡萄糖代谢活跃灶。

病例分析

本例患者的临床特点：①青年女性，急性起病；②突出表现为发热、皮下结节；③有多系统损害：腹膜炎、血性腹腔积液、肝损害、三系减少、尿蛋白阳性；④影像学：肿瘤代谢显像提示多发葡萄糖代谢活跃灶；⑤抗核抗体低滴度阳性，其余多种自身抗体均阴性；⑥皮下结节病理提示脂膜炎样改变。

结合本例患者的临床表现和辅助检查特点，需要进行如下疾病的鉴别。

（1）结核性腹膜炎：本例患者反复发热、皮下结节，有血性腹腔积液，首先应考虑结核性腹膜炎的可能。腹腔积液检查提示腹腔积液为渗出液，以单核细胞为主，占 95%，腹腔积液 ADA 明显升高，这些都支持结核性腹膜炎的诊断。但是本例患者无低热、盗汗、乏力、食欲减退等结核中毒症状，PPD 试验及抗核抗体均为阴性，腹腔积液找抗酸杆菌阴性，结明试验阴性，红细胞沉降率正

笔记

常，这些表现又不支持结核性腹膜炎，并且患者在应用激素治疗后腹腔积液逐渐消失，故可以排除结核性腹膜炎的可能。

（2）系统性红斑狼疮（SLE）：青年女性，有多系统受累，并且抗核抗体阳性，要考虑 SLE 的可能。但是患者无典型皮疹、关节炎、口腔溃疡等 SLE 常见的临床表现，实验室检查只有低滴度抗核抗体阳性，而 SLE 的特异性抗体（抗 ds-DNA 抗体、抗 Sm 抗体等）均为阴性，且 SLE 患者很少出现血性腹腔积液。结合患者的临床表现和实验室检查结果，考虑 SLE 的可能性不大。

（3）系统性血管炎：系统性血管炎可以有皮损、发热、肝肾损害、肠系膜受累等，但常有呼吸系统受累表现，化验检查提示白细胞及炎症指标往往增高，本例患者无呼吸系统受累，化验提示白细胞减低、红细胞沉降率正常、ANCA 阴性，考虑系统性血管炎的可能性小，且病理上缺乏血管炎的证据。

（4）血液系统肿瘤：发热、三系减低、肝脾大、血性腹腔积液、乳酸脱氢酶明显升高，这些均提示血液系统肿瘤尤其是淋巴瘤的可能，且皮下结节病理提示不除外皮下脂膜炎样 T 细胞淋巴瘤。皮下脂膜炎样 T 细胞淋巴瘤可表现为高热、肝脾肿大、全血细胞减少及出血倾向。病理检查可见有异型细胞浸润，多浸润脂肪小叶，常有反应性吞噬性组织细胞出现，免疫表型为单克隆 T 细胞型。本例患者颈部皮下结节活检病理提示有异型性 T 细胞，不除外皮下脂膜炎样 T 细胞淋巴瘤，但是 T 细胞克隆分析提示 *TCRG*、*TCRB*、*TCRD* 基因均为多克隆性重排。不支持皮下脂膜炎样 T 细胞淋巴瘤的诊断。多所医院的血液科专家会诊均考虑本例患者的一般情况较好，且对激素治疗反应好，临床过程与典型的 T 细胞淋巴瘤发展过程不符，并且皮下结节病理表现不典型，考虑目前淋巴瘤的诊断依据不足，仍须继续随访，积极寻找淋巴瘤的证据。

（5）系统型结节性脂膜炎：患者青年女性，有发热、皮下结节、多系统损害等表现，皮下结节病理提示全小叶性脂膜炎样改变，考虑结节性脂膜炎的可能性大。结节性脂膜炎又称为特发性小叶性脂膜炎或复发性发热性非化脓性脂膜炎（Weber-Christian 病）。该病好发于青年女性，呈急性或亚急性经过，以反复发热、皮下结节、全身不适、关节痛为特征。根据受累部位，可分为皮肤型和系统型。系统型可以有内脏受累，包括肝、小肠、肠系膜、大网膜、骨髓、肺、脾和肾等。病理呈三个阶段：急性炎症期、吞噬期和纤维化期。诊断须除外：结缔组织病、胰腺疾病、α1-抗胰蛋白酶缺陷症、血液系统肿瘤、皮下脂膜炎样 T 细胞淋巴瘤等。结合本例患者临床、实验室检查及皮下结节病理，考虑结节性脂膜炎诊断基本成立，但有几点不符合：①合并 MAS；②血性腹腔积液不好解释。

本例患者有发热、三系减低、肝脾大、高甘油三酯血症和低纤维蛋白原血症、铁蛋白明显升高、骨髓检查可见巨噬细胞，MAS 诊断明确。本例患者合并 MAS 是否应该诊断组织细胞吞噬性脂膜炎。组织细胞吞噬性脂膜炎亦可出现皮下结节、反复发热、肝肾功能损害、全血细胞减少及出血倾向等，但一般病情危重，进行性加剧，最终死于出血、感染等严重并发症。组织病理学变化可出现吞噬各种血细胞及其碎片的"豆袋状"组织细胞，这可与本病鉴别。本例患者骨髓中出现巨噬细胞，但是皮下结节及肝脏病理均未见典型的"豆袋状"组织细胞。考虑组织细胞吞噬性脂膜炎的诊断证据不足。但不能排除患者处于结节性脂膜炎向组织细胞吞噬性脂膜炎转化的阶段，尚需密切随访。

结节性脂膜炎有肠系膜受累时可以出现腹腔积液，多为渗出液或乳糜性腹腔积液，而合并血性腹腔积液罕见文献报道。查阅国内外文献，有关结节性脂膜炎合并血性腹腔积液的报道只有一篇。本

笔记

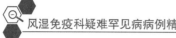

例患者出现血性腹腔积液，需首先除外引起血性腹腔积液的常见病因，如结核性腹膜炎或恶性腹腔积液的可能，而通过前文的分析已基本排除了结核性腹膜炎的可能，且恶性腹腔积液的诊断依据不足。系统型结节性脂膜炎可以累及腹膜和肠系膜，导致炎症和渗出，血管及淋巴管的炎症和通透性增加可导致腹腔积液中出现大量的血细胞造成血性腹腔积液，而腹腔积液中的炎性细胞尤其是淋巴细胞可以导致腹腔积液腺苷脱氨酶（ADA）升高。该患者两次进行腹腔积液检查均提示 ADA 明显升高，且腹部 CT 显示腹膜炎，考虑为结节性腹膜炎侵犯腹膜的表现。在应用激素和环孢素治疗后腹腔积液完全吸收也支持是结节性脂膜炎所致。此外，因本例患者合并 MAS，不除外是导致血性腹腔积液的原因。

目前国内外有关结节性脂膜炎的报道多为个案，对于该病的治疗还缺乏大规模临床试验。激素对多数患者疗效较好，对于有内脏受累的患者，常需要联合应用免疫抑制剂，包括硫唑嘌呤、羟氯喹、沙利度胺、环磷酰胺、环孢素与霉酚酸酯等。本病病程缓慢，加重和缓解交替出现，其预后与受累脏器的多少和严重程度相关，内脏广泛受累者预后较差，常死于严重感染，严重脏器损害和出血。

病例点评

结节性脂膜炎临床少见，及时进行病理检查对于疾病诊断非常重要。本例患者病情复杂，由于其临床和病理表现的一些不典型性，在诊治过程中一直不能完全除外恶性疾病，尤其是淋巴瘤的可能。综合本例患者的临床表现、病理表现及治疗经过，最可能的诊断考虑为结节性脂膜炎合并 MAS。但是临床上，有很多起初诊为脂膜炎，后来出现肿瘤尤其是淋巴瘤的病例，所以对于此类患者，在治疗的过程中也需要密切随访观察病情的变化。

参考文献

[1] WILLEMZE R, JANSEN P M, CERRONI L, et al. Subcutaneous panniculitis-like T-cell lymphoma：definition, classification, and prognostic factors：an EORTC Cutaneous Lymphoma Group Study of 83 cases. Blood, 2008, 111(2)：838 - 845.

[2] 中华医学会风湿病学分会. 结节性脂膜炎诊治指南草案. 中华风湿病学杂志, 2004, 8(4)：253 - 255.

[3] 屈建锋, 柴文琪, 吴海燕. 全身型结节性脂膜炎伴发血性腹水 1 例报告. 中国实用内科杂志, 1989, (2)：101 - 102.

[4] ZHENG W, SONG W, WU Q, et al. Analysis of the clinical characteristics of thirteen patients with Weber-Christian panniculitis. Clin Rheumatol, 2019, 38 (12)：3635 - 3641.

[5] LIU H, CHEN Y D, WU Y, et al. Nodular panniculitis with hemophagocytic lymphohistiocytosis. Chin Med J (Engl), 2018, 131(23)：2860 - 2861.

（赵金霞）

病例 15　皮疹—发热—自身抗体阳性

病历摘要

【基本信息】

患者女性，46 岁，主因"皮疹 2 年余，间断发热 2 年"入院。

现病史：患者 2 年余前无明显诱因出现额面部、颈胸、四肢皮疹，为红色丘疹，凸出于皮肤表面，伴瘙痒，无发热，无光过敏、脱发、口腔溃疡，无关节肿痛、雷诺现象、肌痛及肌无力，给予抗过敏治疗 3 天效果欠佳，后口服及外用中药治疗 1 个半月后皮疹好转。

2 年前无明显诱因出现发热，体温最高 38 ℃，多于每日夜间发热，伴皮疹，发热时皮疹增多，热退后皮疹好转，伴咽痛，给予头孢类药物抗感染治疗 3 天效果欠佳，完善 Ft 14 106 pg/mL，WBC 升高，ESR、CRP 显著升高，RF 阴性，就诊外院考虑成人斯蒂尔病可能性大，给予泼尼松 25 mg/d、来氟米特 10 mg/d 治疗，后激素规律减量，发热频率较前减少，间隔 2 ~ 15 天发热 1 次，性质同前。

1 年半前就诊于外院查抗核抗体斑点型 1∶320、抗 SSA 抗体阳性、抗着丝点抗体弱阳性，考虑结缔组织病可能，调整治疗为泼尼松 15 mg qd、雷公藤总苷 20 mg tid，2 个月后因月经不调停用雷公藤总苷，规律口服激素治疗，间隔 3 ~ 15 天低热 1 次。

10 个月前调整治疗方案为他克莫司（具体不详）联合泼尼松 15 mg qd，并在 1 个月内逐渐减停激素，仍间断发热，无规律性，8 个月前调整治疗方案为环孢素（根据血药浓度调整剂量 75 mg bid 至 100 mg bid）。

7 个月前全身皮疹较前加重，间隔 2 ~ 3 天发热 1 次，皮疹与发热相关，伴双腕、双踝关节疼痛，无关节肿胀、晨僵、活动受限，加用甲泼尼龙 4 mg bid 后发热频率减少，约半个月低热 1 次，关节疼痛及皮疹好转。

5 个月前调整治疗方案为司库奇尤单抗每周 300 mg，共 5 次，后改为每 4 周 300 mg，共 3 次，规律服用甲泼尼龙 4 mg bid，后未再出现发热、皮疹消退、遗留色素沉着及瘙痒。

4 天前无明显诱因再次出现发热，体温最高 39 ℃，伴颈部、背部、前胸部红色斑疹，乏力明显，伴右手第 4 近端指间关节、双腕关节疼痛，自行加用甲泼尼龙 8 mg/d，服用激素后体温恢复正常，皮疹消退。为进一步诊治收入院。

患者自发病以来，神志清，精神可，饮食可，睡眠欠佳，大小便未见明显异常。

既往史：既往体健。否认家族遗传病病史。

【体格检查】

T 36 ℃，P 71 次/分，R 16 次/分，BP 131/74 mmHg。颈部、后背部散在暗褐色陈旧皮疹，浅表淋巴结未触及肿大，双肺呼吸音清，未闻及干湿啰音。心律齐，P2 < A2，各瓣膜听诊区未闻及杂音，腹软，无压痛及反跳痛，Murphy 征阴性，肝脾未触及，双下肢无水肿，各关节无压痛、肿胀。

【辅助检查】

血常规：WBC 13.43×10^9/L，NE% 83.6%，尿、便常规未见异常。肝功能：ALT 259 U/L，AST 225 U/L。血脂：甘油三酯正常。铁蛋白：10 293 pg/mL，多次复查均升高。凝血：纤维蛋白原正常。甲肝、乙肝、丙肝、戊肝、自身免疫性肝病相关化验均为阴性。PCT 0.152 ng/mL，血培养、骨髓培养、血 NGS 均为阴性，EB 抗体、CMV 抗体、EB-DNA、CMV-DNA 均为阴性，G 试验、GM 试验均为阴性，T-spot. TB 阴性。β_2-MG 4 mg/L；LDH 363 μmol/L，免疫球蛋白固定电泳、肿瘤标志物未见异常。胸部 CT：双肺微小结节。浅表淋巴结超声：双侧锁骨上区多发稍大淋巴结（结构清）。骨髓穿刺：骨髓增生活跃，粒系比值增多占 71.5%，部分呈中毒性改变，偶见巨噬细胞，未见肿瘤细胞，EBV-EBER（－）。PET-CT：双颈部、锁骨上区、左侧内乳区、纵隔、双肺门、腋窝、肝门、腹膜后及双侧髂血管旁多发代谢增高淋巴结，考虑炎性可能性大；脾

笔记

129

大伴代谢增高，中轴骨代谢增高，考虑反应性改变可能。ANA 散点型 1 : 160，抗着丝点抗体（+++），抗 SSA 抗体（+），ESR 16 mm/h、CRP 2.73 mg/dL，抗 ds-DNA 抗体阴性，补体正常，RF、抗 CCP 抗体阴性，ANCA 阴性。

2021 年 3 月外院：EBV-DNA 1×10^5 copies/mL，2022 年 1 月我院：EBV-DNA 阴性。NK 细胞活性 11.99% ↓，sCD25 11 516 pg/mL↑，CD107a 激发试验 2.85↓，穿孔素表达未见异常。淋巴细胞亚群 EB 病毒：$CD3^+ CD4^+$ 5.7×10^3，$CD3^+ CD8^+$ 5.4×10^3，$CD3^+ CD19^+$ 1.6×10^4，$CD56^+$ 3.2×10^5。

【初步诊断】

发热待查成人斯蒂尔病？

【鉴别诊断】

患者为中年女性，慢性病程，主要表现为反复发作的发热，伴皮疹，发热与皮疹平行，伴关节痛，化验提示白细胞升高、中性粒细胞百分比升高、铁蛋白显著升高、自身抗体阳性，抗生素治疗无效，激素治疗部分有效。患者主要症状为发热，需警惕感染、肿瘤、自身免疫病、成人斯蒂尔病、噬血细胞综合征等。

（1）感染：患者反复发热 2 年余，白细胞升高，中性粒细胞升高显著，但无其他感染相关临床表现，PCT 正常，血培养、骨髓培养均为阴性，血 NGS 阴性，抗生素治疗无效，细菌感染证据不足。完善血 EBV-DNA、CMV-DNA 检测均为阴性，骨髓活检提示 EBV-EBER 阴性，病毒感染证据暂不充分。肺部 CT 未见感染征象，G 试验、GM 试验阴性，T-spot. TB 阴性，真菌、结核证据均不充分。

（2）肿瘤：患者反复发热 2 年余，超声提示多发淋巴结肿大，LDH 偏高，β_2-MG 升高，需考虑肿瘤可能，但完善免疫球蛋白固定

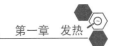

电泳、肿瘤标志物未见异常，骨穿未见肿瘤细胞，PET-CT 提示多发淋巴结肿大，考虑炎性可能性大，未见肿瘤表现，考虑实体瘤、血液系统肿瘤证据均不充分。

（3）自身免疫病：患者发热、皮疹、关节痛，ANA 散点型1∶160、抗着丝点抗体（+++）、抗 SSA 抗体（+），CRP 升高，需考虑自身免疫病如系统性红斑狼疮、血管炎、抗合成酶综合征等，但患者无雷诺现象、肌痛、呼吸困难，完善抗 ds-DNA 抗体阴性，补体正常，ANCA 阴性，PET-CT 未见血管炎表现，胸部 CT 未见间质性肺炎，自身免疫病证据暂不充分。

（4）成人斯蒂尔病：患者临床表现为发热、皮疹，发热与皮疹平行，伴关节痛，化验提示白细胞升高，中性粒细胞百分比升高，肝功能异常，铁蛋白显著升高，PET-CT 提示淋巴结肿大、脾大，激素治疗有效，需警惕成人斯蒂尔病，但本例患者多种自身抗体阳性，且为排他性诊断，需最后考虑。

（5）噬血细胞综合征：患者发热、脾大、高铁蛋白血症，骨穿提示偶见巨噬细胞，需警惕噬血细胞综合征，但患者无血细胞减少，纤维蛋白原、甘油三酯均正常，暂时无法诊断，需进一步完善 NK 细胞活性、sCD25 等协助诊断。

进一步化验：NK 细胞活性 11.99% ↓，sCD25 11 516 pg/mL↑，CD107a 激发试验 2.85↓，穿孔素表达未见异常。

进一步鉴别诊断：患者发热、脾大、高铁蛋白血症、骨穿可见巨噬细胞，NK 活性下降，sCD25 升高，根据 HLH-2004 诊断标准，噬血细胞综合征诊断成立。病因方面，噬血细胞综合征分为原发性、继发性，继发性噬血细胞综合征最常见病因为感染（EB 病毒最常见）、肿瘤、自身免疫病。再次回顾既往化验，1 年前患者曾外院查 EBV-DNA 1×10^5 copies/mL，入院后复查 EBV-DNA 阴性，不除外胞内 EB 病毒感染，进一步完善淋巴细胞亚群 EBV-DNA 结果提示 $CD3^+CD4^+$ 5.7×10^3 copies/mL，$CD3^+CD8^+$ 5.4×10^3 copies/mL，$CD3^+CD19^+$ 1.6×10^4 copies/mL，$CD56^+$ 3.2×10^4 copies/mL。完善基因检测未见基因突变。

【最终诊断】

EB 病毒相关噬血细胞综合征。

【治疗】

原发病方面，根据 HLH-94 方案，予以地塞米松 15 mg qd、依托泊苷 100 mg/次。肝功能异常方面，考虑与原发病相关，原发病治疗基础上予以对症保肝治疗，后未再发热，CRP、ESR 正常，铁蛋白降至 2693 pg/mL，ALT、AST 基本正常。

病例分析

噬血细胞综合征（hemophagocytic syndrome，HPS），也称噬血细胞性淋巴组织细胞增生症（hemophagocytic lymphohistiocytosis，HLH）是一种以发热、全血细胞减少、肝脾肿大、肝损伤、凝血异常及组织病理中巨噬细胞增多为特征的临床综合征。HLH 分为家族性和继发性。家族性 HLH 是一种常染色体隐性遗传病，在婴幼儿期发病率较高。近年来，一些研究表明，家族性 HLH 也发生在成年期，可有特定基因缺陷（*PRF1*、*UNC13D*、*STX11*、*STXBP2*、*LYST*、*RAB27A*、*SH2D1A*、*XIAP* 等）。继发性 HLH 的病因主要为感染、肿瘤、自身免疫病。研究表明，32.64% 的成人患者有感染相关 HLH，最常见的感染相关 HLH 是由 EB 病毒引起的，约占感染相关 HLH 的 70%。亚洲人群的发病率明显高于欧洲和北美人群。

EBV 是一种双链 DNA 病毒，属于疱疹病毒科，疱疹病毒Ⅳ型，是一种嗜人类淋巴细胞的疱疹病毒。基因组长 172 kb，在病毒颗粒中呈线性分子，进入受感染细胞后，DNA 发生环化并能自我复制。

EBV-HLH 的发病机制尚不明确，有研究认为 EBV 感染 NK/T 细胞后使其扩增，选择性的上调 TNF-α、IFN-γ 及其他细胞因子的表达，刺激组织细胞和巨噬细胞，导致大量活化的 T 细胞和组织细胞在各器官大量积聚。还有研究认为，EBV 感染 B 淋巴细胞后触发细胞毒性 T 淋巴细胞的多克隆增殖，然后再激活巨噬细胞、免疫系统，进而产生高细胞因子瀑布。

EBV-HLH 诊断必须满足以下条件，包括：①符合 HLH 诊断标准。目前常用的 HLH 诊断标准为 HLH-2004 诊断标准，如满足以下 8 项中至少 5 项可诊断，包括发热、脾大、至少二系血细胞减少、高甘油三酯血症和（或）低纤维蛋白原血症、骨髓和脾脏或淋巴结中发现噬血现象、NK 细胞活性减低或缺乏、铁蛋白 > 500 μg/L、可溶性 IL-2 受体 > 2400 U/mL。②有明确的 EBV 感染。③需除外 FHL。针对本例患者，符合 HLH 诊断标准，有明确的 EBV 感染，基因检测未见异常，因此 EBV-HLH 诊断明确。

EBV-HLH 治疗主要根据 HLH-94 治疗方案和 HLH-2004 治疗方案给予诱导缓解治疗，从而抑制过度炎症反应。研究发现，早期应用依托泊苷化疗可降低 EBV-HLH 病死率。对于潜伏在 B 细胞内的 EBV，可使用利妥昔单抗清除 B 细胞。对于复发难治性、中枢神经系统受累、家族遗传相关 EBV-HLH，可用异基因造血干细胞移植。有研究发现，接受异基因造血干细胞移植的 36 名难治性/复发性 EBV-HLH 患者中，存活 19 例，死亡 17 例，而未移植的 97 例患者中 85 例死亡，2 例存活，10 例失联，提示异基因造血干细胞移植对于 EBV-HLH 治疗有效。其他治疗包括化疗（如 L-DEP 方案）、

笔记

阿仑单抗等。暂未发现对 EBV 作用显著的抗病毒药物。针对本患者，治疗上予以地塞米松、VP-16 治疗原发病，患者体温恢复正常，炎症指标较前明显下降。后患者转至北京某医院，病情反复，行异基因造血干细胞移植后死亡。

病例点评

成人 EBV-HLH 发病率低，但预后差，因此早期识别很重要。对于积极治疗后仍反复发热的成人斯蒂尔病患者，需要考虑诊断是否正确，尤其是合并高铁蛋白血症的患者，需要高度警惕有无噬血细胞综合征，同时积极寻找噬血细胞综合征的病因。此外，对于既往感染 EBV 的患者，除血 EBV-DNA 外，还应需要完善细胞内 EBV-DNA 以明确有无 EBV 感染。

参考文献

［1］LAI W, WANG Y, WANG J, et al. Epstein-Barr virus-associated hemophagocytic lymphohistiocytosis in adults and adolescents-a life-threatening disease：analysis of 133 cases from a single center. Hematology, 2018, 23(10)：810－816.

［2］MARSHR A. Epstein-Barr Virus and Hemophagocytic Lymphohistiocytosis. Front Immunol, 2018, 8：1902.

［3］MAAKAROUN N R, MOANNA A, JACOBJ T, et al. Viral infections associated with haemophagocytic syndrome. Rev Med Virol, 2010, 20(2)：93－105.

［4］LA ROSÉE P, HORNEA C, HINES M, et al. Recommendations for the management of hemophagocytic lymphohistiocytosis in adults. Blood, 2019, 133 (23)：2465－2477.

［5］ANDREI G, TROMPET E, SNOECK R. Novel Therapeutics for Epstein-Barr Virus. Molecules, 2019, 24(5)：997.

笔记

（金银姬）

病例 16 发热—皮下结节—耳鸣

病历摘要

【基本信息】

患者女性，53 岁，主因"间断发热伴多发皮下结节 4 年，加重 2 个月"入院。

现病史： 4 年前患者无明显诱因出现发热，体温最高 41 ℃ 左右，伴双前臂、前胸多发散在皮下结节，局部皮温高，伴耳鸣、听力下降，无关节痛，无口干、眼干，无口腔溃疡、光过敏等不适，至我院皮肤科就诊行右前臂皮下结节活检，病理结果提示：脂膜炎。完善自身抗体检查均为阴性，考虑原发性脂膜炎，给予美卓乐 12 mg bid 治疗后患者体温降至正常，皮下结节较前减少，耳鸣、听力下降症状缓解，美卓乐逐渐减量，并予以来氟米特 20 mg qd + 艾拉莫德 25 mg bid 治疗。后患者逐渐减停上述药物，8 个月前停用所有药物。2 个月前患者无明显诱因再次出现发热，体温最高 40 ℃ 左右，伴畏寒、寒战，双小腿紫红色皮疹伴皮下结节，局部皮温升高，伴耳鸣、听力下降，无咳嗽、咳痰，无腹痛、腹泻，无尿频、尿痛等不适，口服泼尼松、布洛芬后症状无明显缓解。1 个月前诊于我科门诊，加用甲泼尼龙 16 mg qd 治疗，患者症状改善不佳，为进一步诊治收入我科。患者自发病以来，精神可，睡眠一般，食欲一般，小便正常，大便 2～3 天 1 次，体重下降 6 kg。

既往史： 既往体健。

家族史： 否认家族性遗传病病史。

【体格检查】

T 38.7 ℃，P 116 次/分，R 18 次/分，BP 112/71 mmHg，神志清，精神可，双肺呼吸音清，未闻及干湿啰音，心率 116 次/分，心律齐，各瓣膜听诊区未闻及杂音，腹软，无压痛、反跳痛，双下肢水肿。胸前区、双前臂、双小腿可触及多发紫红色皮下结节，局部皮温升高，局部压痛（图 16 - 1）。

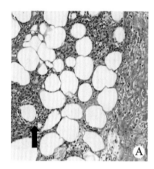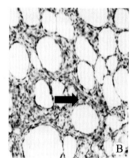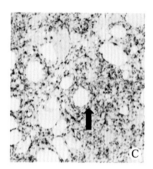

A：脂肪细胞周围淋巴细胞浸润；B：CD8 阳性；C：TIA-1 阳性。

图 16 - 1 下肢结节

【辅助检查】

实验室检查：血常规：WBC 4.67×10^9/L，RBC 3.85×10^{12}/L，Hb 106 g/L，PLT 206×10^9/L，NE% 82.9% ↑。生化：ALT 28 U/L，AST 128 U/L↑，ALP 299 U/L↑，γ-GT 474 U/L↑，LDH 1222 U/L↑，胆红素、肌酐、电解质正常。ESR 66 mm/h↑，CRP 7.8 mg/dL↑，Ft 800 ng/mL↑；抗嗜肺军团菌抗体（IgM）弱阳性；T-spot. TB、巨细胞病毒 IgM、IgG、DNA 均为阴性；EBV-DNA 1.37×10^3 copies/mL，抗核抗体、抗核抗体谱、免疫性肝病七项、抗磷脂综合征相关抗体组合、狼疮抗凝物、抗中性粒细胞胞质抗体、类风湿因子、抗环瓜氨酸肽抗体均为阴性。

胸部 CT：未见明显异常。腹部超声：脂肪肝、胆囊壁多发胆固醇结晶、胆囊多发息肉样病变。全身浅表淋巴结及腹膜后淋巴结

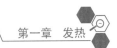

超声：未见肿大淋巴结。

骨髓涂片、骨髓基因分型、免疫分型均未见异常。骨髓穿刺活检：骨髓造血功能轻—中度低下，髓腔内三系造血细胞均可见，比例大致正常，未见淋巴瘤骨髓累及表现。左下肢皮下结节活检病理结果回报：（皮下结节）送检皮肤组织表皮未见显著变化，皮下脂肪间隔局灶可见淋巴样细胞增生，部分细胞有一定异型性并可见核碎及环绕脂肪细胞生长，结合免疫组化结果支持为皮下脂膜炎样 T 细胞淋巴瘤（图 16-2）。免疫组化结果：CD20（－），CD3（＋），CD4（－），CD8（＋），CD56（－），CD30（－），CD5（＋），TIA-1（＋），Ki-67（70%＋），Granzyme B（＋）。分子病理结果：原位杂交-EBV-EBER（－）。

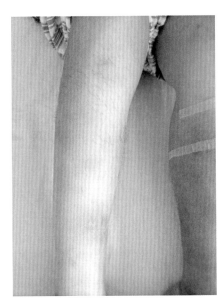
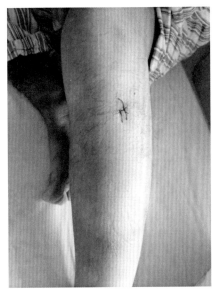

图 16-2 皮下结节病理结果

【诊断】

皮下脂膜炎样 T 细胞淋巴瘤。

【治疗】

入院后考虑患者支原体抗体 IgM 弱阳性，予以莫西沙星抗感染治疗效果欠佳，仍有持续发热，并出现红细胞及血小板进行性下降，铁蛋白最高 6784 ng/mL，外送 NK 细胞活性 13.39%，可溶性 CD25 8447 pg/mL，骨穿结果未见噬血现象，根据病理结果考虑患者皮下脂膜炎样 T 细胞淋巴瘤诊断明确，合并 EB 病毒感染、噬血细胞综合征，转入血液科予以地塞米松联合依托泊苷治疗，后续予以 CHOP 方案化疗，最终患者行自体造血干细胞移植治疗，目前规律随访病情平稳。

病例分析

本例患者为中年女性，慢性病程，主要表现为高热、全身多发皮下结节，体重下降，查体全身多发散在紫红色皮下结节，局部皮温升高伴有压痛，皮下结节的病理是我们鉴别诊断最重要的武器，需与如下疾病进行鉴别：①狼疮性脂膜炎：本例患者为中年女性，慢性病程，表现为发热、皮下结节，病理提示脂膜炎，警惕狼疮性脂膜炎可能，但患者无光过敏、脱发、口腔溃疡、关节炎、蛋白尿、血尿等其他狼疮相关临床表现，且 ANA 阴性，补体正常，狼疮性脂膜炎可除外。②原发性脂膜炎：本例患者为中年女性，慢性病程，表现为发热、皮下结节，病理提示脂膜炎，但予以激素治疗效果欠佳，且患者体温最高 40 ℃，伴有 LDH 水平明显升高，原发性脂膜炎无法解释，再次完善皮下结节的活检除外原发性脂膜炎。③原发性皮肤 γ/δ T 细胞淋巴瘤：该病高度恶性，侵袭性强，表现为发热、多发皮下结节，可伴有淋巴结肿大，易合并噬血细胞综合征，但该疾病病理免疫组化为 CD4（−）、CD8（−）、CD56（＋），本例患者临床表现类似，但免疫组化为 CD8（＋），CD56（−），故不支持诊断该病。

笔记

本例患者为中年女性，慢性病程，表现为高热、全身多发皮下结节，体重下降，查体全身多发散在紫红色皮下结节，皮下结节的活检结果提示皮下脂肪间隔局灶可见淋巴样细胞增生，部分细胞有异型性并可见核碎及环绕脂肪细胞生长，可确诊为皮下脂膜炎样 T 细胞淋巴瘤。本例患者持续发热，伴有贫血、血小板进行性下降，铁蛋白进行性升高，可溶性 CD25 升高，NK 细胞活性下降，虽骨髓中未见到噬血现象，但根据 2004 年噬血细胞综合征诊断标准，噬血细胞综合征诊断明确。其噬血细胞综合征病因考虑与原发性 T 细胞淋巴瘤及 EBV 感染相关。

皮下脂膜炎样 T 细胞淋巴瘤 (subcutaneous panniculitis-like T-cell lymphoma，SPTCL) 属于原发皮肤恶性淋巴瘤，该病发病率极低，国外研究提示该病在非霍奇金淋巴瘤中的发病率 <1% ，国内有散在病例报道，具体发病率不明。该疾病的特征为类似脂膜炎样细胞毒性 T 细胞浸润皮下组织，而非表皮及真皮，且极少累及包括淋巴结在内的皮肤外器官组织。SPTCL 常发于青壮年，该病的平均发病年龄为 36 岁（9～79 岁），约 20% 的患者发病年龄 <20 岁。该病似乎好发于女性，男女患者发病比为 1∶2。

目前 SPTCL 的发病机制尚不清楚。值得注意的是 SPTCL 患者中自身免疫疾病发生率高达 20% ，如系统性红斑狼疮、幼年特发性关节炎、干燥综合征或 1 型糖尿病等，故推测上述自身免疫疾病可能为该疾病发病的易感条件。近年来，关于因种系 *HAVCR2* 突变导致部分 SPTCL 患者 T 细胞免疫球蛋白黏蛋白-3（TIM-3）功能损害研究提示 SPTCL 患者体内促炎细胞因子水平显著升高，这为后续该病潜在发病机制的研究提供了一些线索。除种系突变外，反复发生的参与表观遗传调控和信号转导的基因突变也可能与 SPTCL 的发病机制有关。

笔记

该病常见的临床表现为一个或多个通常无痛的皮下结节或界限不清的硬化斑块，可累及下肢（71%）、上肢（62%）、躯干（56%）和（或）面部（25%）。结节直径从 0.5 cm 至 2 cm 不等，可能出现坏死，但少见溃疡（6%）。单发病灶罕见，约 80% 的患者存在多个结节和（或）斑块。该病极少见皮下组织之外的淋巴瘤证据。据报道，全身性症状（发热、盗汗和体重减轻）和骨髓异常的发生率分别为 60% 和 20%~30%。淋巴瘤侵犯骨髓非常少见，最常见的骨髓异常是噬血现象。约 1/3 的患者可合并出现噬血细胞综合征，临床表现为持续性高热、肝脾肿大、血细胞减少及凝血功能异常。合并噬血细胞综合征、乳酸脱氢酶升高及合并 EBV 感染是预后不良因素。

约 45% 的 SPTCL 患者有实验室检查异常，最常见的是贫血、白细胞减少、血小板减少和（或）氨基转移酶升高。不到 10% 的患者出现淋巴结肿大、肝大或胸腔积液。该疾病影像无特异性表现，因病变主要位于皮下，故 X 线、超声对该病诊断价值不大。MRI 对软组织分辨较 CT 更有优势，表现为皮下多发增强扫描不均匀强化的结节。PET-CT 表现为四肢、躯干多发结节状、斑片状皮下脂肪层葡萄糖摄取增高灶。PET-CT 能够清晰显示病变侵犯范围及程度，精准指导临床活检及评估治疗效果。包含皮下组织的深部皮肤活检病理是该疾病诊断的金标准，其病变一般局限于皮下脂肪组织内，表皮、真皮侵犯者罕见，典型特征是皮下小到中型淋巴细胞浸润伴脂肪组织坏死。镜下可见肿瘤细胞镶嵌于单个脂肪细胞周边形成独特的花环样结构，被认为是该病的特征性病变。免疫组化表型通常为 CD2$^+$、CD3$^+$、CD8$^+$、βF1$^+$、CD4$^-$ 及 CD56$^-$，且表达 TIA-1、颗粒酶和穿孔素等细胞毒颗粒相关蛋白。

SPTCL 目前尚无标准的治疗方案，考虑其惰性病程，初始治疗

笔记

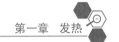

可选择糖皮质激素诱导，大部分患者可维持长期缓解状态。局部病变者可考虑放疗、手术或免疫抑制剂治疗。以蒽环类药物为基础的多药联合化疗，如 CHOP 方案，是病情较重患者的首选方案。对于复发难治的患者还可考虑自体造血干细胞移植。有研究人员通过长期随访发现，复发 SPTCL 患者持续应用环孢素后有较好的疗效。为了迅速控制病情进展，对于应用 CHOP 方案疗效不佳的患者可尽早联合环孢素，以期达到较好的疗效。而合并噬血细胞综合征的患者疾病多呈侵袭性，一般建议联合化疗，并行异基因造血干细胞移植治疗。

病例点评

本例患者主要表现为发热、皮下多发结节，最初病理诊断为脂膜炎，曾予以激素联合免疫抑制剂治疗后症状得到控制，但后续停药后再次出现疾病复发，有异型性的 T 淋巴细胞环绕脂肪细胞周边所形成的花环样结构是典型病理特征，也是诊断的关键。本例患者合并噬血细胞综合征、LDH 升高、EBV 感染，多种预后不良因素，后续在血液科予以 CHOP 方案及干细胞移植治疗后改善。临床工作中，若患者治疗效果欠佳，重复病理活检至关重要，是后续治疗的基石，治疗的过程中多学科协作也至关重要。

参考文献

[1] STOLL J R，WILLNER J，OH Y，et al. Primary cutaneous T-cell lymphomas other than mycosis fungoides and Sézary syndrome. Part I：Clinical and histologic features and diagnosis. J Am Acad Dermatol，2021，85(5)：1073 – 1090.

[2] OH Y，STOLL J R，MOSKOWITZ A，et al. Primary cutaneous T-cell lymphomas other than mycosis fungoides and Sézary syndrome. Part II：Prognosis and management. J Am Acad Dermatol，2021，85(5)：1093 – 1106.

［3］XU L，CHE Y，DING X，et al. Successful treatment of a rare subcutaneous panniculitis-like T-cell lymphoma：An unusual case report and literature review. Dermatol Ther，2019，32（3）：e12878.

［4］SONIGO G，BATTISTELLA M，BEYLOT-BARRY M，et al. HAVCR2 mutations are associated with severe hemophagocytic syndrome in subcutaneous panniculitis-like T-cell lymphoma. Blood，2020，135（13）：1058－1061.

［5］GAYDEN T，SEPULVEDA F E，KHUONG-QUANG D A，et al. Germline HAVCR2 mutations altering TIM-3 characterize subcutaneous panniculitis-like T cell lymphomas with hemophagocytic lymphohistiocytic syndrome. Nat Genet，2018，50（12）：1650－1657.

（翟佳羽）

病例 17 发热—乏力—水肿—腹泻

病历摘要

【基本信息】

患者男性，42 岁，主因"间断发热伴乏力 8 月余，双下肢水肿 3 个月"入院。

现病史：患者 8 月余前无诱因出现间断发热，以 14：00 至 16：00 为著，多为单峰热，波动于 37.2～38.0 ℃，热前无寒战，有畏寒和全身乏力，次日可退，数日后缓解，后间断再发，开始未在意，亦未处理。数月后体温高峰有不规则上升趋势，偶可升至 40 ℃，近 1 个月又转为间断低热，特点同前。病程中近 3 个月开始出现双下肢可凹性水肿，开始局限于踝周，后逐渐加重，波及膝以下，而后进展至整个双下肢。2 个月前进食肉类食物后出现腹泻，平均 4~5 次/日，为稀便，无腹痛、黑便及血便。就诊于当地医院，实验室检查提示明显贫血和低蛋白血症，抗 SSA 抗体和抗 SSB 抗体等自身抗体阳性，腹部 CT 检查提示升结肠—横结肠壁增厚。结肠镜示结肠多发息肉，按照未分化结缔组织病给予小剂量激素及对症支持治疗，症状改善不明显，为进一步诊治收入我科。发病以来无脱发、皮疹、光过敏、口腔溃疡，无口眼干燥、肌痛、肌无力，无关节肿痛及手指遇冷变色等不适。自患病以来精神、睡眠尚可，饮食欠佳，体重下降 10 kg。

既往史：曾于 3 年前患"急性脑梗死"，遗留左侧肢体无力。1 周前突发短暂意识丧失伴跌倒，头颅 MRI 提示右侧额、顶叶多发脑梗死，未治疗。吸烟 10 余年，8~10 支/日，无饮酒史。否认家族遗传病病史。

【体格检查】

T 37.1 ℃，P 130 次/分，R 18 次/分，BP 106/62 mmHg，神志清楚，浅表淋巴结未触及肿大。双肺呼吸音粗，右下肺可闻及少许湿啰音。心律齐，各瓣膜听诊区未闻及杂音。腹软，无压痛及反跳痛，移动性浊音可疑阳性。双下肢可触及可凹性水肿，双手、足可见杵状指（趾）。

【辅助检查】

实验室检查：血白细胞和血小板均有 3 次结果低于正常，血红蛋白 89 g/L，尿蛋白阴性，血清白蛋白 13 g/L，血钾 3.02 mmol/L。红细胞沉降率 28 mm/h，C 反应蛋白 57.25 mg/L，降钙素原 0.075 μg/L，抗核抗体 1∶160 阳性，抗 SSA/Ro60 抗体（＋＋），抗 SSA/Ro52 抗体（＋），抗 SSB/La 抗体（＋）。IgM 0.32 g/L，IgG 16.35 g/L，补体 C3 0.78 g/L，Coomb's 综合试验两次 ±，类风湿因子、抗双链 DNA 抗体和抗中性粒细胞胞质抗体均为阴性。血清铁、总铁结合力、不饱和铁均明显下降，铁蛋白 25.0 ng/mL。血培养、血清微生物学检测等感染相关检查均为阴性。

影像学检查：腹部彩超提示脾稍大，余未见异常。胸部 CT 提示双肺少许慢性炎性病变，右肺及左肺上叶局限性肺气肿及肺大疱，左心室影稍大，有少量心包积液。超声心动图提示左室下壁、后壁、侧壁肌小梁增粗考虑心肌致密化不全，左室收缩及舒张功能降低，左心轻度增大，射血分数 38%。头颅 MRA：动脉区小血管瘤可能。双下肢动静脉彩超未见明显异常。唾液腺显像提示双侧腮腺及颌下腺摄取功能严重受损。

眼科会诊提示双眼干眼症：双眼泪膜破裂时间 <5 s，结膜角膜染色评分（OSS）3 分。

【初步诊断】

系统性红斑狼疮（SLE）合并干燥综合征（SS），严重低蛋白血症，缺铁性贫血，低钾血症，急性脑梗死，心肌致密化不全。

【治疗】

入院第 5 天给予甲泼尼龙 40 mg qd，同时予以抗凝、补钾、补充白蛋白等对症支持治疗。患者热退，一般状况和双下肢水肿均有所改善，但白蛋白水平仍较低。于入院第 10 天午夜突发右下腹痛，伴明显便意和肛门下坠感，查体提示右下腹壁紧张，有压痛和反跳痛，急查腹部 CT，提示空回肠壁呈不均匀环形增厚（图 17 - 1A、图 17 - 1B，红色箭头），上腹部腹腔内散在游离积气（图 17 - 1B，白色箭头）。考虑肠穿孔并急诊行开腹探查，术中见腹腔内大量脓性渗出液，全小肠肠壁呈节段性多发胼胝样增厚、肠壁水肿僵硬（图17-1C），并于回肠发现一处穿孔（图17-1D），给予病变小肠切除并行侧侧吻合，术后转入重症监护病房，给予抗感染及对症支持治疗，脱离呼吸机并于一般状况改善后回我科。术后1周病理回报：肠弥漫性大B细胞淋巴瘤。患者因经济原因拒绝行PET-CT检查，改行胸腹盆增强CT及全身浅表淋巴结超声，除外了其他部位淋巴瘤。

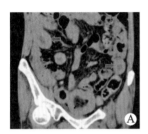
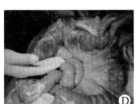
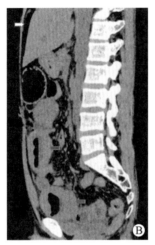
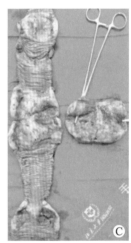

图 17 -1 患者腹部 CT 及术中所见

【最终诊断】

肠弥漫性大B细胞淋巴瘤；模拟结缔组织病。

【预后】

由于患者饮食不佳，基础状态较差，低蛋白血症难以恢复，未能接受淋巴瘤相关治疗，于出院后1个月内死亡。

病例分析

本例患者为中年男性，病初主要表现为发热伴乏力。在发热的鉴别诊断中，首先需从感染性发热及非感染性发热这两方面的病因上考虑。感染性发热要考虑各种病原体，如细菌、病毒、真菌、支原体、衣原体、立克次体和寄生虫等导致的急、慢性感染；非感染性发热需考虑血液病、变态反应及结缔组织病、实体肿瘤、理化损伤、神经源性发热、甲状腺功能亢进、痛风等原因。本例患者的发热主要为间断低热，无呼吸道、消化道及泌尿系统感染症状，病原学检测及影像学检查均未找到感染相关证据，因此感染性发热可能性不大。结合患者检查多种自身抗体阳性，补体降低，考虑存在弥漫性结缔组织病。根据 2019 年欧洲抗风湿病联盟（EULAR）/美国风湿病学会（ACR）最新发布的 SLE 分类标准，本例患者具有 ANA 阳性（＞1：80）的入围标准，且存在发热（2 分）、血白细胞及血小板低下（4 分）、心包积液（5 分）、低 C3（3 分），总分为 14 分，满足 SLE 的分类条件（＞10 分）。同时，本例患者抗 SSA 抗体和抗 SSB 抗体阳性，OSS 评分方法≥3 分，唾液腺显像可见摄取功能严重受损，满足 2012 年 ACR 的 SS 分类标准。这是我们最初临床诊断 SLE 和 SS 的根据。

但是 SLE 和 SS 均无法解释患者严重的低蛋白血症及进食肉类食物后出现的腹泻。对于严重的低蛋白血症，首先想到狼疮肾炎，但是本例患者尿蛋白阴性，不支持该诊断；其次是肝脏白蛋白合成障碍，但本例患者肝功能正常，也不支持该诊断；最后需要考虑与 SLE 相关的蛋白丢失性肠病，但是患者腹泻与进食肉类食物相关，似乎不好解释；其他可以考虑的疾病包括肠系膜血管炎，也没有明确的支持点。患者入院前腹部 CT 检查提示升结肠—横结肠壁增厚，纤维结肠镜检查除结肠息肉外无其他阳性发现，进一步行小肠镜检查也许能发现答案。但是小肠镜尚未进行，患者便突发急腹症，急诊开腹探查证实为小肠穿孔。最后病理检查结果解开了导致患者上述一系列无法以 SLE 和 SS 解释的谜团——小肠淋巴瘤。为此我们重新审视了 SLE 和 SS 的诊断：患者虽符合 SLE 的分类标准，但其并无 SLE 的常见症状和系统受累，因此原先我们考虑符合 SLE 的那些特点其实可能为淋巴瘤所致。SS 亦是如此。而患者严重的低蛋白血症、小细胞低色素贫血、消瘦及小肠的广泛病变，也更可能与淋巴瘤相关。

淋巴瘤是常见的血液系统恶性肿瘤，其亚型众多，临床表现多样，常给临床诊断造成干扰。原发性小肠淋巴瘤（PSIL）是原发于小肠的结外型淋巴瘤，是一种较少见的消化道恶性肿瘤，绝大多数为非霍奇金淋巴瘤（NHL），占所有 NHL 的 2.5%～5.0% 和小肠恶性肿瘤的 10%～20%，组织学类型以弥漫大 B 细胞淋巴瘤最为常见。PSIL 起病隐匿，临床表现缺乏特异性，主要表现为腹痛、纳差、消瘦、消化道出血、贫血、发热等症状，晚期患者表现为腹部包块、幽门梗阻、消化道穿孔、肠套叠等，80% 以上患者入院前有消瘦、腹部不适、腹部肿块及消化道出血史，常因出现肠套叠、肠梗阻或穿孔而行急诊手术。本例患者就是以发热、乏力、腹泻、消瘦等非特异症状为主要表现，最终因肠穿孔行急诊手术，经病理证实为 PSIL。越来越多的研究显示淋巴瘤可模拟包括 SLE 和 SS 在内的多种自身免疫性疾病，出现与这些疾病相关的临床和实验室特点，这也是临床上容易误诊的原因。

对 PSIL 目前尚无标准的治疗方案。多数学者认为手术切除是治疗的首选，术后再行辅助治疗。辅助治疗方案包括术后辅助化疗、放疗、自体造血干细胞移植、免疫生物治疗等。由于本例患者短期内消瘦、贫血、低蛋白血症难以改善，家属决定出院休养，拟待全身情况好转再于淋巴瘤科进一步治疗。然而，本例患者出院不到 1 个月因严重恶病质而死亡。

本例患者给予我们的启示是：淋巴瘤临床表现多样，可模拟多

笔记

种结缔组织病，当临床中诊断结缔组织病的患者出现不能用单一疾病来解释的病情，尤其是合并非感染性的反复发热及消耗状态，要高度警惕淋巴瘤的可能。

病例点评

本例患者为中年男性，以发热、乏力为主要表现，根据其多系统受累、多种自身抗体阳性及补体低下等表现需考虑自身免疫病如SLE、SS可能，但其严重的低蛋白血症、小细胞低色素贫血、便潜血阳性、进食肉类食物后的腹泻和明显消瘦不好以此解释，住院期间出现的急腹症也给临床诊断增加了难度。淋巴瘤临床表现多样，可模拟多种自身免疫性疾病，且原发于小肠的淋巴瘤发生率较低，临床症状具有隐匿性，这也给临床诊断造成了困难。临床上考虑诊断 SLE、SS等结缔组织病患者如出现不易用该疾病来解释的症状、体征，尤其是合并非感染性的反复发热、消耗状态，要考虑淋巴瘤的可能性。

参考文献

[1] 张天泽. 肿瘤学. 沈阳：辽宁科学技术出版社，2005：1640 – 1642.

[2] LI B, SHI Y K, HE X H, et al. Primary non-Hodgkin lymphomas in the small and large intestine: clinicopathological characteristics and management of 40 patients. Int J Hematol, 2008, 87(4): 375 – 381.

[3] 刘跃武，高维生，赵玉沛. 原发性小肠恶性淋巴瘤的诊治分析. 腹部外科，2001，14(6)：358 – 359.

[4] SAMEL S, WAGNER J, HOFHEINZ R, et al. Malignant intestinal non-Hodgkin's lymphoma from the surgical point of view. Onkologie, 2002, 25(3): 268 – 271.

（郭倩）

病例 18　发热—淋巴结肿大—肝脾肿大

病历摘要

【基本信息】

患者女性，46 岁，主因"发热伴淋巴结肿大 2 个月，发现肝脾肿大 1 周"入院。

现病史：患者因发热和淋巴结肿大 2 个月，发现肝脾肿大 1 周，以淋巴结肿大待查，疑诊反应性淋巴结增生、淋巴瘤和自身免疫性疾病收入消化科。住院期间因化验抗核抗体和类风湿因子等多种自身抗体阳性遂请风湿免疫科会诊。

详细询问病史，患者自 2007 年 1 月 9 日夜间开始，无诱因出现发热，自测体温 38 ℃。无寒战、咳嗽、咳痰，无腹痛、腹泻及尿频、尿急等症状，发热未处理。次日晨起体温恢复正常，当日晚发热再起，发热前有轻微寒战，发热持续不退，体温最高达 39.6 ℃。其间有右上腹疼痛，向后背放射。另有明显乏力、纳差、恶心，呕吐 1 次胃内容物。在当地医院行 CT 检查，发现肝、脾、腹腔内多发淋巴结肿大（图 18 - 1），遂收入院。给予头孢唑林钠、氧氟沙星及地塞米松治疗 4 天，体温降至正常。此后未再发热。热退后即行腹腔镜取淋巴结活检 + 胆囊切除术。术后病理提示：慢性胆囊炎，增生性淋巴结炎伴坏死。2 个月后在同一所医院复查腹部 CT，提示肝脾肿大。为进一步诊治收入我院消化科。病程中有一过性轻度口干，无眼干、眼砂粒感、四肢无力、关节肿痛等伴发症状。发病以来精神、饮食、睡眠欠佳，无脱发、口腔溃疡、关节肿痛，无黄疸、呕血，大小便正常，体重下降 5 kg。

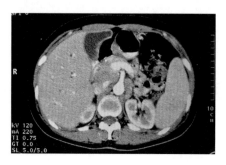

图 18 -1　患者病初时的腹部 CT

既往史：患者否认结核和肝炎病史，10 多年前曾行阑尾切除术，3 年前因子宫肌瘤行子宫次全切术。半年前患过敏性紫癜，治疗后好转。

个人史、婚育史：患者不饲养宠物，也未与宠物有密切接触史。孕 3，足月产 1，人工流产 2 次。

家族史：患者父亲曾患白血病 M5，现已治愈，母亲及兄弟姐妹身体均健康。

【体格检查】

生命体征正常。左侧胫前有少量散在针尖大小的紫癜性皮疹，外侧有一小片直径约 0.6 cm 大小的出血斑。双侧颈后触及 1~2 个肿大淋巴结，如花生米大小，质软，无压痛。双侧腋窝及腹股沟可触及肿大淋巴结，直径 1.5~2 cm，无触痛，活动度可，余浅表淋巴结未触及肿大。心、肺、腹查体无异常发现。

【辅助检查】

患者入院后主要的化验结果见表 18 -1。其他化验指标：尿常规正常，24 小时尿蛋白定量阴性；D-二聚体 > 20 g/mL；EBV 及柯萨奇病毒抗体 IgM 阳性。嗜异性凝集试验阴性。PPD 试验和结核三项均为阴性。肿瘤标志物系列：除鳞状细胞癌抗原 SCCA 5.9 g/L 轻度增高外，余均正常。

笔记

表 18 -1 患者入院后主要的化验结果

项目	检测值	正常范围
外周血常规		
WBC（$\times 10^9$/L）	4.42	3.5~10.0
E（%）	11	0~5
Hb（g/L）	101	116~155（女）
PLT（$\times 10^9$/L）	175	100~300
生化		
AST（U/L）	47	0~40
γ-GT（U/L）	142	0~50
ALP（U/L）	455.3	0~130
ALB（g/L）	32	35~55
ESR（mm/第1小时末）	137	<15
CRP（mg/dL）	0.3	<0.8
免疫球蛋白		
IgG（mg/dL）	3700	700~1600
IgM（mg/dL）	282	40~230
IgE（IU/mL）	146	0~100
Ig 轻链 KAP（mg/dL）	694	170~370
Ig 轻链 LAM（mg/dL）	587	90~210
补体		
C3（mg/dL）	55.3	90~180
C4（mg/dL）	6.65	12~40
自身抗体		
RF（IU/mL）	1990	<20
ANA	1∶1000	<1∶100
抗 ds-DNA 抗体	阴性	阴性
抗 SSA 抗体	阴性	阴性
抗 SSB 抗体	阴性	阴性
抗 β_2GPI 抗体	阳性	阴性
抗 ACA 抗体	阴性	阴性

超声提示双侧颈部、腹股沟区、肝门部及腹膜后多发肿大淋巴结；肝内胆管轻度扩张。胸部CT平扫未见明显异常。胰腺CT：胰头体积增大，向前突出，未见胰管扩张；腹膜后淋巴结肿大并肝脾肿大。纤维胃镜检查：非萎缩性胃炎。纤维肠镜检查：结肠息肉（已钳除），回盲部、升结肠非特异性炎症。Schirmer's试验：右眼22 mm，左眼12 mm。糖片含化试验：15 min。唇腺活检为大致正常唾液腺组织。

患者在我院首先收入消化科，完成上述辅助检查后，因多项自身抗体阳性，考虑风湿性疾病可能性大，请风湿免疫科会诊，并于住院第25天（4月6日）转入风湿免疫科，开始考虑分类未分化结缔组织病。给予泼尼松每日40 mg口服。第10天复查腹部CT，见腹膜后肿大淋巴结较前明显缩小，同时发现肝右叶后背段包膜下有一约1.5 cm大小的低密度影，内部密度不均匀（图18-2）。原来多次复查的D-二聚体>20 μg/mL也转为正常。1个月后回当地复查CT，腹腔和腹膜后淋巴结明显缩小，肝右叶低密度影消失。5个月后在我院复诊，复查腹部CT，提示肝脾大小恢复正常，腹腔和腹膜后淋巴结消失。患者一般状况良好，泼尼松维持每日10 mg。

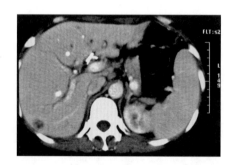

图18-2　激素治疗10天后患者腹部CT

【鉴别诊断】

患者为中年女性，以中、高热起病，经联合抗菌药物和激素治

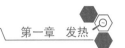

疗短期内热退；有多区域浅表淋巴结和腹腔、腹膜后的深部淋巴结肿大，以及肝脾肿大；病程中有明显乏力和盗汗症状。显然，提示本例患者疾病的症状可分为两条主线：发热和淋巴结肿大。因此，需要对这两方面分别进行分析。

1. 关于发热的原因分析

发热的鉴别，最重要的一条是要搞清楚发热是感染性疾病所致还是非感染性疾病所致。疾病之初当地医院在处理发热时采取的措施值得商榷：在发热原因未明的情况下，同时以抗菌药物和糖皮质激素治疗，掩盖了疾病真相。虽然发热控制了，但是患者是感染性发热还是非感染性发热，这个问题被大大地混淆了。

发热是人体对于致病因子的一种全身性反应。急性发热的患者常伴有局灶症状，后者是明确诊断的重要线索。如发热伴咽痛、咳嗽、咯痰提示呼吸道感染；发热伴腹痛、腹泻可能存在肠道感染；而发热伴尿频、尿急、尿痛等尿路刺激征是泌尿系统感染的典型表现；高热伴意识障碍和脑膜刺激征提示流行性乙型脑炎。本例患者以发热起病，发热持续不足 1 周，其最大可能性是上、下呼吸道或者泌尿系统感染。但患者病程中并无咳嗽、咳痰、腹痛、腹泻及尿频、尿急等局灶症状。对于无明显局灶症状，而有明显乏力和盗汗的发热，要考虑到结核、心内膜炎、骨髓炎、肺炎、腹腔内脓肿（肝或胆道）及肾盂肾炎的可能性，因为这些疾病有时是没有局灶症状的。患者的临床资料提示 PPD 试验和结核三项均为阴性，因而不支持结核。根据胸、腹部 CT 的结果，患者出现肺炎、腹腔内脓肿和肾盂肾炎的可能性非常小。骨髓炎也无支持点，因而排除该诊断。有时巨细胞病毒、艾滋病或肝炎病毒感染早期也可以高热起病，而无局灶症状。经血清学检测，患者并无前述病原体的证据，而是出现了 EB 病毒及柯萨奇病毒的 IgM 抗体阳性。可见，患者存在 EB 病毒及柯萨奇病毒感染。

2. 关于淋巴结肿大的原因分析

人体的淋巴系统大约有 600 个淋巴结。其内主要由巨噬细胞、树突状细胞、T 淋巴细胞和 B 淋巴细胞组成，共同防御微生物和异体抗原，担当人体正常免疫反应的一部分功能。淋巴细胞增生导致淋巴结肿大是人体针对抗原刺激的正常反应。儿童和青少年接触新抗原的机会更多，所以常有淋巴结肿大。有资料显示，在颈部和腋下出现直径 <1 cm，在腹股沟部位出现直径 1～2 cm 大小的质软和活动度好的淋巴结，属正常现象。淋巴结病（或病态淋巴结肿大）是指淋巴结的数量、质地或大小出现异常。弥漫性淋巴结病为病变累及 2 处或 2 处以上非连续区域淋巴结，而局灶性淋巴结病则为病变累及 1 处或 2 处连续区域的淋巴结。

一般来说，大约 75% 的淋巴结病为局灶性。由于淋巴结病与许多的感染、免疫、肿瘤、内分泌性疾病及其他疾病相关（表 18 - 2），仔细的病史采集及全面的体格检查对于淋巴结病患者的诊断和鉴别诊断十分重要。然而，临床实践中仍有半数以上的患者出现无法解释的淋巴结肿大，找不到确切的病因。

表 18 - 2 淋巴结病的主要病因

病因	具体疾病
感染性疾病	**病毒感染**：EB 病毒、巨细胞病毒、肝炎病毒、人类免疫缺陷病毒（HIV）、单纯疱疹病毒、疱疹-6 病毒、带状疱疹病毒、风疹病毒、麻疹病毒、腺病毒，流行性角结膜炎 **细菌感染**：链球菌、葡萄球菌、猫抓病、梅毒、兔热病、软下疳、布鲁氏菌病、结核病、非典型结核分枝杆菌病、白喉、麻风 **真菌感染**：组织胞浆菌病、球孢子菌病、类球孢子菌病 **衣原体感染**：性病性淋巴肉芽肿、沙眼 **原虫感染**：弓形体病、利什曼病、锥虫病 **线虫感染**：丝虫病 **立克次体感染**：丛林斑疹伤寒、立克次体痘

笔记

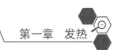

（续）

病因	具体疾病
免疫性疾病	类风湿关节炎（包括成人斯蒂尔病）、系统性红斑狼疮、混合性结缔组织病、皮肌炎、干燥综合征、血清病、药物过敏反应（包括苯妥英、肼屈嗪、阿替洛尔、别嘌醇、金制剂、卡马西平、去氧苯比妥、头孢菌素类等）、血管免疫母细胞淋巴结病、硅胶相关性疾病、移植物排宿主反应、原发性胆汁性肝硬化
肿瘤性疾病	**结内原发性肿瘤：**非霍奇金淋巴瘤、霍奇金淋巴瘤 **结外原发性肿瘤：**急、慢性淋巴细胞性白血病，急、慢性髓细胞样白血病，特发性骨髓纤维化伴髓外造血，恶性转移瘤
内分泌性疾病	甲状腺功能亢进、桥本甲状腺炎、肾上腺机能减退
代谢贮积疾病	Gaucher 病（葡萄糖脑苷脂贮积病）、Niemann-Pick 病（神经鞘磷脂沉积病）、Fabry 病（酰基鞘氨醇己三糖苷酶缺乏症）
其他疾病	结节病、淀粉样变性、皮病性淋巴结炎、Castleman 病（卡斯尔曼病）、Kikuchi 病（组织细胞坏死性淋巴结炎）、川崎病、家族性地中海热、重度高甘油三酯血症、淋巴结炎性假瘤、朗格汉斯细胞组织细胞增生症

通过细致的查体可以明确浅表淋巴结受累的部位和范围。局灶性淋巴结病伴耳、鼻、咽、喉、泌尿系统症状或肢体疼痛者，多提示为局灶感染；如伴发热、乏力、体重减轻或盗汗等全身症状，则提示结核、风湿免疫性疾病或者恶性肿瘤（尤其是淋巴瘤或其他肿瘤淋巴转移）。

不同区域的淋巴结肿大可能提示不同的疾病：颈部是淋巴结病最常累及的部位，大多数为良性病变，少数为头、乳房、肺及甲状腺肿瘤所致；枕部淋巴结病常继发于头皮感染；耳前淋巴结病多为结膜感染，而耳后则可为猫抓病所致；可触性锁骨上和斜方肌下淋巴结几乎都是病态的，孤立的锁骨上淋巴结病提示恶性肿瘤转移，

155

右侧锁骨上淋巴结病与纵隔、食道和胸部病变相关，而左侧锁骨上淋巴结病常继发于腹部和盆腔区域的恶性肿瘤。腋淋巴结病主要为同侧上肢的感染或损伤，也可以为黑素瘤、淋巴瘤或者乳腺癌转移所致。同样，腹股沟区淋巴结病常为下肢的感染或者损伤，也可为性传播疾病、淋巴瘤或癌症转移所致。

从发病的方式看，急性起病的淋巴结病多提示感染，隐袭起病或持续数周甚至数月者提示全身感染（如弓形体病、艾滋病等）或者恶性肿瘤；不过，反应性淋巴结病（可由一过性病毒感染所致）也可持续数月之久，而急性白血病也可导致迅速肿大的淋巴结。

对于深部淋巴结，通过 CT 等影像学手段可准确了解有无纵隔或肺门淋巴结肿大。原因不明的浅表淋巴结病如果伴随肺门或者纵隔淋巴结肿大多提示结核病、结节病、组织胞浆菌病、原发性肺癌或者转移癌；通过 B 超、CT 或 MRI 则可检测到腹部或者腹膜后的肿大淋巴结，后者强烈提示恶性肿瘤。

本例患者兼有多区域浅表淋巴结肿大和深部腹腔淋巴结肿大，应属于弥漫性淋巴结病。病程长达 2 月余，支持全身性疾病。虽然病毒感染（有 EB 病毒抗体弱阳性、柯萨奇病毒抗体阳性的证据）能解释病变初期的发热，但患者的病史和体征并未出现提示局灶感染的证据。再者，虽然患者的 ESR 明显增高，可能是对感染的反应，但是 CRP 这一更能体现急性感染的指标却正常——不支持全身感染的存在。而患者极高的免疫球蛋白 IgG 水平解释了 ESR 明显增高；可能是导致患者发病前出现紫癜的原因（即高球蛋白血症性紫癜）；高球蛋白血症也可能是在初期局灶感染的基础上，机体启动了强烈的免疫反应，引起淋巴系统异常增生的结果。高球蛋白血症表现出来的弥漫性淋巴结病是某种自身免疫性疾病还是恶性肿瘤，需要重点排查。

显著的高球蛋白血症，连同 ANA、RF、抗 β_2GPI 抗体等多项自身抗体阳性，补体 C3 水平下降，强烈提示系统性红斑狼疮、干燥综合征等自身免疫性疾病。但是本例患者临床上并无蝶形红斑、口腔溃疡、关节肌肉症状，无持续性口、眼干燥，既往也无反复自然流产、动静脉血栓形成的病史，不支持红斑狼疮，也不支持干燥综合征及其他弥漫性结缔组织病。那么，本例患者的疾病是否尚属"花未开全"，处于"未分化结缔组织病"阶段？解答这个问题尚需时日，进一步随访。

虽然从流行病的角度看，40 岁以上出现全身淋巴结肿大者，恶性肿瘤的可能性约为 4%。面对在多区域浅表淋巴结肿大的基础上出现的深部淋巴结病，仍要高度怀疑恶性肿瘤。但从本例患者的临床资料看，目前尚缺乏支持各系统实体肿瘤和血液系统恶性肿瘤的证据。

【初步诊断】

未分化结缔组织病；病毒感染；慢性胆囊炎急性发作，胆囊切除术后。

本例患者需要进行淋巴结活检吗？有一项研究表明，年龄 > 40 岁、直径 > 1.5 cm 或位于锁骨上区域的淋巴结，以及淋巴结具有质地偏硬、活动性差、无痛和无压痛等特性，是进行淋巴结活检的适应证。相反，如果患者年龄 < 40 岁、淋巴结直径 < 1 cm，质地软、活动度好，以及具有疼痛和压痛的特性，则进行淋巴结活检的意义不大。显然，当地医院对本例患者进行了及时的腹腔镜取淋巴结活检术是诊断的关键。最后，我们把重点放在了组织病理学证据上。但是当地医院的病理报告仅提示为淋巴滤泡增生，这没有带来任何确诊信息。因此，只能请病理专家重新阅片。

复习病初腹腔镜所取腹腔淋巴结病理，光镜下所见：淋巴结内

笔记

大量大小不等的生发中心（图18-3A），中心内透明变性，外套层绕以增生的小淋巴细胞和树突状细胞，呈洋葱皮样外观（图18-3B），淋巴滤泡间有明显的血管增生。增生的生发中心中无过多的浆细胞增生。

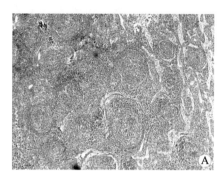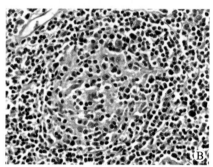

A：HE×10；B：HE×40。

图18-3　患者淋巴结的病理表现

【最终诊断】

卡斯尔曼病（Castleman disease，CD）。

病例分析

本例患者为中年女性，因急性发热伴全身弥漫性淋巴结肿大和肝脾肿大就诊。单纯的急性发热多半为急性感染所致。患者有右上腹疼痛和恶心、呕吐的症状，病理报告又提示为慢性胆囊炎，但后者并不能解释患者的疾病全貌。此外，虽然患者实验室检查提示多种自身抗体阳性，但是有关风湿性疾病的症状几乎没有发生，因此结缔组织病的诊断很难成立。最后经过重新阅读病理切片，方能将诊断确定为卡斯尔曼病。

卡斯尔曼病又称血管滤泡性淋巴结增生症，是一种淋巴增生性疾病。最早于1956年由Benjamin Castleman描述。本病较少见，临

笔记

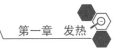

床分为两种类型：表现为局灶性淋巴结病者为单中心型，此型患者临床最常出现无症状性淋巴结肿大；表现为弥漫性淋巴结病者为多中心型，多累及肺门和腹腔淋巴结，常伴发热、盗汗、体重下降、关节痛和肝脾肿大。多中心型卡斯尔曼病多与 HIV 或者人类疱疹病毒 8 型（HHV-8）感染有关，发生卡波西肉瘤、非霍奇金淋巴瘤、霍奇金淋巴瘤或者 POEMS 综合征的机会明显增多。

卡斯尔曼病的诊断主要依靠组织病理学检查，病理分三种类型：透明血管型、浆细胞型和 HHV8$^+$卡斯尔曼病（亦称浆母细胞型）。其中透明血管型主要对应临床的单中心型，而浆细胞型和浆母细胞型主要对应临床的多中心型。当然，临床分型和病理表现分型的对应关系不是绝对的，少数临床单中心型的卡斯尔曼病患者，病理可表现为浆细胞型，反之亦然。也有极个别病例，病理表现兼有透明血管型和浆细胞型的特点。本例患者从临床的角度看，属多中心型卡斯尔曼病，而从组织病理表现看，却属透明血管型，这就不足为奇了。

单中心型卡斯尔曼病的预后相对较好，将病变淋巴结切除可获得病情长期稳定。而伴 HIV 或者 HHV-8 感染的卡斯尔曼病的预后相对较差。急性起病或者病情进展迅速者，常在数周内死于严重感染或者多脏器功能衰竭。激素的应用在非 HIV 或者 HHV-8 感染的多中心型卡斯尔曼病患者的治疗中具有重要地位，其有效率可达 60%~70%，其中 15%~20% 可获完全缓解。本例患者经激素治疗 10 天后，腹腔肿大淋巴结已明显缩小，效果可称得上"立竿见影"。出院后 5 个月复查，CT 下腹腔淋巴结消失。近期电话随访，患者一般状况好，激素维持每日 5 mg。

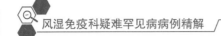

病例点评

本病例最大的教训是在发热原因未明的情况下同时使用了激素和抗菌药物。对于急性发热而言，最大的可能性通常是感染。严重的感染可能会导致败血症而致命，所以需要及时给予适当的抗菌药物处理，这一点当地医院的处理是完全合理而及时的。但是在此基础上，他们又同时使用了糖皮质激素，在没有弄清楚发热的确切病因的情况下，这样的处理是不恰当的。如果单纯给予患者抗菌药物就能将发热控制住，则强烈支持感染，如果通过强有力的抗菌药物控制不了发热，则普通感染的可能性大大减少，如果使用糖皮质激素后能持久控制病情，则患者的发热多半为非感染性发热。

本例患者最初的淋巴结病理结果为增生性淋巴结炎伴坏死。但是经过病理专家重新阅片后，得到了不一样的诊断结果。这提示我们，对于少见病，有时病理结果也是值得"怀疑"的。

参考文献

[1] WANG T, CHEN X, CHEN W, et al. A retrospective study of 44 patients with head and neck Castleman's disease. Eur Arch Otorhinolaryngol, 2022, 279(5): 2625 – 2630.

[2] WEBER R, FONTANA A. Fever and Lymph Node Enlargement. New York: Thieme Stuttgart, 2007, 127 – 128.

（李胜光）

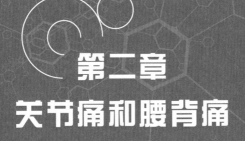

第二章
关节痛和腰背痛

病例 19　口干—眼干—关节肿痛—皮肤结节

病历摘要

【基本信息】

患者女性，54岁，主因"口干、眼干3年余，多关节肿痛伴皮肤结节半年余"入院。

现病史： 3年余前患者出现口干、眼干伴口腔溃疡，外院行唇腺活体组织检查提示腺泡间多灶性或成团淋巴细胞浸润，诊断为

"干燥综合征",未特殊治疗。半年前出现双膝关节肿痛,外院诊断为"类风湿关节炎",予以甲氨蝶呤及来氟米特治疗好转出院,院外未规律服药。出院后逐渐出现多关节肿痛,逐渐累及双手近端指间关节、掌指关节、双膝、足趾,活动受限,伴晨僵,双手远端指间关节及末端手指皮肤出现多发小结节,伴压痛,外院查 RF 49.10 U/mL、抗 CCP 抗体阴性、ANA 颗粒型 1∶80、抗 SSA 抗体阳性;皮肤活体组织检查提示表皮鳞状上皮增生,真皮纤维、血管及组织细胞增生、少量淋巴细胞浸润。予以羟氯喹、甲氨蝶呤、白芍总苷、泼尼松治疗,症状缓解不明显。患者自发病以来,精神、饮食、睡眠可,大小便正常,体重无减轻。

既往史: 既往患高血压、脂肪肝。

【体格检查】

T 36.4 ℃,P 75 次/分,R 16 次/分,BP 115/63 mmHg。心肺腹查体未见明显异常。双手远端指间关节及末端手指皮肤多发绿豆大小紫红色实性小结节(图 19-1),质韧,有压痛。双侧腕关节、膝关节、踝关节、第 2 至第 4 掌指关节及近端指间关节肿胀,双侧肘关节、膝关节、各掌指关节、第 2 至第 4 近端指间关节、各跖趾关节压痛,双侧浮髌试验阳性。双肘、双膝关节活动受限,双侧"4"字征阳性。

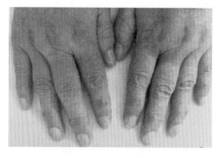

图 19-1 双手皮肤结节

【辅助检查】

血常规：Hb 104 g/L，尿常规、便常规、肝功能、肾功能未见异常，ESR 29 mm/h，D-二聚体 0.71 μg/mL，RF 38.5 U/mL，抗CCP抗体阴性，抗突变型瓜氨酸波形蛋白（MCV）抗体阴性，ANA颗粒型 1∶80，抗SSA抗体阳性。骨密度检查提示骨质疏松。右足核磁提示右足滑膜病变、退行性骨关节病变，第1跖趾关节改变。左腕超声提示关节腔滑膜增生、少量积液。唾液流率 0 mL/15 min。泪液分泌试验：右眼 1 mm、左眼 1 mm。右手指关节伸侧皮肤活体组织检查：真皮内大量毛玻璃样单核及多核组织细胞增生（图19-2）。免疫组化：CD68（＋）、CD34（＋）、EMA（＋）、Vimentin（＋）、S-100（－）、FXⅢ因子（－）、CK-Pan（－）、HHF35（－）、Ki-67（1%）。

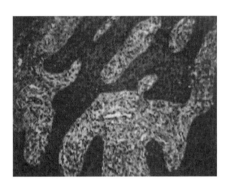

图19-2　皮肤结节病理（HE染色）

【诊断】

多中心网状组织细胞增生症；干燥综合征；骨质疏松症。

【治疗】

阿仑膦酸钠每周 70 mg 口服，玻璃酸钠、复方倍他米松、重组人Ⅱ型TNF受体—抗体融合蛋白膝关节腔内注射改善局部症状，因应用羟氯喹及来氟米特出现视物模糊，换用甲氨蝶呤每周 10 mg 控

笔记

制病情，同时予以托珠单抗每月 480 mg 静脉滴注 1 次，辅以补钙等对症支持治疗。治疗 1 个月后原有部分结节变平软，关节肿痛较前明显缓解。

病例分析

患者为中年女性，慢性病程，病程中突出的临床表现为全身对称性多关节肿痛，受累关节包括近端指间关节、掌指关节、跖趾关节，类风湿因子阳性，首先需要考虑是否为类风湿关节炎（RA）。但是本例患者缺少类风湿关节炎特异性抗体，如抗 CCP 抗体、抗 MCV 抗体等。此外，患者有口干、眼干病史 3 年，客观检查提示有口干症和眼干症，抗 SSA 抗体阳性，唇腺活检提示灶状淋巴细胞浸润，因此干燥综合征诊断明确。干燥综合征易出现 RF 阳性。本例患者 RF 低滴度阳性可以用干燥综合征解释，而不能作为 RA 诊断的依据。

在特征性皮损出现以前，本病极易被误诊为 RA。本病例在行皮肤活检之前一直被误诊为 RA。主要因为本例患者表现为对称性多关节炎，与 RA 表现相似，且 RF 阳性。本例患者在发生关节症状的同时，双手远端指间关节及末端手指出现皮肤结节，表现为"珊瑚珠样"皮损，皮肤活检显示真皮内大量毛玻璃样单核及多核组织细胞增生，此为多中心网状组织细胞增生症（MRH）特征性的病理改变，结合免疫组化结构，最终诊断为 MRH。

MRH 为一种少见的系统性疾病，主要以皮肤、黏膜多发性组织细胞结节和破坏性关节炎为特征，亦可累及其他脏器，出现相应的临床症状。其确切发病机制尚不清楚，各种刺激导致细胞因子释放而引起组织细胞增殖是本病的特点，MRH 组织细胞反应与潜在

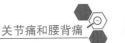
的自身免疫或肿瘤相关。

MRH 病主要发生于成人，女性多见。本病典型皮损为粉红色或紫红色的半球形坚实丘疹或结节，散在分布，偶可融合，主要分布于面部、手、耳、前臂、肘、头皮、颈和胸部，皮损位于甲皱襞处可排列成"珊瑚珠样"。部分患者黏膜受损，可出现唇舌丘疹、结节或溃疡等。60% 的患者有关节炎表现，表现为弥漫性、对称性、进行性、破坏性多关节炎，可致关节畸形、功能丧失。远端指间关节破坏是本病的显著特征之一。MRH 还可累及多个器官和系统，出现间质性肺炎、胸腔积液、巩膜炎、结膜炎、下颌下腺及涎腺黏液囊肿、肌痛、淋巴结及肝脾肿大等。约 30% 的病例可伴发恶性肿瘤，但无特异性恶性肿瘤类型的倾向，常在 MRH 出现 2 年后发生，一些研究者将 MRH 归属为副肿瘤综合征，但 MRH 与癌症并不呈平行过程。本病确诊依据皮肤病理活检及免疫组化染色，其特征性病理改变为皮肤或黏膜活检可见大量毛玻璃样的组织细胞和多核巨细胞浸润，免疫组化染色显示 CD68、抗酒石酸酸性磷酸酶（TRAP）、溶菌酶、MAC387、人类肺泡巨噬细胞-56 和 Cathepsin K 阳性，而 S-100 蛋白、CD1a、Ⅷa 为阴性。

文献报道，约 15% 的 MRH 患者与自身免疫性疾病有关，包括糖尿病、甲状腺功能减退、PBC、SLE、DM、SS 等，可能与体内 TNF-α、IL-2、IL-6 及 IL-12 等炎症细胞因子升高从而导致局部活化的巨噬细胞分泌造成系统的炎症反应有关。MRH 关节受累与 RA 的区别在于：MRH 受累远端指间关节更多见，RF 一般阴性，而关节破坏较 RA 更重、更快，X 线表现关节呈痛风样骨侵蚀而非囊实性病变，如伴随典型皮疹鉴别较容易。MRH 滑膜组织病理特征性表现为大量嗜伊红染色、毛玻璃样胞质的单一核组织细胞及多核巨细胞浸润，而 RA 滑膜组织病理特征则为异常增生形成绒毛突入关节腔、血管翳形成。

对于 MRH 的治疗国内外尚无循证医学证据，可应用糖皮质激素、细胞毒性药物及 TNF 拮抗剂等。此外，使用双膦酸盐类可以改善关节及皮损的症状。最近有报道显示 IL-6 受体拮抗剂可以有效控制 MRH。本例患者在应用 IL-6 受体拮抗剂托珠单抗后关节症状和皮疹明显好转，提示治疗有效，其远期疗效如何尚需要进一步观察。

🏥 病例点评

MRH 是一种罕见病，临床医师对本病的认识不足，本病临床表现与类风湿关节炎有较多相似之处，实验室检查无特异性，是本病容易误诊的主要原因，故临床工作中应细致查体，仔细分析鉴别，及时行病理检查，以避免或减少误诊的发生。

参考文献

[1] TROTTA F, COLINA M. Multicentric reticulohistiocytosis and fibroblastic rheumatism. Best Practice Res Clinical Rheumatoly, 2012, 26(4): 543 - 557.

[2] 张斌，陈伟，杨勇，等. 多中心网状组织细胞增生症. 临床皮肤科杂志, 2012, 41(3): 171 - 174.

[3] 吴博，李卉，张学军. 多中心网状组织细胞增生症研究进展. 国际皮肤性病学杂志, 2014, 40(1): 55 - 58.

[4] TAJIRIAN A L, MALIK M K, ROBINSON-BOSTOM L, et al. Multicentric reticulohistiocytosis. Clinical Dermatology, 2006, 24(6): 486 - 492.

[5] 殷发，任俊杰，任雯. 多中心网状组织细胞增生症一例. 中华皮肤科杂志, 2009, 42(9): 599.

［6］LUZ F B, GASOAR N K, GASPAR A P, et al. Multicentric reticulohistocytosis：a proliferation of macrophages with tropism skin and joints，part II. Skin Medicine， 2007，6(5)：227 – 233.

［7］WEST K L, SPORN T, PURI P K. Multicentric reticulohistiocytosis：a unique case with pulmonary fibrosis. Arch Dermatol, 2012, 148(2)：228 – 232.

［8］EL HADDAD B, HAMMOUD D, SHAVER T, et al. Malignancy associated multicentric reticulohistiocytosis. Rheumatology International，2011，31（9）： 1235 – 1238.

［9］BIALYNICKI-BIRULA R, SEBASTIAN-RUSIN A, MAJ J, et al. Multicentric reticulohistiocytosis with S100 protein positive staining：a case report. Acta Dermatovenerol Croat, 2010, 18(1)：35 – 37.

［10］BEN ABDELGHANI K, MAHNOUD I, CHATELUS E, et al. Multicentric reticulohistiocytosis：an autoimmune systemic disease? Case report of an association with erosive rheumatoid arthritis and systemic Sjögren syndrome. Joint Bone Spine, 2010, 77(3)：274 – 276.

［11］TROTTA F, CASTELLINO G, LO M A. Multicentric reticulohistiocytosis. Best Practice Res Clinical Rheumatology, 2004, 18(5)：759 – 772.

［12］蒋明，YU D, 林孝义，等. 中华风湿病学. 北京：华夏出版社, 2004：1563.

［13］张斌，陈伟，杨勇，等. 多中心网状组织细胞增生症. 临床皮肤科杂志, 2012, 41(3)：171 – 174.

［14］KAUL A, TOLAT S N, BELGAUMKAR V, et al. Multicentric reticulohistiocytosis. Indian Journal of Dermatology Venereology Lerol, 2010, 76 (4)：404 – 407.

［15］KALAJIAN A H, CALLEN J P. Multicentric reticulohisitocytosis successfully treated with infliximab：an illustrativecase and evaluation of cytokine expression supporting anti-tumor necrosis factor therapy. Arch Dermatol, 2008, 144(10)： 1360 – 1366.

［16］MAVRAGANI C P, BATZIOU K, ARONI K, et al. Alleviation of polyarticular

笔记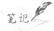

syndrome in multicentric reticulohistiocytosis with intravenous zoledronate. Ann Rheum Dis, 2005, 64(5): 1521 – 1522.

[17] PACHECO-TENA C, REYES-CORDERO G, OCHOA-AALBIZTEGUI R, et al. Treatment of multicentric reticulohistiocytosis with tocilizumab. J Clin Rheumatol, 2013, 19(5): 272 – 276.

（魏慧）

病例 20 关节痛—关节活动障碍—脊柱畸形

病历摘要

【基本信息】

患者男性，56 岁，主因"髋关节痛 40 余年、多关节痛伴活动受限 28 年"入院。

现病史：患者 40 余年前，外伤后出现左髋关节痛伴活动受限，卧床休息 1 周完全缓解，此后反复出现左髋关节疼痛，局部理疗可减轻，逐渐出现左髋关节活动受限。28 年前，外院诊断"左侧股骨头坏死"，后无明显诱因出现多关节疼痛，先后累及右髋、双膝、双肩、双肘、双腕关节，并逐渐出现关节活动受限，逐渐不能自主行走，且生活不能自理。曾于当地多次就诊考虑为"强直性脊柱炎"，予以非甾体抗炎药及柳氮磺吡啶治疗效果不佳，遂来我院住院治疗。自发病以来，无明显腰背部疼痛，无夜间背痛，饮食睡眠正常，大小便正常，体重无明显变化。

既往史：患者自述 14 岁前身高发育正常，之后生长停滞。育有 2 女，均体健，身高 160 cm 左右，否认肝炎、结核等传染病病史，否认家族遗传病病史。

【体格检查】

T 36.5 ℃，P 80 次/分，R 16 次/分，BP 115/75 mmHg，身高 153 cm（既往最高 158 cm），双下肢长度：左下肢 82 cm，右下肢 78 cm。神清语利，表情自如，轮椅入病房，全身皮肤、黏膜无黄染，未见皮疹。心、肺、腹查体无异常。专科查体见双手近端指间关节骨性肥大，屈曲畸形，握拳受限，双腕关节背伸受限，双肘关节屈曲畸形，伸屈受限，双肩关节内旋、外旋、外展受限，双髋关节外展、屈曲、内旋、外旋受限，双膝关节固定屈曲畸形，活动受限，双踝关节肿胀、背伸受限，脊柱后凸侧弯畸形，骶髂关节无压痛，"4"字征不能配合检查。

【辅助检查】

血糖 6.7 mmol/L↑；游离三碘甲状腺原氨酸 2.1 pg/mL↓；HLA-B27 阴性；类风湿因子、抗 CCP 抗体均为阴性；红细胞沉降率、C 反应蛋白、血常规、尿常规、便常规、肝肾功能、电解质、钙、磷、乙肝五项、丙型肝炎抗体、梅毒及艾滋病检查均未见异常。心电图、胸部 X 线片未见异常。骨密度检查显示骨量减少。手足 X 线片（图 20－1）提示多关节退行性变，大骨节病？双髋关节 X 线片提示双髋关节对位欠佳，关节间隙狭窄，关节面、髋臼缘及股骨大转子骨质增生硬化，可见骨赘形成，关节面下可见囊变影，双侧股骨头变扁，密度不均匀，可见斑片状高密度及囊变影，双侧股骨颈增粗，颈干角变小，考虑扁平髋可能性大（图 20－2）。全

笔记

脊柱 X 线片提示脊柱轻度侧弯，部分椎间隙狭窄，椎体缘及小关节骨质增生硬化，椎体高度广泛降低，建议进一步检查（图 20 - 3）。骶髂关节 X 线片提示双侧骶髂关节退行性变（图 20 - 4）。腰椎 MRI（外院）提示多发椎体变扁，未见椎间盘病变及骨髓水肿（图 20 - 5）。

完善患者及其父母基因检查，结果发现患者 WNT1 诱导的信号肽通路蛋白 3（WNT1-inducible signaling pathway protein 3，WISP3）基因的两个外显子均有核苷酸变化导致氨基酸改变，分别为 c. 756C > G 及 c. 866dupA，且均为杂合突变，分别来自患者母亲及父亲（患者父母各有一个杂合突变）。

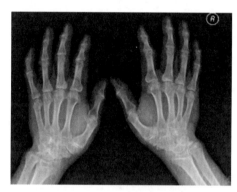
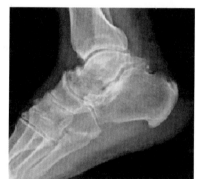

图 20 - 1　手足 X 线检查

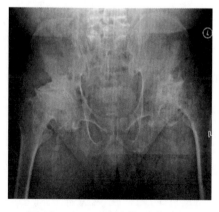

图 20 - 2　双髋关节 X 线检查

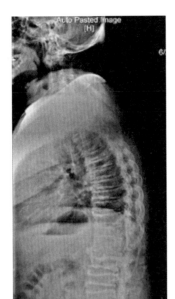

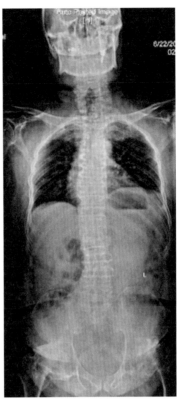

图 20 - 3　全脊柱 X 线检查

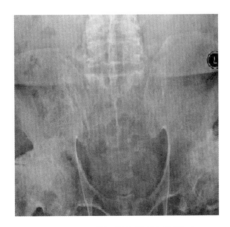

图 20 - 4　骶髂关节 X 线检查

笔记

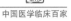
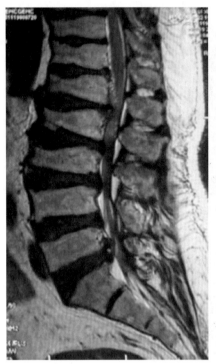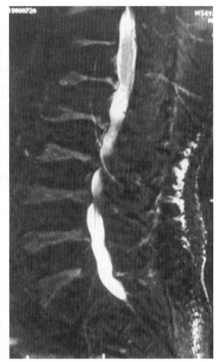

图 20 -5　腰椎 MRI 检查

【诊断】

　　WISP3 基因异常与进行性假性类风湿发育不良相关，因此考虑患者为复合杂合变异致病，诊断进行性假性类风湿发育不良明确。

【治疗】

　　由于本病没有有效治疗措施，仅予以非甾体抗炎药及补充钙剂、维生素 D_3 对症支持治疗，并建议患者骨科就诊，可考虑行关节置换改善生活质量。

病例分析

　　患者为中年男性，青少年起病，以左髋关节起病，逐渐累及右髋关节、膝关节，并出现驼背。以下肢寡关节炎、大关节起病的男性患者，首先考虑血清阴性脊柱关节炎（SpA）诊断，但患者除关节症状外，并无炎性腰背疼痛，附着点无压痛、无腊肠指/趾、无 SpA 家族史，且 HLA-B27 阴性，没有 SpA 特征性表现。结合骶髂关节 X 线检查，未见骶髂关节骨质破坏或关节间隙变化，而患者虽有驼背，但脊柱 X 线并非强直性脊柱炎（ankylosing spondylitis，AS）典型表现（方形锥、竹节样改变），MRI 未见椎角炎、骨髓水肿、椎间盘炎等典型表现，应排除 AS 诊断，而且患者脊柱椎体形态扁平，应该考虑有无特殊的骨代谢或骨发育异常相关疾病。因此，完善了患者和其父母的基因检测，最终诊断为进行性假性类风湿发育不良。

进行性假性类风湿发育不良影像学的主要特点有：脊柱侧/后凸畸形，脊柱可见颈、胸、腰段普遍呈扁平椎，椎体前后径及横径增宽，椎体终板不规则，椎弓根变短，椎间隙普遍变窄，椎体前部上下缘骨化缺失，呈"横置花瓶"状。骶髂关节和耻骨联合间隙显著增宽，髂骨基底部增宽，髋臼窝加深。外周关节间隙狭窄，干骺骨端增大，可伴骨质疏松，继发骨关节炎，股骨颈粗短，年龄偏大者可见股骨头变扁，表面不平。本例患者的脊柱及髋关节病变同文献报道完全一致。

进行性假性类风湿发育不良是一种罕见的、由于 *WISP3* 突变导致的常染色体隐性遗传性软骨发育不良疾病。1982 年 Wynee-Davies 等对来自 9 个家系的 15 例患者进行了研究，首次提出进行性假性类风湿发育不良是一种新的常染色体隐性遗传性疾病。1999 年 Hurvitz 等将此病的致病基因定位于 6q21，并首次在 13 例进行性假性类风湿发育不良患者中报道了 9 种突变。本病多发于 3 ~ 8 岁，为罕见病，目前尚无明确的患病率调查，在英联邦国家的发病率约为 1/100 万，进行性假性类风湿发育不良在阿拉伯人和地中海、中东、亚洲东南部地区发病率较高，国内的报道大多为个案报道。进行性假性类风湿发育不良是由于 *WISP3* 基因缺陷，干扰了出生后软骨细胞的稳定性，使未成熟的软骨细胞处于高增生状态，关节软骨提前退化而导致全身各关节畸形、运动障碍。Delague V 对 9 个来自中东的进行性假性类风湿发育不良家系研究进一步证明了 *WISP3* 基因突变导致了进行性假性类风湿发育不良的发病，这点目前已得到了公认。目前为止，文献报道已有 72 种基因位点的突变导致进行性假性类风湿发育不良的发病，其中有 18 种中国人群 *WISP3* 基因突变被发现，分别位于 2~5 号外显子。其中不乏复合杂合状态，并且他们的父母是这些突变的杂合子携带者，Qiongyi Hu 报道了 1 例迟发的汉族进行性假性类风湿发育不良患者，与本例患者近似，为 11 岁开始出现关节症状，直至 35 岁才通过基因分析确诊进行性假性类风湿发育不良，基因分析亦为杂合突变，均位于 *WISP3* 基因 4 号外显子，分别来源自母亲 c.756C > A 和父亲 c.670dupA，而 c.670dupA 的突变在此前的报道中并未出现，被认为是非经典突变，因此推测可能是该患者临床症状迟发的原因之一。

本例患者发病时间为青少年，并非幼年起病，此前文献报道的复合杂合突变多位于同一个外显子上，而患者基因突变位点分别位于 *WISP3* 基因的 4 号和 5 号外显子上，因此考虑患者迟发起病与基因突变的形式可能有关，增加了当年对患者做出正确诊断的难度。

入院后查体还发现本例患者多发小关节骨性膨大，手足 X 线片提示大骨节病可能。大骨节病亦为干骺端受累的疾病，是一种损害发育过程中软骨内骨化型透明软骨，并导致软骨内骨化障碍的地方性、慢性变形性骨关节病。主要累及儿童及青少年的骺板软骨和关节软骨，早期常无明显的特异性症状和体征，但成年后多遗留关节增大、畸形，继而出现关节肿痛及功能障碍，儿童发病会出现骨骺板提前骨化，导致生长发育出现障碍，表现为侏儒型，在我国又被称为矮人病。大骨节病的发病原因并不明确，可能和谷物中的致病菌有关。其典型的临床症状包括第 2、第 3、第 4 末端指节向掌侧弯曲，指节增粗呈算盘子状，短指畸形，踝关节伸屈活动障碍，下蹲障碍，手足 X 线片可见干骺、骨端异常。《大骨节病诊断》（WS/T 207—2010）将大骨节病分为三度：Ⅰ度为出现多发性、对称性手指关节增粗，有其他四肢关节增粗、屈伸活动受限、疼痛、肌肉轻度萎缩；Ⅱ度为在Ⅰ度基础上，症状、体征加重，出现短指（趾）畸形；Ⅲ度为在Ⅱ度基础上，症状、体征加重，出现短肢和矮小畸形。本例患者足 X 线片可以看到距骨变扁及跟骨变短，同大骨节病的影像表现甚为相似，部分大骨节病患者影像学可伴有骨质增生硬化，椎体明显变扁且各径均增宽，上下缘硬化毛糙极不规整，部分椎体可见凹凸不平，与本例患者的脊柱 X 线表现近似，因此仅依据 X 线检查往往不易将非流行病区散发病例同进行性假性类风湿发育不良相鉴别。但患者无流行病区居住史，亦无家族史，临床诊断尚不能明确，同样需要通过基因诊断来鉴别。

📋 病例点评

进行性假性类风湿发育不良是一种罕见病，由于 *WISP3* 突变导致常染色体隐性遗传性软骨发育不良而致病。本例患者数十年来一直被误诊，直至基因检查后才确诊，分析其误诊原因有三：其一，患者一直强调有外伤史，诊疗思路可能侧重于外伤对关节产生的影响，而忽视了其他诊断；其二，患者青少年起病，逐渐出现下肢大关节活动受限及驼背畸形，从直观上易联想到 AS 诊断，但患者没有炎性腰背痛，也没有骶髂关节受累，腰椎 MRI 未见骨髓水肿、脂肪沉积等急慢性炎症表现，虽然可见骨赘形成，但椎体广泛变扁，不符合 AS 的脊柱影像学表现，因而在诊疗过程中不应牵强附会，而应积极寻找诊断证据；其三，偏听偏信一家之言，由于患者曾经在一所医院诊断 AS，后面其他医院的治疗记录也延续 AS 的诊断，并没有真正做好理论联系实际，详细询问病史，以及完整的体格检查。因此，本例患者病史曲折，长时间被误诊，这对临床医师有警示作用，值得学习。

参考文献

[1] 邓小虎，黄烽，张江林，等. 进行性假性类风湿发育不良症的临床分析. 解放军医学杂志，2006，31(4)：351 – 353.

[2] 叶军，张惠文，王彤，等. 进行性假性类风湿性发育不良症的临床诊断及 *WISP3* 基因突变分析. 中华儿科杂志，2010，48(3)：194 – 198.

[3] WYNNE-DAVIES R，HALL C，ANSELL B M. Spondylo-epiphyseal dysplasia tarda with progressive arthropathy. A "new" disorder of autosomal recessive inheritance. J Bone Joint Surg Br，1982，64 (4)：442 – 445.

[4] HURVITZ J R，SUWAIRI W M，VAN HUL W，et al. Mutations in the CCN gene family member WISP3 cause progressive pseudorheumatoid dysplasia. Nat Genet，1999，23(1)：94 – 98.

[5] VALERIE D，ELIANE C，SANDRA C，et al. Molecular study of WISP3 in nine families originating from the middle-east and presenting with progressive pseudorheumatoid dysplasia：identification of two novel mutations and description of a founder effect. Am J Med Genet，2005，138A(2)：118 – 126.

[6] BENNANI L，AMINE B，LEHEHAN L，et al. Progressive pseudorheumatoid dysplasia：three cases in one family. Joint Bone Spine，2007，74(4)：393 – 395.

[7] YUE H，ZHANG Z L，HE J W. Identification of novel mutations in WISP3 gene in two unrelated Chinese families with progressive pseudorheumatoid dysplasia. Bone，2009，44(4)：547 – 554.

[8] SAILANI M R，CHAPPELL J，JINGGA I，et al. WISP3 mutation associated with pseudorheumatoid dysplasia. Cold Spring Harb Mol Case Stud，2018，4(1)：1 – 11.

[9] QIONG Y H，JING L，YI W，et al. Delayed-onset of progressive pseudorheumatoid dysplasia in a Chinese adult with a novel compound WISP3 mutation：a case report. BMC Medical Genetics，2017，18(1)：149.

[10] YE J，ZHANG H W，QIU W J，et al. Patients with progressive pseudorheumatoid

dysplasia: from clinical diagnosis to molecular studies. Mol Med Rep, 2012, 5 (1): 190 - 195.

[11] ZHOU H D, BU Y H, PENG Y Q, et al. Cellular and molecular responses in progressive pseudorheumatoid dysplasia articular cartilage associated with compound heterozygous WISP3 gene mutation. J Mol Med (Berl), 2007, 85(9): 985 - 996.

[12] SUN J, XIA W, HE S, et al. Novel and recurrent mutations of WISP3 in two Chinese families with progressive pseudorheumatoid dysplasia. PLoS One, 2012, 7 (6): e38643.

[13] YU Y, HU M, XING X, et al. Identification of a mutation in the WISP3 gene in three unrelated families with progressive pseudorheumatoid dysplasia. Mol Med Rep, 2015, 12(1): 419 - 425.

[14] LIU L, LI N, ZHAO Z, et al. Novel WISP3 mutations causing spondyloepiphyseal dysplasia tarda with progressive arthropathy in two unrelated Chinese families. Joint Bone Spine, 2015, 82(2): 125 - 128.

[15] YAN W, DAI J, XU Z, et al. Novel WISP3 mutations causing progressive pseudorheumatoid dysplasia in two Chinese families. Hum Genome Var, 2016, 3: 16041.

[16] LUO H, SHI C, MAO C, et al. A novel compound WISP3 mutation in a Chinese family with progressive. pseudorheumatoid dysplasia. Gene, 2015, 564 (1): 35 - 38.

[17] 曹春霞, 郭雄, 张永忠. 青少年大骨节病诊断指标筛选和模型的构建. 中国地方病学杂志, 2011, 30(6): 687 - 690.

[18] 史晓薇, 郭雄. *COL9A1* 基因多态性与儿童大骨节病的关联分析. 中国妇幼健康研究, 2016, 27(5): 556 - 557, 646.

[19] 马民, 刘红光, 王其军. 大骨节病的 X 线及 CT 诊断. 实用医学影像杂志, 2003, 4(2): 83 - 85.

[20] 钱向东, 赵云辉. 非病区成人大骨节病的 X 线诊断及鉴别诊断. 新疆医学, 2013, 43(7): 110 - 113.

(刘蕊)

笔记

病例 21　腹痛—关节痛—抽搐—尿色改变

病历摘要

【基本信息】

患者女性，27 岁，主因"反复发作性腹痛伴关节痛 4 个月，加重伴抽搐发作 1 个月"入院。

现病史： 患者 4 个月前于受惊吓后数小时出现剧烈腹痛，位于脐周，为阵发性绞痛，伴有腹胀和便秘，就诊于当地医院，按"急性胃肠炎"对症处理后腹痛 2 天后缓解。此后腹痛反复发作，平均每个月发作 1 次，多在月经当天或前 2～3 天发作，每次发作的持续时间逐渐延长。每次腹痛发作时伴关节肌肉酸痛，并逐渐加重，严重时伴发热感、腹胀、便秘及尿色发红，按"不全肠梗阻"应用"葡萄糖、抗生素和曲马朵"等处理 1～3 周症状可缓解。1 个月前，以上症状再次发作，且全身大小关节和肌肉酸痛加重，以双下肢，尤其是足部为重，夜间重，怕热喜冷，伴双手足烧灼样疼痛，行走受限，为进一步诊治收入院。病程中，患者因极度生气后出现 2 次肢体抽搐，伴意识丧失、口吐白沫和双眼上翻，无大小便失禁，持续 5～8 分钟恢复正常。否认皮疹、口腔溃疡、光过敏和关节肿胀等症状。自起病以来，精神焦虑和烦躁，睡眠欠佳，食欲减退，近 4 个月来体重下降约 10 kg。

既往史： 既往体健。吸烟 1 年，5～8 支/日。否认家族遗传病病史。

【体格检查】

T 36.5 ℃，P 110 次/分，R 18 次/分，BP 120/65 mmHg，神志

清楚，痛苦面容，全身各关节压痛，无肿胀和活动受限，四肢肌肉压痛，四肢痛觉过敏，以双足部为著。全身浅表淋巴结未触及肿大，双肺呼吸音清，未闻及干湿啰音及胸膜摩擦音，心律齐，未闻及杂音，腹软，腹壁肌肉压痛，腹部未触及包块，肝脾未触及，肠鸣音 4 次/分，双下肢不肿。

【辅助检查】

全消化道造影提示胃炎、十二指肠淤滞、小肠排空减慢。腹部 X 线片和超声提示结肠脾曲少量积气。腹部 CT 提示盆腔见点状钙化影，腹部脏器未见异常。脑电图和头颅 CT 均未见异常。血常规正常。尿常规：尿比重 1.025，潜血（－），白细胞 70 个/μL，尿蛋白（－），尿胆原 33 ~ 66 μmol/L（正常 < 3.2 μmol/L），尿胆红素（＋＋＋）。多次复查尿常规均为尿胆原和尿胆红素阳性。肝功能：ALT 63 U/L，AST 51 U/L。电解质：钾 3.1 mmol/L，钠 129 mmol/L，氯 94 mmol/L。总胆固醇 7.34 mmol/L，血总胆红素、总胆汁酸正常，肌酸激酶正常。ANA、抗 CCP 抗体、RF、ACA 均为阴性，ESR 和 CRP 正常，甲状腺功能和凝血功能均正常。血铅水平正常。尿液暴晒试验：新鲜尿液暴晒后尿色加深呈咖啡色（图 21 - 1），尿卟啉（－），尿卟胆原（＋）。

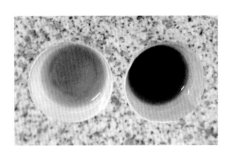

患者尿液在阳光下照射 2 h 前后颜色变化对比：左侧为阳光照射前尿液呈橘色，右侧为阳光照射 2 h 后变为棕红色。

图 21 - 1　患者尿液暴晒试验

【诊断】

急性间歇性卟啉病。

【治疗】

给予患者 10% 葡萄糖静脉输注，氯美扎酮口服，症状得到缓解。告知患者尽量避免急性间歇性卟啉病（acute intermittent porphyria，AIP）发作的诱因，并进行高碳水化合物饮食，患者未再出现类似症状发作。

病例分析

本例患者为青年女性，病程短，起病急，症状呈发作性，且与精神紧张或月经相关，表现为发作性剧烈腹痛，伴腹胀和便秘，有过两次癫痫样症状发作，伴逐渐加重的全身关节肌肉酸痛，无关节红肿；肢体痛觉过敏，以下肢及足部为重，遇热加重；严重时伴有尿色发红。查体可见关节及肌肉压痛，腹壁肌肉压痛，四肢痛觉过敏。本例患者临床表现复杂，发作性出现腹部症状、关节肌肉症状、神经系统症状，需警惕全身系统性疾病、代谢性疾病或中毒可能。

针对患者肢体疼痛的特点需考虑红斑肢痛症可能，但此病以肢端皮肤红斑、肿胀及温度增高为特征，严重者需持续浸泡在冷水中而导致双足糜烂、坏死和溃疡，本例患者无此特征，且腹痛和神经系统症状难以解释。其次，应考虑反射性交感神经营养不良或灼性神经痛，前者多因肌肉骨骼外伤后出现，后者多因神经外伤后出现，本例患者无外伤史，病变受累范围广，亦无这两种疾病常见的皮肤潮红、皮温高、多汗、青紫和营养障碍等表现，故也可排除此

笔记

诊断。另外，要考虑法布里病（又称 Fabry 病）可能，此病为 α-半乳糖苷酶 A 功能缺乏所致的遗传代谢性疾病，以男性多见，除关节痛外，常有肾受累、躯干底部角化瘤、角膜混浊和发热等，本例患者除关节痛外，并无 Fabry 病的其他表现，可基本排除。

患者另外两个突出表现为发作性剧烈腹痛和癫痫大发作，经实验室和影像学检查等排除消化道溃疡穿孔、胆囊炎、胰腺炎和腹膜炎等常见急腹症，还需考虑以下疾病可能：①腹型癫痫：因患者无癫痫或发作性偏头痛家族史，也无中枢神经系统疾病史，需进行脑电图和头颅影像学检查进一步明确，但是腹型癫痫难以解释全身关节肌肉酸痛和肢体末端烧灼样痛及痛觉过敏。②铅中毒：患者有脐周绞痛伴便秘，肢体末端烧灼样疼痛和癫痫发作，应怀疑本病。但患者无铅接触史，无肢体感觉障碍、无力和麻木等外周神经麻痹表现，无肢体瘫痪和记忆力下降等，可进行血铅水平监测进一步排除。③癔症：患者为青年女性，有与情绪相关的发作性腹痛、抽搐和关节肌肉酸痛，发作缓解期如常人，若排除器质性疾病需警惕癔症可能。但患者的月经期或前期也可诱发发作，严重发作时有尿色变红，多次查尿胆原和尿胆红素明显异常，均难以用此病解释，且此病的诊断需排除器质性疾病，故癔症的可能性小。

本例患者发作时尿色发红为诊断的重要线索，需要警惕有无尿潜血或者急性溶血所致。化验检查中最主要的异常是多次查尿胆原和尿胆红素明显升高，但是血胆红素完全正常，并无溶血和胆道梗阻的证据，那么如何解释尿胆原阳性呢？是否因为尿中的其他成分被尿分析仪误判为尿胆原和尿胆红素？结合患者发作性剧烈腹绞痛（与精神紧张或月经有关）伴便秘和腹胀、肢体烧灼样疼痛、癫痫发作和尿色红等特征，需要考虑到急性间歇性卟啉病的可能性。依据尿液暴晒试验，以及尿液中尿卟啉和尿卟胆原检查结果，最终确诊为急性间歇性卟啉病。

"卟啉"源自古老的希腊语"porphura"，意为紫色素，是亚铁血红素的主要前体物质，而亚铁血红素是细胞色素 P450、血红蛋白、肌红蛋白、过氧化氢酶的基本组成成分。血卟啉病是由于遗传缺陷造成血红素合成过程中特异性酶缺乏，导致卟啉和（或）卟啉前体在体内蓄积并引起多系统损害的一组代谢性疾病，共有 8 种类型，其中 AIP 是最常见的一种，是血红素合成过程中缺乏卟吩胆色素原脱氨酶（porphobilinogen deaminase，PBGD），使血红素合成的前体物质 δ-氨基酮戊酸和卟吩胆色素原（PBG）不能转化为尿卟啉，而在体内积聚，并从尿或便中排出。这两种物质正常浓度下为无色，尿中排出时尿色正常，但高浓度下则为红色或棕色，尤其是阳光暴晒后，卟吩胆色素原转变为尿卟啉或粪卟啉，尿色变深呈棕红色。

AIP 为罕见病，发病率为 1 ~ 2/10 万，为常染色体显性遗传病，部分为散发病例。本病有不同外显率，90% 的基因携带者一生中皆不发病。AIP 的急性发作多见于 20 ~ 40 岁，女性发病较男性多见，常见诱因包括饮酒、饥饿、应激、感染和特殊用药等，部分与月经有关，可于月经前发作。吸烟会增加 AIP 的发生。卟啉前体蓄积于胃肠道、神经组织（包括中枢神经、周围神经、自主神经系统及下丘脑神经核）、肝脏及肾脏，可引起复杂多变的临床症状。

AIP 急性发作时的临床特点除尿色变红外，还可出现如下表现：①发作性腹痛：最常见，在急性发作中占 90% 以上，腹痛多较剧烈、持续、位置不固定，有时伴肌紧张，但无真正的腹膜炎。②自主神经紊乱表现：包括呕吐、便秘、轻度心动过速、血压升高和不完全性肠梗阻。③自主神经紊乱以外的神经系统表现：可见抽搐发作，也可出现急性脑病表现（包括精神症状及抗利尿激素分泌失调综合征），但通常缺乏局灶性中枢神经系统缺陷。可见感觉减退，周围神经病变所致的肌无力，可表现为足下垂和垂腕等，类似于格林—巴利综合征。偶见明显的神经灼痛表现。④精神症状：可表现为情绪激动、焦虑，可出现幻觉，但很少引起除焦虑症以外的慢性精神疾病。⑤肌痛表现：以双下肢明显。

AIP 的实验室检查可见肝功异常，ALT、胆汁酸升高，血肌酐升高，肌酐清除率下降，电解质紊乱，如低钠血症、低钾血症等。AIP 患者出现低钠血症主要与卟啉前体物质作用于下丘脑，导致抗利尿激素分泌失调、呕吐、钠摄入不足及肾脏排泄增多等有关。

由于 AIP 急性发作期尿中 PBG 明显升高，通过尿 PBG 的定性或定量检测可协助诊断，亦可通过尿液暴晒试验初步做出诊断。将患者新鲜尿液置于阳光下暴晒数小时后呈棕红色，是 AIP 患者特征性的表现，也是最简单的检查方法。PBGD 活性测定或基因检测能更好地帮助诊断。AIP 急性发作时，血浆中 PBG 含量的测定更敏感。

AIP 的治疗主要是祛除诱因、血红素制剂、糖原负荷、对症支持治疗及预防复发，目前尚无根治性的治疗方法。常见的可能诱发 AIP 急性发作的药物主要有巴比妥类镇静药及绝大部分的抗癫痫药。为保证急性卟啉病患者及基因携带者的用药安全，可参考相关的药物分类数据库（http：//www. drugs-porphyria. org）。对症支持治疗很重要，包括纠正水电解质紊乱，保证充足的热量摄入，应用麻醉性止痛药缓解疼痛。癫痫发作时应慎用抗癫痫药，除溴化物和加巴喷丁外，其他抗癫痫药均可能加重病情。高糖饮食或输注高糖可以起到一定的治疗作用。静脉滴注精氨酸血红素是治疗和抢救危重 AIP 的有效手段。月经前发作患者，应用促性腺激素释放激素类似物及小剂量雌激素替代治疗可预防急性发作。对患者的家庭成员进行筛查，有利于早期发现及预防。新兴疗法包括酶替代治疗和基因疗法。

笔记

病例点评

　　AIP 是一种罕见病，临床表现缺乏特异性、易误诊，对于不明原因的腹部绞痛、肝功异常及自主神经损害者，要高度警惕 AIP 的可能。本病例的诊治过程提示我们，临床上不能放过任何一种重要的症状、体征及化验检查异常结果，本例患者具有 AIP 的典型表现，每次发作有明确的诱因，每次症状发作出现尿色发红，其尿色变化及尿中胆红素和尿胆原升高是最终确诊的重要突破口，通过这一蛛丝马迹，追根溯源，最终找到了导致患者发作性腹痛和神经肌肉症状背后的真凶。

参考文献

[1] MA L, TIAN Y, PENG C, et al. Recent advances in the epidemiology and genetics of acute intermittent porphyria. Intractable Rare Dis Res, 2020, 9(4): 196 – 204.

[2] MA Y, TENG Q, ZHANG Y, et al. Acute intermittent porphyria: focus on possible mechanisms of acute and chronic manifestations. Intractable Rare Dis Res, 2020, 9(4): 187 – 195.

[3] CARDENAS J L, GUERRERO C. Acute intermittent porphyria: general aspects with focus on pain. Curr Med Res Opin, 2018, 34(7): 1309 – 1315.

[4] LINENBERGER M, FERTRIN K Y. Updates on the diagnosis and management of the most common hereditary porphyrias: AIP and EPP. Hematology Am Soc Hematol Educ Program, 2020, 2020(1): 400 – 410.

[5] ZHAO L, WANG X, ZHANG X, et al. Therapeutic strategies for acute intermittent porphyria. Intractable Rare Dis Res, 2020, 9(4): 205 – 216.

[6] GOMÁ-GARCÉS E, PÉREZ-GÓMEZ M V, ORTÍZ A. Givosiran for Acute Intermittent Porphyria. N Engl J Med, 2020, 383(20): 1989.

（赵金霞）

病例 22 关节肿痛—速发皮下痛性结节

病历摘要

【基本信息】

患者女性，62 岁，因"多关节肿痛 6 年余"于 2019 年 9 月 4 日入院。

现病史： 6 年前（2013 年）患者无明显诱因出现多关节肿痛，双手第 1 至第 3 掌指关节、双腕、双肘及双膝关节，晨僵大于 1 小时，伴口眼干、牙齿有片状脱落，无腮腺肿大，否认脱发、光过敏、红斑及口腔溃疡，否认双手遇冷后变白、变紫及皮肤弹性变差等表现，未规范诊治。现为求治疗于我院就诊。

既往史： 30 年前诊断为"肺结核"，于胸科医院抗结核治疗后未再复查。

【体格检查】

T 36.2 ℃，P 86 次/分，R 19 次/分，BP 119/81 mmHg。全身未触及皮下结节，多个牙齿脱落，双手尺侧偏斜，双手第 1 至第 3 掌指关节、第 2 至第 4 近端指间关节、双腕、双肘、双膝关节肿胀伴压痛；双肘及右膝关节屈伸受限，双肩关节抬举受限。

【辅助检查】

C 反应蛋白 3.91 mg/L，动态红细胞沉降率 88 mm/h，血常规、肝肾功能大致正常；抗环瓜氨酸肽抗体 247.1 U/mL，抗角蛋白抗体 1∶160，抗核周因子抗体 1∶160，类风湿因子 216 IU/mL；抗核抗体

 笔记

1：320，抗 SSA Ro60 抗体（＋＋＋），抗 SSA Ro52 抗体（＋），抗 SSB 抗体（＋＋＋）；免疫球蛋白 G 30.55 g/L，免疫球蛋白 A 6.7 g/L。关节超声提示髌上囊积液，液深 12.4 mm，右膝关节滑膜增生，滑膜较厚处约 8 mm，滑膜上可见较丰富血流信号，PD 2 级。胸部 CT 未见特殊异常。

【初步诊断】

类风湿关节炎；干燥综合征。

【治疗经过】

患者疾病活动度评估 DAS28-CRP 评分为 5.8，为高疾病活动度，治疗上给予甲氨蝶呤 10 mg qw，来氟米特 10 mg/d，并在除外活动性肝炎、结核感染及肿瘤的基础上，加用依那西普 50 mg qw 皮下注射，病情好转后出院门诊随访。后因氨基转移酶升高停用来氟米特，保留甲氨蝶呤联合依那西普治疗，病情基本稳定。

2020 年 8 月 14 日患者就诊时诉皮肤近来出现多发痛性结节，分布于双手掌侧、指侧（图 22 - 1A、22 - 1B），伴关节疼痛反复，考虑不除外病情活动所致，遂先后调整依那西普为托法替布、托珠单抗，但患者关节疼痛和结节疼痛改善均不明显。2020 年 12 月 15 日，调整方案为甲氨蝶呤 10 mg qw、阿达木单抗 40 mg 2w，患者关节肿痛症状缓解，但皮肤痛性结节未见缓解，并进行性加重，同时蔓延至颜面部、足部、四肢及胸背部（图 22 - 1C ～ 图 22 - 1F）。因结节与患者关节症状并不平行，所以我们首次怀疑该结节可能与甲氨蝶呤相关。因此，于 2021 年 1 月 26 日，我们停用甲氨蝶呤，调整方案为来氟米特 10 mg/d，继续阿达木单抗 40 mg 2w，患者痛性结节缓解，但关节肿痛症状加重。为进一步证实该结节与甲氨蝶呤

笔记

存在相关性，2021 年 2 月 9 日，与患者沟通后再次调整方案为甲氨蝶呤联合阿达木单抗治疗，关节肿痛逐渐缓解，但痛性结节加重。进一步行结节病理活检：皮肤组织，真表皮交界处少量空泡变性细胞，真皮全层间质大量黏液变性，浅中层血管周围淋巴细胞浸润，可见噬黑素细胞。至此，我们考虑本例患者的痛性结节为甲氨蝶呤结节。

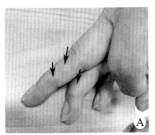
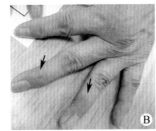
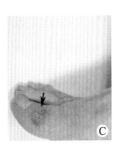
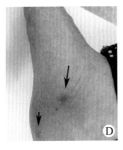
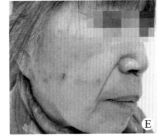
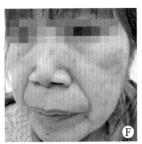

A、B：手指不同部位出现的结节病变；C~F：患者足部和颜面部出现的皮肤结节样病变。

图 22-1　患者手、足和颜面部皮肤出现的痛性结节样病变

鉴于患者对甲氨蝶呤治疗反应较好，我们先后尝试加用秋水仙碱片 0.5 mg/d，以及羟氯喹 200 mg bid 口服以改善痛性结节，但效果均不佳。最终于 2021 年 3 月 30 日调整方案为阿达木单抗 40 mg 2w，醋酸泼尼松片 10 mg/d，羟氯喹 200 mg bid，3 周后（2021 年 4 月 20 日）患者皮肤痛性结节完全消退。现患者泼尼松 5 mg/d，羟氯喹 200 mg bid，阿达木单抗 40 mg 4w，关节无肿痛，随访 1 年余皮肤痛性结节未再复发。

【最终诊断】

甲氨蝶呤结节；类风湿关节炎；干燥综合征。

病例分析

本例患者是典型的类风湿关节炎患者，在接受甲氨蝶呤等治疗后关节症状进行性改善，但双手、双足及颜面部皮肤出现痛性结节且进行性加重，经过反复调整用药方案，停用、复用甲氨蝶呤并结合病情改变，最终得以明确皮肤病变为甲氨蝶呤导致的甲氨蝶呤结节。

甲氨蝶呤是治疗类风湿关节炎的传统改善病情抗风湿药物（DMARDs）之一，其被批准用于治疗类风湿关节炎后，取得了巨大成功。即便在生物 DMARDs 和靶向 DMARDs 被广泛应用的今天，甲氨蝶呤依然被国内外指南或共识推荐为类风湿关节炎治疗的基石药物。因此，在关注甲氨蝶呤治疗效果的同时，对其所有可能的不良反应也应给予充分关注，这有助于临床医师准确地判断病情并给予及时调整。

甲氨蝶呤结节于 1988 年首次被报道，报道中 3 例类风湿关节炎患者因服用甲氨蝶呤导致皮下结节和（或）皮肤血管炎，主要出现在指间关节周围，也出现在鼻部、枕部、耳部、肘部、臀区和大腿，也可伴随甲襞皮肤血管炎的表现。最初这种结节被称为速发性结节，此后被多次报道，后也被称为甲氨蝶呤结节。甲氨蝶呤结节发生率并不低，可达 8%～10%，且在病情控制良好的患者中较常见。甲氨蝶呤结节与类风湿结节容易混淆，但可区分：①形态上甲氨蝶呤结节要更小；②分布上甲氨蝶呤结节最常见于指间关节周

笔记

围，可见于皮肤任何位置，甚至可以见于内脏器官，如肺和脑膜；③甲氨蝶呤结节出现和生长的速度非常快；④甲氨蝶呤结节有不适感甚至痛感；⑤甲氨蝶呤结节可伴甲襞或皮肤的血管炎改变。如本例患者起初表现为指间关节周围的小结节，很快成为蔓延至颜面部、双手、双上臂、双足等部位的痛性结节，这些特征均符合上述甲氨蝶呤结节的特征。甲氨蝶呤结节与经典的类风湿结节在组织病理学上的特征类似，或描述为血管炎改变，所以组织病理学难以将二者进行区分。甲氨蝶呤结节最早可在用药 1 个月就出现，最晚在用药 8 年才出现。

尽管有学者认为甲氨蝶呤结节的发生与甲氨蝶呤的累积剂量相关，但基因易感性的解释似乎更被认可。有研究发现 HLA-DRB1 * 0401 可能与甲氨蝶呤结节的形成有关。甲氨蝶呤结节发生的机制可能为甲氨蝶呤在部分易感人群中，可导致关节外组织单核细胞释放腺苷，后者可通过与巨噬细胞表面的腺苷 A_1 受体结合形成结节。

关于甲氨蝶呤结节的治疗，目前认为尚无特定药物。有报道秋水仙碱可改善甲氨蝶呤结节，其有效率可达 50% ，但起效缓慢，需要 4 个月甚至更长时间。我们所报道的病例在给予 3 周左右治疗后并未改善。羟氯喹也被报道对甲氨蝶呤结节治疗有良好的作用，同样本例患者经羟氯喹治疗后结节也未见明显改善。这也不能完全否定其有效性，因本例患者结节疼痛明显，我们无法给予更长的治疗观察时间。甲氨蝶呤结节通常在停用甲氨蝶呤 1 ~ 13 个月消退，约 70% 的患者随甲氨蝶呤停药而缓解。本例患者在停用甲氨蝶呤 1 个月内结节便开始减轻并消退，所以可以肯定的是停用甲氨蝶呤是改善这种结节最为有效的策略。

笔记

🔲 病例点评

甲氨蝶呤结节是甲氨蝶呤使用过程中的不良反应，在类风湿关节炎的临床诊疗中，当接受甲氨蝶呤治疗的患者出现速发的痛性结节时，应高度警惕甲氨蝶呤所致结节可能，及时停用甲氨蝶呤并调整治疗方案以使患者获益最大化。

参考文献

[1] FRAENKEL L, BATHON J M, ENGLAND B R, et al. 2021 American College of Rheumatology Guideline for the Treatment of Rheumatoid Arthritis. Arthritis Care Res (Hoboken), 2021, 73(7): 924-939.

[2] SMOLEN J S, LANDEWÉ R B M, BIJLSMA J W J, et al. EULAR recommendations for the management of rheumatoid arthritis with synthetic and biological disease-modifying antirheumatic drugs: 2019 update. Ann Rheum Dis, 2020, 79(6): 685-699.

[3] 方霖楷, 黄彩鸿, 谢雅, 等. 类风湿关节炎患者实践指南. 中华内科杂志, 2020, 59(10): 772-780.

[4] LAU C S, CHIA F, DANS L, et al. 2018 update of the APLAR recommendations for treatment of rheumatoid arthritis. Int J Rheum Dis, 2019, 22(3): 357-375.

[5] SEGAL R, CASPI D, TISHLER M, et al. Accelerated nodulosis and vasculitis during methotrexate therapy for rheumatoid arthritis. Arthritis Rheum, 1988, 31(9): 1182-1185.

[6] ABRAHAM Z, ROZENBAUM M, ROSNER I. Colchicine therapy for low-dose-methotrexate-induced accelerated nodulosis in a rheumatoid arthritis patient. J Dermatol, 1999, 26(10): 691-694.

[7] FALCINI F, TACCETTI G, ERMINI M, et al. Methotrexate-associated appearance and rapid progression of rheumatoid nodules in systemic-onset juvenile rheumatoid

笔记

arthritis. Arthritis Rheum, 1997, 40(1): 175 – 178.

[8] JANG K A, CHOI J H, MOON K C, et al. Methotrexate nodulosis. J Dermatol, 1999, 26(7): 460 – 464.

[9] PATATANIAN E, THOMPSON D F. A review of methotrexate-induced accelerated nodulosis. Pharmacotherapy, 2002, 22(9): 1157 – 1162.

[10] AHMED S S, ARNETT F C, SMITH C A, et al. The HLA-DRB1 * 0401 allele and the development of methotrexate-induced accelerated rheumatoid nodulosis: a follow-up study of 79 Caucasian patients with rheumatoid arthritis. Medicine (Baltimore), 2001, 80(4): 271 – 278.

[11] MIYASAKA N, SAITO I, UEMURA T, et al. Augmented expression of inflammatory cytokines and adhesion molecules in accelerated nodulosis during methotrexate therapy. Ann Rheum Dis, 1994, 53(7): 480 – 481.

[12] MERRILL J T, SHEN C, SCHREIBMAN D, et al. Adenosine A1 receptor promotion of multinucleated giant cell formation by human monocytes: a mechanism for methotrexate-induced nodulosis in rheumatoid arthritis. Arthritis Rheum, 1997, 40(7): 1308 – 1315.

[13] MERRILL J T, DIAKOLIOS C, GOODMAN S, et al. Inhibition of methotrexate-induced rheumatoid nodulosis by colchicine: evidence from an in vitro model and regression in 7 of 14 patients. J Clin Rheumatol, 1997, 3(6): 328 – 333.

[14] COMBE B, GUTTIERREZ M, ANAYA J M, et al. Possible efficacy of hydroxychloroquine on accelerated nodulosis during methotrexate therapy for rheumatoid arthritis. J Rheumatol, 1993, 20(4): 755 – 756.

[15] FRIES J F, SINGH G, LENERT L, et al. Aspirin, hydroxychloroquine, and hepatic enzyme abnormalities with methotrexate in rheumatoid arthritis. Arthritis Rheum, 1990, 33(11): 1611 – 1619.

（杨菊）

病例 23　腰骶部疼痛—乏力—四肢活动受限

病历摘要

【基本信息】

患者女性，34 岁，主因"腰骶部疼痛 18 个月，加重伴四肢活动受限 2 个月"入院。

现病史：患者 18 个月前开始出现腰骶部疼痛，不能弯腰，活动时明显。6 个月前开始出现双踝肿痛，负重时明显。2 个月前开始出现四肢乏力及活动受限，上举上肢时双肩疼痛并受限，不能独自站稳及行走，上下床、翻身均需家人帮助。患者腰骶部疼痛进行性加重，轻微活动即感疼痛明显，曾去多所医院就诊并被诊断为强直性脊柱炎、纤维肌痛综合征、骨关节炎、腰椎间盘突出等疾病，应用⁹⁹锝—亚甲基二膦酸、多种 NSAIDs 效果欠佳。病程中无身高变化。外院查 RF、HLA-B27、ESR、CRP 正常，骶髂关节 MRI 提示双侧骶髂关节面下骨髓水肿、髂关节面不规整（图 23 - 1）。

既往史：体健。

【体格检查】

T 36.5 ℃，P 70 次/分，R 14 次/分，BP 116/70 mmHg。身高 165 cm，体重 47 kg。四肢骨骼及双侧骶髂关节压痛明显、拒按，双侧"4"字征阳性，双手上举、双下肢抬举受限，四肢肌力Ⅳ级，双踝轻度可凹性水肿伴压痛。右膝上方约 10 cm 大腿内侧可触及一直径约 4.0 cm × 1.5 cm 质硬结节，活动度差，无压痛。

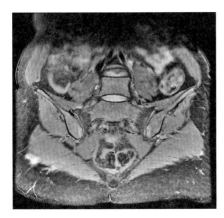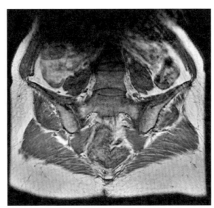

图 23 - 1 骶髂关节 MRI

【辅助检查】

血尿便常规、肝肾功能、动脉血气、凝血、血尿轻链、自身抗体、免疫球蛋白及固定电泳、补体、甲状腺功能、肿瘤标志物、T-spot. TB、肝炎病毒筛查均未见异常。PTH 47. 31 ng/L、ALP 167 U/mL、1 ,25-(OH)$_2$-D$_3$ 11 μg/L、血钙 2. 0 mmol/L、血磷 0. 52 mmol/L、血钾 3. 6 mmol/L、24 小时尿磷 21. 4 mmol/L、24 小时尿钙 2. 13 mmol/L、24 小时尿钾 40. 3 mmol/L。骨密度检查提示骨质疏松。腹部超声、全身浅表淋巴结、肺 CT 未见明显异常。右大腿肿瘤超声提示脂肪层内 2. 3 cm × 1. 2 cm 边界清晰的低回声实性为主分叶状结节，内部及周边可见少量血流信号（图 23 - 2）。PET-CT 显示右大腿中段皮下代谢活跃结节；双侧肋骨、骶骨翼、右侧舟骨及骰骨、左侧跟骨近关节面等多发隐匿性骨折（图 23 -3）。切除右大腿肿瘤，术后病理回报：病变符合磷酸盐尿性间叶瘤，倾向良性，免疫组织化学染色提示 FGF-23（ + ）、CK 混（少量 + ）、CD34 （血管 + ）、Ki-67 （局灶 + 约 8% ）、Desmin（ - ）、SMA（ - ）、S-100（ - ）、STAT6 （浆弱 + ）、BCL2（ + ）、CD99（ + ）、β-catenin（膜）、Vimentin（ + ）、EMA（ - ）。

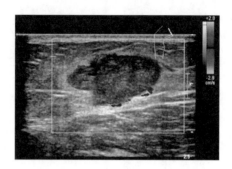

图 23 -2　右大腿肿瘤超声

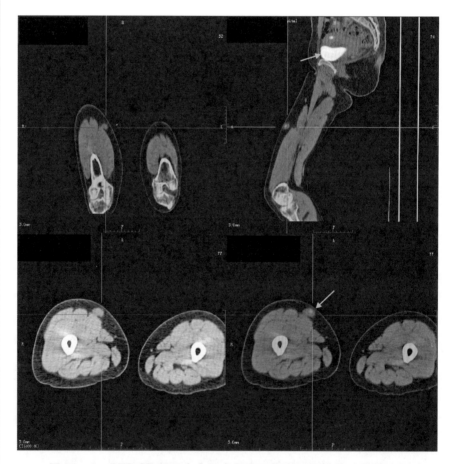

图 23 -3　PET-CT 显示右大腿中段皮下代谢活跃结节（绿箭头）

【诊断】

低磷骨软化症；磷酸盐尿性间叶瘤。

【治疗】

静脉注射甘油磷酸钠，同时口服中性磷酸盐合剂，口服NSAIDs 止痛对症，辅以补钙、双膦酸盐抗骨质疏松治疗。切除肿瘤第 4 天复测血磷恢复至正常范围，腰骶痛有一定改善，停止静脉注射磷制剂，继续口服中性磷酸盐合剂。2 个月后随访，患者腰骶及四肢疼痛完全缓解，行动自如，复查监测血磷正常稳定。患者腰骶部疼痛、四肢活动受限原因为低磷骨软化症，考虑为肿瘤相关。

病例分析

本例患者表现为始于负重部位的进行性骨关节痛、显著肌无力、步态异常，无典型炎性腰背痛，炎症指标正常，骨密度检查提示严重骨质疏松，影像学提示多发隐匿性骨折，NSAIDs 及抗骨质疏松治疗无效，提示代谢性骨病可能。进一步筛查低磷血症、血钙正常、1,25-(OH)$_2$-D$_3$ 减低、ALP 升高、PTH 正常，考虑为低磷骨软化症。

进一步分析并寻找低磷血症原因，患者血磷在 < 0.64 mmol/L时仍可检测到尿磷，提示经肾排磷增多。患者无家族性遗传相关病史和特殊用药史，无淀粉样变性、干燥综合征等系统性疾病引起的范可尼综合征（患者血糖及血尿酸水平正常），查找低磷骨软化症病因的重点集中在是否为肿瘤性低磷骨软化症（tumor-induced osteomalacia，TIO）。

通过细致查体及影像学检查发现患者大腿内侧结节，最终手术

笔记

病理证实该结节为磷酸盐尿性间叶瘤。切除肿瘤后予以抗骨质疏松及补磷治疗，患者骨痛、肌无力症状得到明显缓解，低磷血症亦纠正，证实本例患者低磷骨软化症病因为肿瘤相关。

低磷骨软化症是以低磷血症、高碱性磷酸酶、尿磷排泄增多、骨骼矿化障碍、骨质软化或佝偻病为特点的罕见代谢性骨病，常表现为全身不明原因的骨痛和肌无力导致的步态障碍，部分患者可能出现几年内身高明显变矮。低磷骨软化症主要分为遗传性和获得性，获得性低磷骨软化症分为药物性和肿瘤继发，其中肿瘤继发的低磷骨软化症是一种罕见的副肿瘤综合征，机制尚不明确。大部分研究认为由肿瘤分泌过多的调磷因子，特别是 FGF-23 作用于肾近曲小管，间接抑制肾对磷酸盐的重吸收，引起肾磷排泄增加、高尿磷、顽固性低磷血症，造成获得性低磷骨软化症，常规补磷治疗效果欠佳。

TIO 于 1947 年被首次报道，全世界报道仅 300 余例。本病起病隐匿，特别是其肿瘤位置隐匿，因其早期症状无特异性，容易延误诊断和漏诊，后期临床表现主要为进行性骨关节痛及多发脆性骨折、显著肌无力、步态异常，常始于负重部位，严重者出现骨骼畸形和身高变矮，常规抗骨质疏松无效。X 线检查表现为骨密度降低、骨小梁和骨皮质边缘模糊，可表现为骨软化及骨折。实验室检查一般表现为低血磷、高尿磷，血 ALP 升高，$1,25\text{-}(OH)_2\text{-}D_3$ 水平正常或降低，血钙水平基本正常或轻度降低，甲状旁腺素正常或轻度升高，常规补磷效果差。

引起 TIO 的肿瘤多位于骨骼和软组织，四肢常见，其次为头面部、躯干，肿瘤多为良性，生长较缓慢，约 10% 为恶性，多见于前列腺癌。明确对肿瘤进行定性及定位诊断是 TIO 治疗的前体和关键，少数患者可通过详细的体格检查发现肿瘤，但由于此类肿瘤一般来源于间叶组织，大多数体积较小，位置隐匿，生长缓慢，一般查体很难发现，常规 CT 及 MRI 检查亦较难发现。生长抑素受体显像是一种有效的检测手段，多种间叶组织来源的肿瘤上可有生长抑素受体表达，故可利用奥曲肽（生长抑素类似物）与生长抑素受体结合显像，来对肿瘤进行定位，此法灵敏度较高，但特异性低，且国内开展极少。PET-CT 检查对骨骼肿瘤和软组织肿瘤的定位诊断有较高的敏感性，且^{68}镓-PET-CT 较^{18}氟-葡萄糖-PET-CT 对于肿瘤相关的骨软化症有更高的敏感性及特异性。此外，分段静脉采血测定 FGF-23 水平对于肿瘤的发现和定位也有重要意义。

对于 TIO 的治疗目前暂无指南，大多数学者认为本病的治疗原则为首先针对病因治疗，一般完整切除肿瘤后即可痊愈，有效率达90% 以上，药物治疗以补充中性磷和骨化三醇、活性维生素 D、钙剂等对症治疗为主，需终身服药，每日多次服用，以维持有效的血药浓度，但放疗和化疗对本病无效。大部分患者血磷水平在术后1~2 周可恢复正常，骨痛症状术后短期内可呈一过性加重，之后缓解，通常半年内改善。本病致病肿瘤常见病理类型为磷酸盐尿性间叶瘤，虽为良性，但有复发可能，术后应定期复查血磷，当再次出现血磷降低或出现骨痛等相关症状时应考虑肿瘤复发可能。长期服用中性磷合剂容易导致继发性甲状旁腺功能亢进，需每次小剂量分次口服中性磷溶液，并检测血钙、血磷、肾功能，以避免肾衰竭及肾钙化等并发症。文献还报道了其他治疗方式，包括口服钙敏受体激动剂西那塞卡诱发甲状旁腺功能减退治疗、奥曲肽受体治疗、抗FGF-23 抗体治疗、射频消融术等，但多为病例报道，证据级别有限，主要用于高度怀疑 TIO 但未明确定位且不能耐受口服中性磷制剂治疗的患者，目前不能推广应用。

病例点评

TIO 是一种罕见病，临床医师对本病的认识不足、早期临床表现非特异、检查不充分，是本病容易误诊的主要原因。当患者出现不明原因腰背痛和肌无力时，应细致查体，进行基本的电解质检查，充分筛查肿瘤，特别是筛查软组织和骨骼肿瘤对于实现早期诊断、有效治疗和积极的长期预后具有重要意义。此外，及时行病理检查可有效避免或减少误诊的发生。本例患者入院后经详细体格检查发现了大腿肿物，为进一步明确定位提供了重要的诊断线索，提示体格检查也是 TIO 不能忽视的重要定位手段。

参考文献

[1] 唐宏宇，王海彬，何伟，等. 髋部磷酸盐尿性间叶瘤致全身低磷骨软化症 4 例. 中华关节外科杂志，2018，12(5)：727 – 729.

[2] BERGWITZ C, COLLINS M T, KAMTH R S, et al. Case records of the Massachusetts General Hospital. Case 33- 2011. A 56-year-old man with hypophosphatemia. New England Journal of Medcine, 2011, 365(17)：1625 – 1635.

[3] CLIFLON-BLIGH R J, HOFMAN M S, DUNCAN E, et al. Improving diagnosis of tumor-induced osteomalacia with Gallium- 68 DATATATE PET-CT. Journal of Clinical Endocrinology Metab, 2013, 98(2)：687 – 694.

[4] AGRAWAL K, BHADADA S, MITTAL B R, et al. Comparison of ^{18}F-FDG and 68Ga DOTATATE PET-CT in localization of tumor causing oncogenic osteomalacia. Clinical Nuclear Medicine, 2015, 40(1)：e6 – e10.

[5] 巴建明，桑艳红，陆菊明，等. 12 例肿瘤性骨软化症的临床治疗及术后随访. 中华内分泌代谢杂志，2011，27(1)：19 – 23.

[6] WANG H, ZHANG D, LIU Y, et al. Surgical treatment of tumor-induced

osteomalacia lesions in long bones: seventeen cases with more than one year of follow-up. Journal of Bone Joint Surgery American, 2015, 97(13): 1084 - 1094.

（魏慧）

病例 24　弥漫性骨痛—多发性骨折— 肾小管酸中毒

病历摘要

【基本信息】

患者女性，56 岁，主因"左髋不适 6 年，弥漫性脊柱痛和四肢疼痛 3 年，加重 10 个月"入院。

现病史： 患者自 6 年前（2004 年 8 月）开始无诱因出现左髋部酸痛不适，行走时抬腿发沉，左腿需用力往外画弧线的方式迈步前行，但尚不影响日常劳作，未作处理。3 年后开始出现后背疼痛，程度较剧烈，尤以伸腰、伸背时明显，伴全身发紧、僵硬和四肢伸展不灵活。10 个月之前疼痛弥漫至全身，以后背为著，致脊柱不敢伸直，半年内逐渐出现驼背畸形，卧床不起。在当地摄腰椎 X 线片，诊断氟骨症，给予补钙等治疗，3 周左右全身疼痛一度改善，能站立，并进行少量活动。3 天后无诱因再次出现严重全身弥漫性疼痛，致卧床不起，生活不能自理。

患者曾于起病 4 年左右开始出现双踝周浮肿，1 年后全身疼痛加重时浮肿蔓延至颜面部、双膝以下和双上肢，尤以手背和足背明显。间断使用利尿剂时可暂时改善症状，但停药后浮肿再现。入院前3个月双下肢浮肿有加重的趋势，压之有凹陷。另外，曾于半年前因柏油样便和严重贫血（Hb 51 g/L），在当地住院确诊上消化道出血，经治疗（具体不详）后好转，其间不慎跌倒1次，当时并无明显疼痛，未在意。于半年后在我院就诊，发现左大腿部突出一物，行 X 线检查时发现左股骨干近端骨折呈畸形愈合，同时发现骨盆多发骨折。为进一步诊治收入院。

既往史：患者平素身体健康。曾于8年前行子宫肌瘤切除术。无烟、酒等不良嗜好，不饲养宠物，无药物、食物过敏史。自发病以来有明显乏力，否认口眼干燥和发热，饮食尚可，体重下降 25 kg。

【体格检查】

T 37.5 ℃，P 80 次/分，R 18 次/分，BP 120/80 mmHg。满口氟斑牙（图 24 - 1），脊柱呈弓背畸形，左大腿上段外凸成角畸形，左小腿前凸畸形，双下肢严重浮肿，以左侧明显，重压有凹陷；心、肺、腹部查体无特殊。

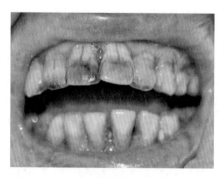

图 24 - 1 体格检查见患者满口氟斑牙

【辅助检查】

主要实验室检查包括：血红蛋白 43 g/L，网织红细胞比例正常，Coomb's 试验阴性，血清白蛋白 37.3 g/L，24 小时尿蛋白定量 1.5 g，血清甲状腺 T_3、T_4 水平及抗甲状腺球蛋白抗体、抗甲状腺过氧化物酶抗体均正常或阴性。全段甲状旁腺激素 268.90 pg/mL。血糖正常，尿糖阳性。血钙 1.94 mmol/L，游离钙 1.10 mmol/L，24 小时尿钙总量 1.005 mmol/L。无机磷 0.83 mmol/L，24 小时尿磷 9.93 mmol/L。碱性磷酸酶 1666.8 U/L。动脉血气：pH 7.35，氧分压 79.1 mmHg，二氧化碳分压 31.1 mmHg，实际碳酸氢根 16.9 mmol/L，碱剩余 8.1 mmol/L，氧饱和度 95.8%，尿液酸碱度测定 6。血氯化物 118.5 mmol/L，24 小时尿氯化物 113.1 mmol/L。血钾 3.84 mmol/L，24 小时尿钾 19.70 mmol/L。血肌酐 98.2 μmol/L，内生肌酐清除率 43 mL/min。绒毛膜促性腺激素 11.25 U/L，癌胚抗原、甲胎蛋白、CA15-3 等均正常。类风湿因子、抗核抗体谱均为阴性。X 线片提示椎体有明显骨质硬化，椎旁韧带钙化形成；左胫骨干骨折（图 24 - 2）和股骨干近端骨折（图 24 - 3），骨盆畸形，右侧坐骨支和耻骨支多发骨折；同时期在 PET-CT 定位片上发现骨盆多发骨折（图 24 - 4），好似骨骼散架，未发现肿瘤证据。超声提示：双肾体积缩小，皮质回声增强；甲状腺多发结节及钙化，右侧甲状旁腺增生。全身骨扫描：全身多发异常浓聚灶，集中在骨折部位；右肾萎缩，显影差。膝关节 X 线正侧位见骨小梁稀疏模糊，符合骨软化症，右侧胫骨上段合并骨折（图 24 - 5）。

笔记

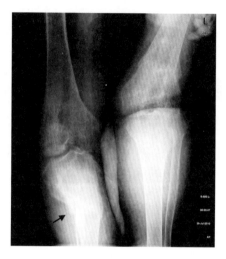

图 24 - 2   入院 X 线检查发现患者左胫骨干骨折

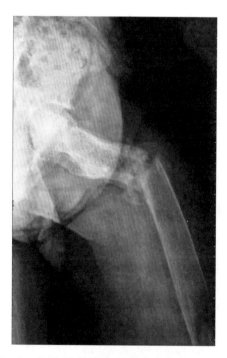

图 24 - 3   入院 X 线检查发现患者股骨干近端骨折

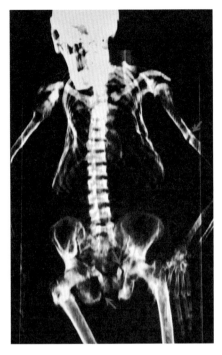

图 24 –4 入院后在 PET-CT
定位片上发现患者四肢和
骨盆多发骨折

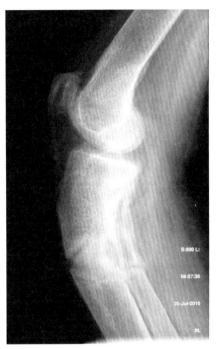

图 24 –5 膝关节 X 线见
骨小梁稀疏模糊，右侧
胫骨上段合并骨折

【最终诊断】

慢性氟中毒；慢性肾损害；范可尼综合征（继发性）；氟骨症
（混合型）；多发性骨折。

【治疗】

入院后给予输注悬浮红细胞、补钙、纠正酸中毒、止痛等治
疗，疼痛症状稍好转。

病例分析

在临床对于骨痛，首先要关注症状的范围，其次是看起病的缓
急。症状局限而急性起病者多为原发性骨折或继发（如骨质疏松或

压缩）性骨折所致；症状局限而缓慢起病者则以骨肿瘤、骨坏死多见。而症状弥漫者多缓慢起病，常与骨质疏松、骨软化症、Paget病及多发性骨髓瘤等相关。最后需结合实验室和影像学检查进一步进行鉴别。本例患者为中老年女性，临床突出表现为弥漫性骨痛和X线等影像学检查证实的股骨、胫骨、坐骨、耻骨及椎体的自发性骨折或者轻伤骨折，PET-CT检查中未发现有骨肿瘤或者实体肿瘤的证据，因此骨肿瘤或肿瘤骨转移可能性不大，而主要考虑骨质疏松、骨软化症及甲状旁腺功能亢进症等代谢性骨病。

本例患者有显著的PTH水平升高，需要考虑甲状旁腺功能亢进症（甲旁亢）。甲旁亢有原发和继发之分，原发者为甲状旁腺本身病变（肿瘤或增生）引起的PTH合成分泌过多，导致高钙血症和低磷血症；继发者则为低钙血症刺激甲状旁腺分泌过多的PTH所致。本例患者PTH水平升高，而血钙水平下降，因此考虑为继发性甲旁亢。

骨质疏松和骨软化症有时需仔细鉴别。骨质疏松以骨量减少、骨的微观结构退化为特征，致使骨脆性增加而易于发生骨折，常累及脊柱和四肢骨，轻至中度骨质疏松通常没有症状，除非发生骨折，实验室检查一般无特异性表现。相比而言，以骨矿化障碍为特征的骨软化症，主要累及长骨和骨盆，以弥漫性骨痛、僵硬和碎小步态为典型临床表现，实验室检查可见低钙和（或）低磷血症，同时碱性磷酸酶升高。在X线片上，骨质疏松的骨小梁清晰而稀疏，而骨软化症的骨小梁则模糊不清。本例患者弥漫性骨痛和僵硬的临床表现，实验室检查发现低钙、低磷及碱性磷酸酶升高的生化特征及其X线片也可见骨小梁模糊不清的特点支持骨软化症。

骨软化症的原因有多种。维生素D缺乏是骨软化症最常见的病因，其他包括低磷血症、低钙血症、肾小管病变、慢性肾脏功能不

笔记

全及可引起骨矿化障碍的碱性磷酸酶减少、氟化物中毒等。上述各种病变又常与维生素 D 缺乏密切相关。

首先，低磷血症常见于因维生素 D 缺乏而导致的继发性甲旁亢患者，此时血钙明显下降，尿钙亦常减低；相反，原发性低磷血症患者，如性连锁低磷血症性佝偻病（又称遗传性维生素 D 抵抗性佝偻病）和少见的瘤相关性低磷血症患者，血钙是正常的，而本例患者的生化特征符合继发性低磷血症。

其次，肾小管酸中毒（RTA）可引起骨软化症，酸中毒本身还可影响骨的矿化作用，影响肾小管对磷的重吸收，其中以碳酸氢根重吸收障碍为特征的 II 型肾小管酸中毒常合并对糖、磷酸盐、尿酸盐、氨基酸及蛋白质的重吸收障碍，导致继发性范可尼综合征。RTA 是临床上较少见的疾病，可有多种类型：1 型（远端肾小管酸中毒）、2 型（近端肾小管酸中毒）、3 型（兼具 1 型与 2 型的特征，为 2 型碳酸酐酶缺乏所致）和 4 型（醛固酮减少或肾小管对醛固酮反应性减低）。1 型 RTA 是由远端肾小管酸化功能障碍引起，主要表现为管腔液与管周液间无法形成高 H^+ 梯度，临床主要表现为高氯性代谢性酸中毒、低钾血症和钙磷代谢障碍，后者严重时常引起代谢性骨病导致骨痛、骨质疏松和骨畸形，常伴肾结石及肾钙化。引起 1 型 RTA 最常见的继发因素是干燥综合征和类风湿关节炎等自身免疫性疾病，本例患者既无口干、眼干，也无手腕关节肿痛等症状，ANA、RF 等自身抗体均为阴性，不支持。2 型 RTA 主要为 HCO_3^- 重吸收障碍导致近端肾小管酸化功能受损。临床也表现为高氯性代谢性酸中毒、低钾血症和钙磷代谢障碍。1 型和 2 型 RTA 的区别在于一方面 2 型 RTA 患者尿中 HCO_3^- 增多，可滴定酸及 NH_4^+ 正常，由于尿液仍能在远端肾小管酸化，故尿 pH 常在 5.5 以下，低血钾常较明显，但低血钙及低血磷远比远端 RTA 轻，极少出现肾结石及肾钙化;另一方面,2 型 RTA 很少出现单项功能指标异常。更常见的是近端肾小管的复合功能受损,即除碳酸氢盐流失外,还同时出现糖尿、磷酸盐尿、尿酸尿和肾小管性蛋白尿等异常,并导致一系列临床症候群,即范可尼综合征。4 型 RTA 与醛固酮分泌减少有关,临床上主要表现为高氯性代谢性酸中毒病高钾血症。显然,本例患者的生化结果及动脉血气结果分析存在高氯性代谢性酸中毒,符合肾小管酸中毒的特点,同时在血糖正常的情况下出现尿糖试验阳性,其尿蛋白阳性,血钙、血磷水平降低的临床特点显然与 1 型及 4 型 RTA 不符,而与 2 型 RTA 完全吻合,诊断范可尼综合征成立。

范可尼综合征的病因在儿童多为遗传所致,在成人则多为后天获得,常继发于慢性肾间质肾炎、肾移植、骨髓瘤性肾病、肾淀粉样变形、干燥综合征及重金属重度或药物肾损害等。患者无口干、眼干表现,自身抗体检查也均为阴性,不符合干燥综合征既往相关肾毒性药物服用历史,因此不考虑此类疾病。

最后,长期的肾功能不全除可由维生素 D 缺乏而致低钙血症引起继发性甲旁亢外,也可导致氟中毒,出现氟斑牙和氟骨症,尤其是在高氟水源区;同时,在氟中毒的患者,反过来也会引起或加重原有的肾损害,形成恶性循环,导致氟中毒加重。从影像学的角度看,患者的脊柱 X 线表现为椎体骨密度增高,尤以两端终板为著,同时椎旁韧带明显钙化,符合典型的氟骨症表现。患者长期生活在高氟水源区,虽然没有进行氟的检测,但其典型的氟斑牙和椎体氟骨症表现支持患者存在氟中毒,患者弥漫性骨痛和多发性骨折为氟中毒引起的骨软化症所致。

有证据表明,肾脏是除松果体外最易引起氟沉积的人体器官,氟化物对肾小球滤过率有明显影响,过量的氟在肾脏沉积可直接引

笔记

起肾损害，一些发生肾损害的患者经过引用无氟水源可获得症状的明显改善。同时，肾脏疾病可显著增加机体氟中毒的易感性。在健康成人，肾脏可清除50%人体消化吸收的氟，而在有肾损害的患者，肾脏对氟的清除能力下降到10%~20%。在进展期的肾病患者，其骨损害与氟中毒导致的骨软化症十分相像，推测可能一些慢性肾损害的患者发生了氟骨症，但被漏诊了。这不难理解，本例患者在肾脏生化指标正常的情况下，其内生肌酐清除率明显下降跟氟中毒相关。同时我们推测，氟中毒可能影响了肾小管的功能，导致近端肾小管的复合转运功能障碍——近端肾小管酸中毒，引起低钙、低磷血症，并继发甲旁亢；在氟中毒的作用下，肾脏损害持续存在的结果使得肾脏维生素D_3的羟化作用减弱，引起维生素D_3缺乏，继续加重骨软化症。另外，患者出现的严重贫血，可能与其肾功能受损促红细胞生产素的合成减少有关。而其严重的下肢水肿，经过超声检查证实双下肢无静脉血栓形成和静脉瓣功能不全的表现，同时血清白蛋白和甲状腺功能也基本正常，考虑为患者骨折后下肢静脉及淋巴回流障碍所致。

病例点评

　　骨软化症的病因纷繁复杂，可以是单因素作用，也可以是多种因素共同作用，不同原因之间可相互影响，增加了鉴别诊断的难度。氟骨症可以表现为骨硬化，也可以表现为骨软化，或两者兼有，后者比较少见，容易造成诊断延误。经过对本例患者的诊治我们不难得出以下启示：长期肾功能不全可引起氟中毒，长期的氟中毒也可导致肾功能受损，并使原来的肾脏病加重，形成恶性循环。

笔记

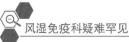

参考文献

[1] WU S, WANG Y, IQBAL M, et al. Challenges of fluoride pollution in environment：mechanisms and pathological significance of toxicity—A review. Environ Pollut, 2022, 304：119 - 241.

[2] 刘俊玲, 夏涛, 余要勇, 等. 饮水氟含量与儿童肾损害的暴露—效应关系. 卫生研究, 2005, 34(3)：287 - 288.

[3] KALISINSKA E, PALCZEWSKA-KOMSA M. Teeth of the red fox Vulpes vulpes（L, 1758）as a bioindicator in studies on fluoride pollution. Acta Theriol（Warsz）, 2011, 56(4)：343 - 351.

（李胜光）

病例 25　腰背痛—多关节痛—突聋—面瘫

病历摘要

【基本信息】

患者男性，35 岁，主因"腰背痛伴多关节疼痛 1 月余，左耳突聋、右侧面瘫 10 天"入院。

现病史： 1 月余前患者因低热被诊断为"牙周炎"，口服"头孢类"抗菌药物后出现腰背部疼痛，以下腰背为著，常于夜间痛醒，活动后改善不明显，伴双侧颞颌关节、双髋及双膝关节疼痛，呈"电击样"，发作时疼痛难忍，持续数分钟到数小时后可缓解。否认足跟痛及眼炎病史，否认皮疹，否认近期腹痛、腹泻、尿频、尿急、尿痛症状。就诊于外院，行腰椎 CT 及 MRI 检查提示腰 5～骶 1 椎间盘突出，动态红细胞沉降率 47 mm/h，C 反应蛋白 50.84 mg/L，给予洛索洛芬钠口服，症状改善欠理想。10 天前无诱因出现左耳听力丧失，右耳听力下降和右侧面瘫，伴眩晕，无黑蒙、心悸等不适，就诊于外院耳鼻喉专科，考虑"突发性耳聋"，给予甲泼尼龙 40 mg，静脉滴注 3 天，同时给予甲钴胺营养神经，患者听力无改善。遂就诊于外院风湿免疫科门诊，化验 HLA-B27、类风湿因子和抗核抗体谱均为阴性，MRI 提示双侧骶髂关节炎，骶骨及双侧髂骨多发骨髓水肿，右侧相邻臀小肌水肿，双侧髂骨周围少量积液（图 25 - 1）。诊断"脊柱关节炎?"，给予复方倍他米松注射液 1 mL 肌内注射，并给予依托考昔口服，患者症状无改善。为进一步诊治收入我院。患者自发病以来，睡眠欠佳，饮食尚可，大小便正常，体重减轻 5 kg。

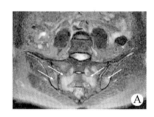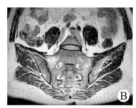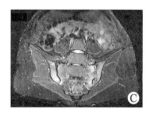

骶髂关节骨髓水肿的对比：A、B：本例患者骶髂关节 MRI 提示骶骨和髂骨多发水肿；C：脊柱关节炎患者典型的骶髂关节软骨下、近关节面的骨髓水肿。

图 25 - 1 骶髂关节骨髓水肿与脊柱关节炎

（图片引自 *Frontiers in Immunology*）

既往史：既往体健。吸烟 10 年，3 支/日。否认脊柱关节炎家族史。

【体格检查】

T 36.3 ℃，P 80 次/分，R 18 次/分，BP 122/78 mmHg，右侧额纹消失、鼻唇沟变浅，双肺呼吸音清，未闻及心脏杂音，腹软，无压痛，肝脾肋下未触及，棘突无压痛，双侧直腿抬高试验和"4"字试验均为阴性，四肢肌张力正常，右下肢肌力3级，左下肢肌力5级，病理征阴性。

【辅助检查】

红细胞沉降率7 mm/h，C反应蛋白38.5 mg/L，血尿酸905 μmol/L，肌酐84 μmol/L，乳酸脱氢酶2765 U/L。血常规、氨基转移酶指标未见异常。梅毒螺旋体抗体26.73 S/CO（≤1），快速梅毒血清反应素试验1∶8阳性，梅毒螺旋体抗体凝集试验阳性，艾滋病抗原/抗体阳性，疾病预防控制中心艾滋病抗体阳性。T、B淋巴细胞亚群 $CD3^+CD4^+$ T细胞16%（29%～46%），CD4/CD8 0.3（0.71～2.78）。入院1周患者病情恶化时复查：C反应蛋白169.97 mg/L，白细胞 20.08×10^9/L，血小板 24×10^9/L，丙氨酸转氨酶63 U/L，天冬氨酸转氨酶117 U/L，碱性磷酸酶156 U/L，乳酸脱氢酶13 319 U/L，尿酸1609 μmol/L，肌酐273 μmol/L。

全身骨显像检查未见异常；骶髂关节CT检查未见骶髂关节面骨质破坏（图25-2）；腹盆部增强CT提示肝脾大，胆囊壁局限性增厚，胰腺肿大伴坏死，脾脏多发梗死，右肾上腺区及左肾肿块，大网膜增厚，少量腹腔积液（图25-3）。

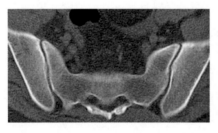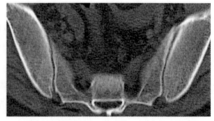

图25-2　患者骶髂关节CT未见异常

进一步追问患者个人史，患者诉其前女友有吸毒史。请皮肤科、影像科等科室行多学科会诊，结合患者症状、体征、实验室检

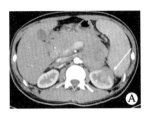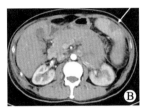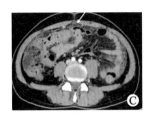

A：左肾占位；B：脾梗死；C：大网膜增厚。

图 25 -3 患者腹盆部增强 CT

查及影像学检查结果，最终考虑患者系三期梅毒合并获得性免疫缺
陷综合征伴多器官受累，患者腰背痛及关节症状与患者突聋类似，
推测为三期梅毒导致的相应损害。

【诊断】

梅毒合并获得性免疫缺陷综合征伴多器官受累。

【治疗】

患者在住院明确诊断过程中，疼痛持续时间较入院前进行性延
长，疼痛程度较入院前持续加重，血常规三系进行性下降，血肌酐
进行性升高，在住院 1 周内诊断明确后转专科医院治疗，于 1 个月
内死亡。

病例分析

本例患者年龄小于 45 岁，以腰背痛和多关节疼痛为主要临床
特征，腰背痛特点部分符合炎性背痛的特征，而且患者 C 反应蛋白
增加及红细胞沉降率增快，MRI 提示骶骨及髂骨存在骨髓水肿，根
据国际脊柱关节炎协会（Assessment of Spondylo Arthritis international
Society，ASAS）2009 年脊柱关节炎的分类标准，患者似乎满足中
轴型脊柱关节炎的诊断。当给予相应治疗后，患者症状和体征并无

相应改善。在患者收入我院逐步排查病因的过程中，我们发现患者存在梅毒螺旋体及人类免疫缺陷病毒感染，最终确诊为梅毒合并获得性免疫缺陷综合征伴多器官受累。

患者入院前对自己罹患梅毒和艾滋病并不知情，倘若患者没有被收入院进一步诊治，或许很难明确诊断。然而，当我们回溯并仔细梳理本例患者的整个病程时，不难发现，有多处线索提醒临床医师需充分警惕脊柱关节炎之外的其他疾病。

首先，对患者外周关节受累的特点进行分析，本例患者呈对称性关节疼痛但无肿胀，而脊柱关节炎外周关节受累通常为非对称性的关节肿痛。此外，对患者进行住院病历采集时得知患者关节疼痛为间歇性电击样疼痛，这与脊柱关节炎外周关节受累时持续性肿痛的特点并不相符。其次，患者在病程中突然出现的耳聋和面瘫，在耳鼻喉专科按"突发性耳聋"治疗后，并没有得到相应的改善。在此背景下，将患者的"突聋、面瘫"和"腰背痛、关节痛"以二元论独立分析并不合适，因为患者最近一次的就诊，主诉已由腰背痛和关节痛变更为突聋和面瘫。再次，患者的骶髂关节MRI检查确实提示骶髂关节的骨髓水肿，但是仔细阅片可以发现，患者的骨髓水肿并非骶髂关节周围或软骨下的典型位置，而是弥散于骶骨和髂骨远离关节面的部分，这与脊柱关节炎中骶髂关节炎的骨髓水肿并不一致。最后，患者否认脊柱关节炎的家族史，以及患者对非甾体抗炎药不佳的治疗反应，均提示患者脊柱关节炎的诊断需要非常谨慎。

在临床实践中，风湿科专科医师很少给因腰背痛或者关节疼痛到门诊就诊的患者进行艾滋病及梅毒的血清学检测。而现有流行病学证据显示，可能由于人口流动性增加，梅毒的患病率及HIV的感染率近些年显著增加。本例患者在住院前对自己患有梅毒和HIV感染并不知情，结合患者颅神经受损，推测患者为三期梅毒神经受损或者HIV感染导致神经受累。当然，对于神经梅毒的确诊，脑脊液的检查是不可或缺的，对于本例患者神经受累病因的明确也会有很大的帮助。然而，患者在确诊后因病情恶化，并没有进一步完善此项检查。有研究发现，对于同时罹患艾滋病和梅毒的患者，HIV感染可能会改变梅毒的自然病程和临床表现，加剧梅毒的发生和发展进程。

梅毒也可以导致关节受累，但非常少见，多见于二期和三期梅毒。约2.0%的梅毒患者会出现关节症状，仅0.2%表现为骨膜炎。HIV感染同样可以出现风湿性疾病的临床表现，而且并不少见，如关节痛、关节炎、肌痛，甚至满足脊柱关节炎、反应性关节炎和银屑病性关节炎等风湿性疾病的诊断，导致罹患这类疾病的概率也明显增加。本例患者以关节痛为主要表现，无关节肿胀，所以尚不足以诊断反应性关节炎。因此，患者关节痛可以梅毒或HIV感染来解释，但现有证据很难明确是HIV感染所致还是梅毒感染所致，抑或两种感染存在协同作用。此外，值得注意的是患者住院期间血尿酸持续升高，有文献报道HIV感染者中10.67%可以出现高尿酸血症，而在出现肿瘤的HIV感染者中高尿酸血症发生概率能高达41%。如排除原发性高尿酸血症，推测本例患者的高尿酸血症可能与HIV感染相关，结合进行性升高的乳酸脱氢酶及影像学上提示的多发占位，不排除患者在HIV感染基础上并发了肿瘤。

病例点评

梅毒和HIV感染均可以腰背痛和关节痛为主要表现，然而本例患者其临床特征与真正的脊柱关节炎相似但不相同，临床工作中应

笔记

加以重视并注意鉴别。

参考文献

[1] LORENZIN M, ORTOLAN A, FELICETTI M, et al. Spine and sacroiliac joints lesions on magnetic resonance imaging in early axial-spondyloarthritis during 24-months follow-up (Italian arm of space study). Front Immunol, 2020, 11: 936.

[2] RUDWALEIT M, LANDEWE R, VAN DER HEIJDE D, et al. The development of assessment of spondyloarthritis international society classification criteria for axial spondyloarthritis (part Ⅰ): classification of paper patients by expert opinion including uncertainty appraisal. Ann Rheum Dis, 2009, 68(6): 770 – 776.

[3] RUDWALEIT M, VAN DER HEIJDE D, LANDEWE R, et al. The development of assessment of spondyloarthritis international society classification criteria for axial spondyloarthritis (part Ⅱ): validation and final selection. Ann Rheum Dis, 2009, 68(6): 777 – 783.

[4] RUDWALEIT M, JURIK A G, HERMANN K G, et al. Defining active sacroiliitis on magneticresonance imaging (mri) for classification of axial spondyloarthritis: a consensual approach by the asas/omeract mri group. Ann Rheum Dis, 2009, 68(10): 1520 – 1527.

[5] 胡冰雪, 曲波, 刘洁, 等. 中国 1990—2011 年梅毒流行特征分析与趋势预测. 现代预防医学, 2014, 41(6): 961 – 963, 971.

[6] SAIGAL R, CHAKRABORTY A, YADAV R N, et al. Rheumatological manifestations in HIV-positive patients: a single-center study. Adv Ther, 2020, 37(10): 4336 – 4345.

[7] WORKOWSKI K A, BOLAN G A, Centers for Disease Control and Prevention. Sexually transmitted diseases treatment guidelines, 2015. MMWR Recomm Rep, 2015, 64(RR-03): 1 – 137.

[8] FRENCH P, GOMBERG M, JANIER M, et al. IUSIT: 2008 European Guidelines on the Management of Syphilis. Int J STD AIDS, 2009, 20(5): 300 – 309.

[9] PIALOUX G, VIMONT S, MOULIGNIER A, et al. Effect of HIV infection on the

course of syphilis. AIDS Rev, 2008, 10(2): 85 – 92.

[10] MINDEL A, TOVEY S J, TIMMINS D J, et al. Primary and secondary syphilis, 20 years' experience. 2. clinical features. Genitourin Med, 1989, 65(1): 1 – 3.

[11] CUELLAR M L, ESPINOZA L R. Rheumatic manifestations of HIV-AIDS. Baillieres Best Pract Res Clin Rheumatol, 2000, 14(3): 579 – 593.

[12] MEDINA-RODRIGUEZ F, GUZMAN C, JARA L J, et al. Rheumatic manifestations in human immunodeficiency virus positive and negative individuals: a study of 2 populations with similar risk factors. J Rheumatol, 1993, 20(11): 1880 – 1884.

（石连杰）

病例 26　肌肉疼痛—足跟痛—皮下结节—无脉

病历摘要

【基本信息】

患者男性，26 岁，主因"间断肌肉疼痛 1 年余，皮下结节 2 个月"入院。

现病史：1 年前患者在活动后出现近端指节、大腿两侧肌肉及足跟疼痛，休息后好转，伴乏力，伴卧位到直立位时头晕，无发热，无皮疹、皮下结节，无腰背痛，无雷诺现象，无间断跛行。就诊于当地医院查白细胞 8.12×10^9/L，血红蛋白 112 g/L，血小板

$364 \times 10^9/L$，C 反应蛋白 125.33 mg/L，红细胞沉降率 42 mm/h，铁蛋白 813.5 ng/mL，PCT、RF、抗 CCP 正常，ANA、抗 ds-DNA、ANCA 抗体、抗 SSA、抗 SSB、抗 Jo-1 抗体正常，甲状腺功能正常。完善股骨 CT 检查提示双侧股骨中上段局部骨膜增厚，局部溶骨性小缺损。股骨 MR 检查提示股骨中上段骨膜略增厚，股骨下段局部异常信号，考虑水肿。手部 X 线检查提示双手骨质未见异常。骨密度检查提示骨量减少。骨扫描检查提示双侧肱骨上段及股骨上端骨代谢旺盛灶。当地医院考虑脊柱关节炎，予以氢化可的松 30 mg 约 5 天，患者肢体疼痛症状好转。出院后间断口服双氯芬酸对症治疗。10 个月前患者活动后出现肌肉酸痛，休息或口服双氯芬酸后好转，未诊治。2 个月前患者右下肢小腿后方、双肘关节内侧及足跟可触及黄豆大小硬结伴压痛，活动后加重，夜间疼痛明显，口服双氯芬酸后缓解，无发热，无关节痛，无关节活动受限。就诊我科门诊查校正红细胞沉降率 52 mm/h，白细胞 $13.25 \times 10^9/L$，中性粒细胞百分比 70.5%，中性粒细胞绝对值 $9.34 \times 10^9/L$，铁蛋白 746 ng/mL，类风湿因子 <20.0 IU/mL，C 反应蛋白 16.3 mg/dL。右肘关节正侧位 X 线检查提示关节轻度退行性变。超声检查提示右侧肘关节皮下软组织多个实性结节，性质待定。为求进一步诊治收入我科。患者自发病以来，神志清，精神可，食欲正常，二便无异常，近 1 年体重减轻 5 kg。

既往史：既往体健。否认家族遗传病病史。

【体格检查】

T 36.3 ℃，P 86 次/分，R 16 次/分，左下肢 BP 208/83 mmHg，右下肢 BP 205/89 mmHg（上肢血压未测出），身高 167 cm，体重 45 kg，BMI 16.15 kg/m²。神志清，精神可，全身浅表淋巴结未触及，右下肢小腿后方、双肘关节内侧及足跟可触及黄豆到花生大小硬结，压痛，右颈部可闻及血管杂音，左颈部未闻及血管杂音，双肺呼吸音清，未闻及干湿啰音，心律齐，未闻及杂音，腹软，全腹无压痛、反跳痛、肌紧张，肠鸣音 4 次/分，双下肢无水肿。腰椎及骶髂关节无压痛。双侧巴宾斯基征阴性，"4"字试验阴性。

【辅助检查】

血常规：白细胞 10.8×10^9/L，血红蛋白 87 g/L，血小板 626×10^9/L，中性粒细胞百分比 70.7%，中性粒细胞绝对值 7.64×10^9/L。尿常规、便常规、肝肾功能未见异常。校正红细胞沉降率 50 mm/h。C 反应蛋白 14.9 mg/dL，N 末端脑钠肽前体 2344 pg/mL，心肌酶及肌钙蛋白 T 正常。T-spot. TB 阴性。抗核抗体、中性粒细胞胞质抗体、抗内皮细胞抗体阴性。

超声心动图：左室增大，左室壁运动幅度略减低，二尖瓣反流（轻度），主动脉瓣反流（轻—中度），左室舒张功能减退，LVEF 48%。

肾动脉超声：右肾动脉主干血流速度增高，狭窄可能；右肾动脉管壁增厚，管腔重度狭窄（图 26 – 1）。

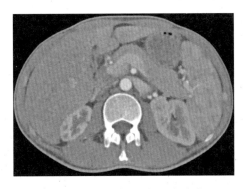

图 26 – 1　右肾动脉重度狭窄

全主动脉 CTA（图 26 – 2、图 26 – 3）：升主动脉至胸主动脉、头臂干、左颈总动脉及左锁骨下动脉起始部管壁环形增厚，头臂

笔记

干、左颈总动脉及锁骨下动脉管腔变窄、闭塞，左侧椎动脉近端受累，肠系膜上动脉与腹腔干共干。诊断结论：大动脉炎。

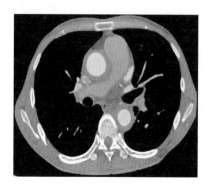

图 26 -2　升主动脉及降主动脉管壁明显增厚

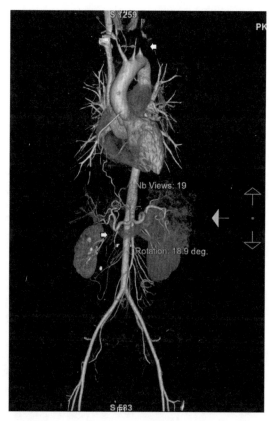

患者多发动脉狭窄，白色箭头提示左侧椎动脉近端、右肾动脉管腔重度狭窄。

图 26 -3　主动脉 CTA

笔记

【诊断】

多发性大动脉炎 V 型，继发性高血压。

【治疗】

治疗原发病予以 50 mg 泼尼松并规律减量，联合环磷酰胺。治疗继发性高血压予以氨氯地平联合阿罗洛尔。目前患者随访中，皮下结节完全消失，肌痛缓解。

病例分析

本例患者为青年男性，病程长，表现为肌痛、足跟痛、皮下结节，曾被误诊为脊柱关节炎。入院查体上肢血压不能测出，高度怀疑大动脉炎，查白细胞升高、贫血，红细胞沉降率、C 反应蛋白升高，主动脉 CTA 提示多发大动脉及其分支管壁增厚狭窄，考虑多发性大动脉炎，诊断明确。患者以皮肤、骨骼肌肉等血管外表现为首发表现，在门诊如果不进行细致全面的查体很难诊断。此外，患者头臂干、左颈总动脉及锁骨下动脉管腔变窄、闭塞，体位变化时存在头晕症状，同时患者右肾动脉重度狭窄，患继发性高血压。如何控制血压，减少靶器官损伤同时保证颅内供血，以及手术时机的选择是本病例的诊治难点。

大动脉炎血管外表现可有外周关节炎、骶髂关节炎、反复口腔溃疡、结节红斑、炎症性肠病、葡萄膜炎等。大动脉炎血管外表现容易被忽略，尤其是当血管外表现为首发表现时，极易误诊。韩国的一个大动脉炎队列中，共 268 例患者，其中 19% 的患者存在至少一种血管外表现，最常见的为关节炎，其次为口腔溃疡、炎症性肠病及结节红斑，约有 0.7% 的患者合并葡萄膜炎。在大动脉炎队列

笔记

中观察到的这些特征，均与脊柱关节炎临床表现重叠，本例患者在病程中出现了足跟痛的表现，既往的研究及本病例均提示我们需要高度注意大动脉炎与脊柱关节炎的鉴别诊断。本例患者皮肤表现为皮下结节，应用激素后，第2天结节明显消退，炎性结节可能性大。大动脉炎合并皮下结节非常罕见，Das. SK 报道过一例 4 岁大动脉炎合并皮下结节患者，与本例患者类似，皮下结节位于前臂、大腿、腹部等部位。对于不明原因皮下结节的患者需考虑大动脉炎可能。

对于大动脉炎除了治疗原发病，我们还需关注并发症治疗。本例患者大动脉炎累及入颅动脉和肾动脉，存在头晕症状及继发性高血压，经本院多学科讨论，患者虽然头颈部血管明显狭窄，但前后循环交通支开放，这可能是患者神经系统症状较轻的原因，下肢血压可控制在(140~160)/(80~100) mmHg，予以氨氯地平及阿罗洛尔控制血压。患者目前炎症指标升高，在疾病活动期，应以积极治疗原发病为主，患者神经系统症状轻微，无紧急手术指征，考虑到颈动脉受累广泛、肾动脉严重狭窄，给予足量糖皮质激素联合环磷酰胺治疗，待患者血管炎症控制后，再进一步评估肾动脉及头颈动脉介入手术指征。

病例点评

当大动脉炎以血管外表现为首发表现时，常缺乏特异性，易误诊。对于红细胞沉降率、C 反应蛋白明显升高，肌肉关节疼痛，皮下结节患者需警惕大动脉炎可能。本病例的诊治过程提示临床医师仔细询问病史及查体的重要性，如果通过询问病史、检验检查所获得的信息仍缺乏足够的特异性，此时详细的查体可能为疾病的诊断提供新的思路。疾病的诊断需要从多个维度入手，获得的信息越多，就越接近真相。

参考文献

［1］CHASSET F, FRANCÈS C. Cutaneous manifestations of medium-and large-vessel vasculitis. Clin Rev Allergy Immunol, 2017, 53(3): 452 – 468.

［2］FRANCÈS C, BOISNIC S, BLÉTRY O, et al. Cutaneous manifestations of takayasu arteritis. A retrospective study of 80 cases. Dermatologica, 1990, 181 (4): 266 – 272.

［3］KWON O C, LEE S W, PARK Y B, et al. Extravascular manifestations of takayasu arteritis: focusing on the features shared with spondyloarthritis. Arthritis Res Ther, 2018, 20(1): 142.

［4］DAS S K, DAHAL A, SHRESTHA N, et al. Takayasu's arteritis with subcutaneous nodules in a 4-year-old child: a case report. JNMA J Nepal Med Assoc, 2020, 58 (231): 930 – 933.

［5］MAZ M, CHUNG S A, ABRIL A, et al. 2021 American college of rheumatology/ vasculitis foundation guideline for the management of giant cell arteritis and takayasuarteritis. Arthritis Rheumatol, 2021, 73(8): 1349 – 1365.

（柴静）

病例 27　皮疹—胸背痛—腰痛

病历摘要

【基本信息】

患者女性，56 岁，主因"皮疹 6 年，胸背痛 4 年，腰痛 3 年，加重半年"入院。

笔记

221

现病史：6 年前患者双手掌侧、足跖底及小腿下端皮肤无诱因出现针尖大小的脓疱疹，密集或散在分布，伴轻度瘙痒，可自行破溃，破溃后皮肤脱屑及发红，未经诊治。4 年前出现间断性胸骨上段及前肋部肿痛、后背及肩胛区疼痛，活动后加重，休息后缓解，无发红，无发热、盗汗，无其他关节肿痛，无胸闷、气短，无恶心、呕吐等不适，未进一步诊治。3 年前开始出现持续性腰痛，为钝痛，站立时明显，平卧时缓解，无晨僵，曾用钙剂和鲑鱼降钙素无效，但用帕米膦酸钠可使疼痛减轻。近半年腰痛进一步加重，以致翻身和起卧困难，为进一步诊治收入院。患者自发病以来，精神好，饮食可，睡眠欠佳，大小便同前，体重下降 10 kg。

既往史：高血压病史 5 年，血压最高 150/90 mmHg，目前口服缬沙坦 40 mg qd 降血压治疗，血压控制在(110～120)/(70～80) mmHg。2 型糖尿病病史 5 年，服用二甲双胍 0.5 g tid 控制血糖，空腹血糖波动于 7～8 mmol/L，未监测餐后血糖。父母均死于肺结核。

【体格检查】

一般情况好，双手掌、足跖底及小腿下段皮肤可见针尖大小脓疱疹，伴片状脱屑和发红，无破溃（图 27 - 1），双侧胸锁关节膨隆有压痛，第 2、第 3 前肋、锁骨、胸骨、颈椎中下段、胸椎下段及腰 1～腰 3 有压痛，心肺及腹部查体未见异常。

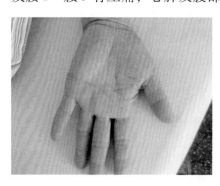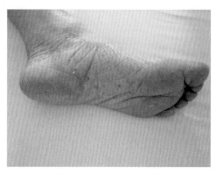

图 27 - 1　掌跖脓疱疹

【辅助检查】

实验室检查：红细胞沉降率 75 mm/h，C 反应蛋白 1.18 mg/dL。血常规、尿常规、肝肾功能、电解质、心肌酶谱、甲状旁腺激素、尿本周蛋白、免疫球蛋白固定电泳、PPD 试验、结核抗体、肿瘤标志物、HLA-B27、自身抗体（类风湿因子、抗核抗体谱和抗中性粒细胞胞质抗体）均正常或阴性。

骨密度：腰 2～腰 4 骨量丢失（T 值 −2.01），股骨颈正常。

腰椎和骨盆 X 线：腰 2 椎体变扁，多个椎体边缘毛糙，椎间隙不窄，双髋和骶髂关节退行性变。

胸部 CT：胸骨柄和胸骨体交界处骨质密度不均匀增高，边界毛糙，周围软组织略肿胀。

全身骨扫描（图 27－2）：胸骨、第 1 至第 2 前肋、颈椎中下段、胸 9～胸 12 及胸 1～胸 4 放射性浓聚，左骶髂关节下段和右足小关节处放射性增高灶。

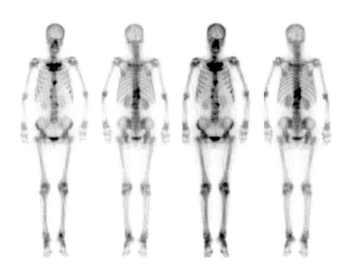

核素骨显像：胸骨、双侧第 1 至第 2 前肋、胸腰椎多发放射性浓聚，可见"牛头征"。

图 27－2　全身骨扫描

全身 PET-CT：胸骨角及第 1、第 2 胸肋关节骨增生，FDG 摄取异常增高，胸椎和腰椎退行性变，多个椎体缘 FDG 摄取增高，局部骨增生；腰 1～腰 3 椎体上缘压缩变扁，腰 2 椎体双凹变扁，腰 3 上缘压缩变扁，局部骨质硬化；胸 11 椎体下缘压缩，局部骨密度增高。

胸腰椎 MRI：胸 11～腰 5 前缘有短 T_1 长 T_2 信号，无椎体压缩；胸 10～腰 5 有短 T_1 长 T_2 信号；胸 11 和腰 2～腰 3 椎体压缩变扁，压缩性骨折，主要为椎体上半部；胸腰椎部分椎体缘骨增生，胸 8～腰 5 椎体信号不均匀，多发短 T_1 长 T_2 及长 T_1 长 T_2 信号，腰 2 椎体压缩变扁（图 27-3），椎体后缘突出；腰 3～腰 4 膨出，腰 4～腰 5 椎间盘突出；增强扫描胸 9～腰 3 椎体及部分附件多发斑片状强化灶，胸 9～胸 11 右侧黄韧带肥厚。

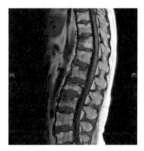 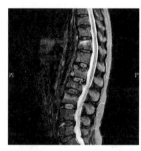 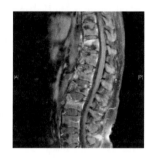

图 27-3　胸腰椎 MRI

骨髓穿刺及活检、腹部 B 超、乳腺 B 超、盆腔 B 超、胃镜、结肠镜均未见明显异常。

第 4 腰椎活检病理：骨髓活检提示明显出血，各系造血细胞均可见，未见明确肿瘤性病变。少量骨小梁骨组织未见明显异常。免疫组化结果：CK 混（-），EMA（-），CD20（散在少数细胞 +），PAX-5（散在少数细胞 +），CD3（散在少数细胞 +）。第 4 腰椎骨组织细菌培养阴性。

【诊断】

SAPHO 综合征。

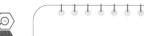

【治疗】

给予口服非甾体抗炎药美洛昔康 7.5 mg/d、阿仑膦酸钠 70 mg/w、柳氮磺吡啶 1.5 g/d，并皮下注射重组人 II 型肿瘤坏死因子受体—抗体融合蛋白 50 mg/w。2 周后骨痛好转，复查红细胞沉降率及 C 反应蛋白正常。应用尿素软膏及哈西奈德软膏涂于双手及足部皮疹处，脓疱疹减少，皮肤脱屑好转。

病例分析

患者为老年女性，病程长，主要表现为腰痛及胸背痛，活动时明显，平卧时缓解，合并掌跖皮肤脓疱疹，胸锁关节肿胀压痛，肋骨、锁骨、胸骨多发椎体压痛，需警惕全身系统性疾病、代谢性疾病、肿瘤转移及多发性骨折。患者皮肤脓疱疹与多发骨痛的相关性是诊断的重要线索，进一步完善疼痛部位的影像学检查对评估其病变的性质尤为重要。

目前需要鉴别的疾病如下。①肿瘤：患者突出表现为腰背部疼痛和多发椎体压缩性骨折，伴有体重下降，需警惕乳腺癌或肺癌等引起的骨转移瘤。但患者病程 6 年，仍未出现恶病质，进一步查肿瘤标志物、胸部 X 线片、乳腺 B 超、腹部 B 超、盆腔 B 超、骨髓穿刺、骨活检及全身 PET-CT 均未发现肿瘤证据，且骨转移瘤以骨破坏、局部骨膨胀和椎管受压狭窄为主，与本例患者影像学表现不符合，进一步腰椎病理活检无肿瘤性疾病证据，基本可排除肿瘤。②感染性疾病：患者慢性腰背痛及 MRI 检查显示多椎体骨炎和楔形压缩性骨折，需考虑到慢性感染性疾病，尤其是椎体结核。患者有体重下降及结核病家族史，但无低热、盗汗和消瘦等结核中毒症状，PPD 试验及抗核抗体阴性。椎体结核多累及相邻的椎体及椎间盘，出现溶骨、死骨、空洞形成、椎间隙变窄或消失及椎旁寒性脓

225

肿,而本例患者不仅有胸 10 ~ 腰 5 椎体的弥漫性受累,而且还有颈椎及胸锁区的受累,无骨坏死和椎旁寒性脓肿,考虑脊柱结核的可能性小。另需警惕椎体布氏菌病,该病往往有牛羊接触史,表现为长期反复波状热、多汗及肝脾大,累及椎体少,以相邻椎体骨质破坏和增生为特点,显然不符合本例患者特点,基本可排除。此外,其他慢性化脓性脊柱炎常有外伤及感染史,多有全身症状,病情进展快,仅限于单个椎间盘和相邻椎体的骨破坏及死骨形成,与本例患者跳跃性多发椎体病变表现不符,目前病理活检培养均为阴性,感染性疾病可除外。③骨质疏松:中老年女性出现的腰痛和腰椎压缩性骨折,需考虑原发或继发性骨质疏松症。虽然骨质疏松可表现为椎体压缩骨折和椎体塌陷等,但不应出现本例患者的椎体信号弥漫不均匀、骨破坏、椎体角及部分附件多发不均匀斑片影。此外,患者无糖皮质激素等致骨疏松药物应用史,血钙、血磷及甲状旁腺素正常,骨髓穿刺、尿本周蛋白、蛋白电泳均正常,股骨骨密度正常,不支持原发性骨质疏松及药物、甲状旁腺功能亢进或多发性骨髓瘤所致的继发性骨质疏松症。④强直性脊柱炎:慢性腰痛伴有双侧骶髂关节病变,应考虑强直性脊柱炎,但本例患者为中老年女性,无炎性下腰痛、眼炎和足跟痛,HLA-B27 阴性,骶髂关节无关节破坏、间隙变窄、关节融合等骶髂关节炎的表现,可排除强直性脊柱炎诊断。

本例患者存在掌跖脓疱疹,颈椎、胸椎及腰椎多椎体骨炎表现,胸骨上段及胸骨柄骨肥厚,胸锁关节及胸肋关节滑膜炎,骨扫描有胸锁关节区"牛头征",骨活检及培养排除肿瘤性疾病及感染性疾病,可确诊为 SAPHO 综合征。

SAPHO 综合征是一种罕见的自身免疫性疾病,是由滑膜炎(synovitis)、痤疮(acne)、脓疱病(pustulosis)、骨肥厚(hyperostosis)及骨炎(osteitis)组成的一组慢性无菌性炎症综合征。本病于 1987

年由法国风湿学家 Chamot 等首次提出，其典型表现为皮肤及骨关节病变。本病以中青年多发，女性更为常见，呈现慢性病程，临床上有复发缓解倾向。目前本病的发病率尚不清楚，大部分数据报道来自西欧、北欧、中国及日本等地。

SAPHO 综合征的发病机制尚不清楚，遗传和环境因素在本病的发生发展中发挥一定的作用。①遗传易感性：SAPHO 综合征的发病可能与 HLA-A26、HLA-B27、HLA-B39 及 HLA-B61 等有相关性。②环境因素：有学者从 SAPHO 综合征患者病变部位分离出痤疮丙酸杆菌，认为其持续性低毒力感染异常激活机体自身免疫和 T 淋巴细胞免疫反应，使细胞内壁缺陷持续存在，进而引起疾病。另外，有研究报道痤疮丙酸杆菌还可通过刺激中性粒细胞产生多种促炎细胞因子诱发 SAPHO 综合征。

本病以皮肤病变和骨关节病变为主要特征，临床表现如下。

（1）皮肤病变：①掌跖脓疱病（palmoplantar pustulosis，PPP）：是 SAPHO 综合征常见的皮肤病变特征之一，占 50%～70%，表现为掌跖部位出现慢性复发性的黄色无菌性小脓疱，直径 1～10 mm，伴有角化、鳞屑，通常呈双侧散在分布。脓疱常常相互融合，1～2 周后可消退。②痤疮：可分为聚合性痤疮、暴发性痤疮、化脓性汗腺炎等多种形式，表现为多发炎性毛囊性丘疹、脓疱、糜烂，发生于面部、颈部、躯干等部位，可能会遗留色素沉着及浅表瘢痕。③文献中曾指出有坏疽性脓皮病、Sweet 综合征等相对罕见的皮肤表现。

（2）骨关节病变：①滑膜炎：以前胸壁病变最为常见，76% 的患者可出现胸锁关节受累，15% 的患者可出现胸肋关节受累，表现为关节肿痛、局部皮肤发红，详细的体格检查对于诊断尤为重要。②骨炎：无菌性骨炎表现为局部肿胀、疼痛，MRI 上可观察到骨髓水肿表现，胸骨、锁骨及肋骨最常受累。③骨肥厚：长期病程的患

笔记

者可出现骨肥厚，偶可合并溶骨性病变。若骨肥厚加重甚至融合，可能压迫神经血管结构，引起上胸壁及上肢疼痛水肿，表现为胸廓出口综合征。④中轴病变：30%～50% 的患者可出现骶髂关节及脊柱病变，表现为受累椎体局部及周围疼痛，骶髂关节受累通常不对称，脊柱病变多呈跳跃性。

SAPHO 综合征的实验室检查结果可见 C 反应蛋白及红细胞沉降率升高，HLA-B27 阳性率不同研究报道的差异性很大，类风湿关节炎相关自身抗体常为阴性，1.9%～39% 的 SAPHO 综合征患者出现抗核抗体阳性。影像学检查具有特异性，是发现 SAPHO 综合征合并骨关节病变的重要诊断依据，包括 X 线、超声、CT、MRI 及全身骨显像等技术手段。X 线及 CT 能够评估受累部位骨硬化、骨肥厚及溶骨性病变；超声及 MRI 对于滑膜炎及骨炎的敏感性更高；全身骨显像能够高度灵敏地检测多灶性骨病变，显示示踪剂异常浓聚于胸锁关节等部位呈牛角状，俗称"牛头征"，是本病的高度特异性表现，具有重要的诊断价值。若影像学上病变性质不明确，穿刺活检组织培养及病理诊断对于鉴别感染性疾病、肿瘤具有重要的价值。

SAPHO 综合征的治疗目标是改善生活质量、避免结构损伤、保持良好的社会功能。早期诊断及治疗对于实现上述目标尤为重要。生活方式干预建议患者戒烟、避免局灶性感染。目前国际上缺乏统一的药物治疗方面的共识指南，多参照血清阴性脊柱关节炎的治疗方案。其中，非甾体抗炎药通常作为一线治疗选择，用于抗炎止痛；改善病情抗风湿药物通常作为二线药物联合使用，包括甲氨蝶呤、来氟米特、柳氮磺吡啶、环孢素 A、沙利度胺等。此外，秋水仙碱和双膦酸盐对于改善 SAPHO 综合征患者疼痛亦有效。对于传统治疗效果欠佳的患者，可尝试生物制剂治疗。目前 TNF-α 抑制剂、IL-17 抑制剂、IL-23 抑制剂、JAK 抑制剂均在病例报告或小样

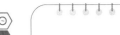

本的回顾性研究中被证实有效。

病例点评

　　本患者具有典型的掌跖脓疱疹合并多发骨病变，但在多所医院长期被误诊，其原因是 SAPHO 综合征很少突出表现为椎体广泛严重受累，尤其是颈椎受累罕见，且其影像学表现尚未被广大的临床医师所认识。最终结合患者症状体征、影像学检查及穿刺活检结果充分排除感染及肿瘤后明确诊断为 SAPHO 综合征。

　　本病例的诊治过程提示广大临床医师在临床工作中应认真仔细地询问患者病史并进行体格检查，抓住脓疱疹与骨病变的相关性，诊断就会呼之欲出了。对于似乎"不典型"的椎体病变，采用影像检查手段及病理活检溯源加深了对 SAPHO 综合征椎体病变的认识。

参考文献

[1] KISHIMOTO M, TANIGUCHI Y, TSUJI S, et al. SAPHO syndrome and pustulotic arthro-osteitis. Mod Rheumatol, 2022, 32(4): 665 – 674.

[2] PRZEPIERA-BEDZAK H, BRZOSKO M. SAPHO syndrome: pathogenesis, clinicalpresentation, imaging, comorbidities and treatment: a review. Postepy Dermatol Alergol, 2021, 38(6): 937 – 942.

[3] HUANG H, ZHANG Z, ZHAO J, et al. The effectiveness of treatments for patients with SAPHO syndrome: a follow-up study of 24 cases from a single center and review of literature. Clin Rheumatol, 2021, 40(3): 1131 – 1139.

[4] FIRINU D, GARCIA-LARSEN V, MANCONI P E, et al. SAPHO syndrome: current developments and approaches to clinical treatment. Curr Rheumatol Rep, 2016, 18(6): 35.

（翟佳羽）

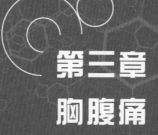

第三章
胸腹痛

病例 28　腹痛—腹膜后占位—咯血

病历摘要

【基本信息】

患者中年女性，主因"左下腹间断疼痛 3 年，咳嗽、气短半年，痰中带血 1 个月"入院。

现病史： 3 年前患者无明显诱因出现左下腹疼痛，呈间断性针扎样疼痛，可自行缓解，偶伴腹胀，伴恶心、呕吐，呕吐物为胃内容物，无发热、寒战，无腹泻、便秘，伴胸闷、憋气。2 年半前患者到某医院就诊，行腹部 CT 检查，发现腹膜后占位，包绕主动脉。

2 年 3 个月前收入我院腹膜后肿瘤中心，患者血常规提示 WBC 7.14 × 10⁹/L，HGB 88 g/L，PLT 259 × 10⁹/L。尿常规提示蛋白（+），潜血（±），RBC 144/μL。便常规正常。Scr 347 μmol/L，eGFR 12.17 mL/(min·1.73 m²)，BUN 17.54 mmol/L，K⁺ 5.86 mmol/L。快速 CRP 26.71 mg/L。ESR 未查。免疫球蛋白、IgG4 及补体正常。复查腹盆部 CT 提示腹膜后占位明显增大，提示腹膜后肿物，包绕主动脉及髂动脉（图 28 – 1）。行 B 超引导下腹膜后肿物穿刺活检术，术后病理提示：少量纤维组织伴玻璃样变性，其内可见散在淋巴细胞、浆细胞浸润，局灶嗜酸性粒细胞浸润，另见少量增生淋巴组织。考虑特发性腹膜后纤维化（idiopathic retroperitoneal fibrosis，IRPF），予以泼尼松 40 mg/d 即 0.8 mg/(kg·d) 控制病情，双侧输尿管 D-J 管置入改善梗阻。患者症状较前缓解，激素规律减量。

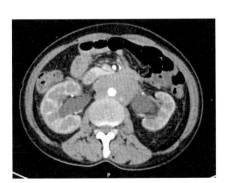
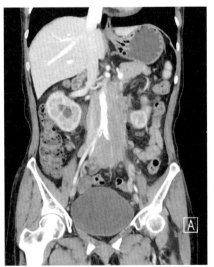

图 28 –1 复查腹盆部 CT

2 年前激素减量至 15 mg/d 时患者复查，腹部增强 CT 提示腹膜后间隙不规则肿块影范围减少，右肾积水减轻，左肾积水大致同

231

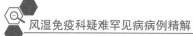
前。考虑治疗有效，但不理想。1 年 10 个月前复查腹膜后肿块大小同前，双侧输尿管 D-J 管置入后，右肾积水减轻。患者拒绝再次行 CT 引导下穿刺。1 年 9 个月前予以甲泼尼龙 200 mg/d 冲击治疗 3 天，后序贯予以醋酸泼尼松 45 mg/d 口服，联合 CTX 400 mg q2w，静脉滴注。1 年半前复查肿块较前略有减小，但梗阻改善不理想，右肾萎缩，左肾积水大致同前。遂行双侧输尿管松解、腹膜后肿块切除术，术后复查，肿块较术前缩小。患者逐渐减量激素，顺利拔除 D-J 管，1 年前自行停用所有药物。半年前开始出现咳嗽、气短，无咳痰，无胸痛、咯血，无发热，就诊于当地医院，考虑支气管炎，化痰治疗后可排少量白痰，未进一步诊治。1 个月前患者咳痰中带鲜血，血量少，症状持续，1 周前就诊于当地医院，查胸部 CT 提示右肺门区占位，行支气管镜下组织活检，病理示右肺上叶不排除肺小细胞癌。遂收入我院呼吸内科。患者自发病以来，精神、饮食欠佳，睡眠尚可，大小便正常，近期体重无明显减轻。

既往史： 高血压病史 10 余年，不规律口服"厄贝沙坦片"治疗。

药物过敏史： 对"青霉素、头孢"过敏。

个人史、月经婚育史及家族史无特殊。

【体格检查】

神清语利，查体合作。左肺呼吸音清，右肺呼吸音低，右肺可闻及少量湿啰音。心音可，律齐，无杂音。腹软，肝脾未触及。双下肢无水肿。

【辅助检查】

快速 C 反应蛋白 76.51 mg/L，白细胞 8.45×10^9/L，淋巴细胞百分比 18.3%，中性粒细胞绝对值 6.36×10^9/L，血红蛋白 106 g/L，

血小板 382×10⁹/L。红细胞沉降率 75 mm/h。白蛋白 37.9 g/L，前白蛋白 130 mg/L，丙氨酸转氨酶 6 U/L，天冬氨酸转氨酶 12 U/L。D-二聚体定量 365 ng/mL。降钙素原 0.063 ng/mL。

胸部增强 CT（图 28－2）：右肺门占位，伴右肺上叶阻塞性肺炎，建议支气管镜检查；腹膜后异常密度影，请结合病史。

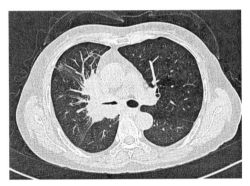
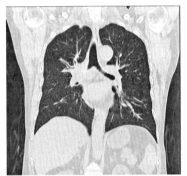
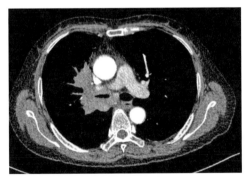
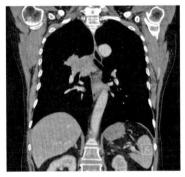

图 28－2　胸部增强 CT

支气管镜检查：右上叶及中间段黏膜异常性质待定。支气管肺泡灌洗液的曲霉菌半乳甘露聚糖检测结果为 1.21。

活检（右肺中间段开口）：浅表呼吸道黏膜，固有层大量急慢性炎细胞浸润，间质少量黏液变性，另见纤维素样物质，未见明确肿瘤细胞，请结合临床。右肺上叶软组织肿块穿刺细胞块：黏膜慢性炎，较多淋巴细胞，局部浆细胞较多，小血管和胶原纤维增生，未见肿瘤细胞，未见 IgG4 相关性纤维化改变，未见确切结核病改变，请结合临床。免疫组化结果：CD3（＋），CD20（＋），Ki-67（＋），CK（＋），IgG4（个别＋），IgG（局部＋），CD138（局部＋），CD38（局部＋）。HE特殊染色结果：抗酸（－），网织（＋）。G试验、GM试验均正常。外送sACE正常。

【诊断】

纤维素性纵隔炎新发；腹膜后纤维化复发。

【治疗】

与患者及其家属充分沟通后尝试应用泼尼松50 mg/d试验性治疗。3个月后复查胸部CT提示病变缩小。

半年后随访：尿便常规正常。肌酐110 μmol/L，尿素8.76 mmol/L，C反应蛋白3.23 mg/L。红细胞沉降率20 mm/h。免疫球蛋白G 6.53 g/L，总补体57 U/mL。IgG 13.47 g/L。CA19-9 109.1 U/mL，骨胶素CYFRA21-1 3.34 ng/mL，胃泌素释放肽前体99.14 pg/mL，CA12-5 313.2 U/mL，人附睾分泌蛋白4152.5 pmol/L。腹部超声提示肝多发囊肿，左肾萎缩，右肾轻度积水。胸腹盆部增强CT提示右肺门区病变，范围较前明显缩小；腹膜后病变，范围较前缩小；子宫腔积液，建议进一步检查。妇科超声提示子宫肌瘤（新发）、宫内环、宫腔积液。妇科会诊意见：腹盆部增强CT和妇科超声均提示新发占位性病变，伴肿瘤标志物升高，不能排除恶性病变，建议完善宫腔镜检查并进一步取病理活检明确。

患者要求回当地进一步诊治。1个月后当地妇科考虑为宫内环感染，予以取环术。术后宫腔积液消失，肿瘤标志物恢复正常。同时加用西罗莫司，根据血药浓度调整剂量。

2022年5月影像学检查提示肺部及腹膜后肿块进一步缩小，此前多次复查炎症指标（ESR、CRP）及肌酐均正常（表28-1）。

表 28-1　患者复查结果

日期	腹膜后肿块体积 (cm³)	肺部占位体积 (cm³)	快速 CRP 浓度 (mg/L)	ESR (mm/h)	Scr 浓度 (μmol/L)	干预措施
2018 年 9 月 14 日	6.9×4.2×13.6	—	26.71	—	347	Pred 40 mg qd + D-J 管置入
2019 年 1 月 4 日	5.5×2.6×12.5	—	0.37	10	114	Pred 15 mg qd + D-J 管置入
2019 年 3 月 29 日	5.6×3.2×13.7	—	1.0	27	131	D-J 管置入 Pred 5 mg qd→ MP 200 mg×3 d→ MP 45 mg qd + CTX
2019 年 7 月 10 日	5.4×2.3×13.5	—	1.95	23	133	双侧输尿管松解、腹膜后肿块切除术
2019 年 8 月 5 日	4.6×2.0×13.0	—	36.00	—	107	Pred 继续减量,联合 CTX
2020 年年初	超声同 2019 年 7 月 11 日	—	—	—	—	停药
2020 年 12 月 22 日	—	6.8×2.5×4.0	46	76	96	Pred 50 mg qd
2021 年 6 月 15 日	4.1×1.5×11.5	5.4×2.0×2.5	1.73	20	110(后多次复查均正常)	激素继续减量 1 个月后宫内环沉渣取出,2 个月后加 SRL

笔记

病例分析

患者为中年女性，慢性病程，起病时以左下腹痛为主要表现，呈间断性针扎样疼痛，可自行缓解，偶伴腹胀，伴恶心、呕吐，呕吐物为胃内容物。行腹部 CT 检查，发现腹膜后占位，包绕主动脉。腹膜后肿物穿刺活检病理提示：少量纤维组织伴玻璃样变性，其内可见散在淋巴细胞、浆细胞浸润，局灶嗜酸性粒细胞浸润，另见少量增生淋巴组织，未见大量 IgG4 $^+$ 细胞浸润。综上所述，考虑腹膜后纤维化（retroperitoneal fibrosis，RPF）诊断明确。

RPF 是指以腹膜后腔纤维硬化组织增生为特征的一组疾病，多累及肾脏远端的腹主动脉和髂动脉，增生组织可压迫周围的输尿管和下腔静脉，引起主动脉瘤、肾衰竭等严重并发症，甚至死亡。25% 左右继发于感染、肿瘤、放疗或药物等，为继发性腹膜后纤维化。余 75% 患者无上述继发因素，为特发性腹膜后纤维化（iRPF）。目前尚无大规模流行病学数据，其发病率至今仍不明确。芬兰的一项流行病学调查显示该病患病率约为 1.4/10 万，男女性别比为（2 ~ 3）：1，平均发病年龄为 55 ~ 60 岁。

iRPF 最早由法国泌尿外科专家 Joaquin Albarran 于 1905 年报道。1948 年，Ormond 报道了 2 例相似的病例，并首次提出 RPF 是一种独立的临床疾病，因此特发性 RPF 也被称为 Ormond 病。他认为该病起源于腹膜后的炎症，进而造成双侧输尿管阻塞。尽管 RPF 是最常使用的名字，但它并不能合理地反映疾病的病理特征及分布情况。该病常常累及腹主动脉及髂动脉的外膜和周围腹膜后腔，还可累及胸主动脉，病理组织上提示纤维组织混杂慢性炎症。鉴于以上因素，20 世纪 80 年代有学者提出该病以腹主动脉周围炎

（chronic periaortitis，CP）命名更合适。CP 包括特发性腹膜后纤维化（无动脉瘤样扩张）、炎性腹主动脉瘤（不累及输尿管）和动脉瘤旁腹膜后纤维化（累及输尿管）。直到 2010 年，人们逐渐理解了该病的免疫学特征，部分患者可归为 IgG4 相关性疾病。然而，IgG4 是否阳性在临床特征上无明显差异，除了 IgG4-IRPF，患者更常出现腹膜后以外的远部受累。

RPF 发病机制仍不明确。RPF 发病的危险因素包括以 HLA 限制性为特征的遗传易感因素和环境因素（如石棉、吸烟），病理提示纤维化背景下淋巴细胞浸润，伴有异位 GC 形成。目前认为抗原呈递细胞将未知的、假设的自身抗原呈递给主动脉壁和周边腹膜后腔的 $CD4^+T$ 细胞。$CD4^+T$ 细胞扩增，分泌 IL-6，进一步活化 B 细胞和成纤维细胞。$CD4^+T$ 细胞也分泌 Th2 细胞因子，如 IL-4、IL-10 和 IL-13，引起 B 细胞扩增和成熟为浆细胞。淋巴细胞同样分泌嗜酸细胞活化趋化因子-1，进一步招募嗜酸性粒细胞和肥大细胞，它们的产物也可活化成纤维细胞。一旦成纤维细胞活化，就会成熟分化为肌成纤维细胞并分泌胶原。

本病缺乏特异性的自身抗体，诊断往往依赖临床症状、影像学检查及病理。临床症状包括乏力、厌食和体重下降。可合并存在背痛、腹痛等，往往为钝痛，不随体位改变而变化，经 NSAIDs 治疗可一过性好转。少数患者可出现便秘、睾丸痛、输尿管绞痛等。肿块若压迫输尿管，可引起梗阻性肾积水（单侧或双侧），可缓慢进展数周至数年，亦可表现为急性肾衰竭。若梗阻持续不解除，可进一步引起肾萎缩，有 8%～30% 的患者在诊断时已出现。病变常常包绕主动脉，但少见主动脉狭窄。静脉受压较常见，可引起下肢水肿等。肾静脉被包绕后往往因进展缓慢而逐渐形成侧支循环，肾动脉被包绕可引起肾血管性高血压。下腔静脉综合征、深静脉血栓和

笔记

肺栓塞少见，往往因进展缓慢而逐渐出现侧支循环代偿。若包绕肠系膜动脉或腹腔干，可引起类似肠系膜血管炎样的缺血或坏死。约1/3 患者有胸主动脉的受累。

影像学检查对于其诊断和明确病因有重要价值。CT 或 MRI 上提示病变肿块沿腹主动脉及髂血管延伸的占位性病变。我们发现，与肿瘤不同的是，病变往往沿人体纵轴发展，而不是呈球形膨胀性生长。可合并泌尿系统梗阻、尿瘘及主动脉瘤。疾病活动患者，增强 CT 可呈现不同程度的强化。

其病理表现为慢性炎性组织沉积，以肌纤维伴 I 型胶原基质沉积为主要特点，炎性组织中包含淋巴细胞、巨噬细胞、浆细胞及嗜酸性粒细胞。病变早期组织水肿，血管增生，呈慢性活动性炎症，大量单核细胞浸润伴成纤维细胞增生及胶原沉积。病变晚期呈明显硬化及钙化。部分患者可符合 IgG4 相关性疾病的病理特征。

疾病活动情况多根据患者临床症状、炎症指标（ESR、CRP等）、影像学表现等综合评估。ESR 及 CRP 在疾病早期往往升高，常作为临床疾病监测指标。部分患者外周血 IgG4 升高，经治疗好转后可下降。

RPF 病变与周围组织无明显分界，较为弥漫，手术难以切除。尿液引流操作（包括输尿管置管术和经皮肾造瘘术）是解除泌尿系统梗阻的重要手段，但不能改善病情或逆转疾病进展。具有抗纤维化作用的雌激素受体调节剂他莫昔芬最初被用于激素禁忌的患者且取得了一定疗效。但根据病例对照研究发现，在大剂量激素诱导缓解后，维持用药时他莫昔芬有效性远远低于激素，奠定了激素在该病治疗中的地位，使用激素单药治疗迄今为止依然是共识中的首选方案。然而长期使用激素存在严重不良反应，所以专家共识建议病情控制后立即减停激素，这导致了该病复发率高达72%。近年来已

笔记

有风湿免疫病学者将结缔组织病治疗中常见的免疫抑制剂（如吗替麦考酚酯、环孢素）尝试使用在难治性和复发性 RPF 的治疗中，甚至包括生物制剂（如利妥昔单抗）。

本例患者在确诊 iRPF 后应用泼尼松 40 mg/d 控制病情，并行双侧输尿管 D-J 管置入术改善梗阻情况。在接受激素治疗后症状缓解，炎症指标下降，考虑抗炎治疗有效。但肿块缩小不理想，D-J 管的置入并未改善双侧输尿管积水，逐渐出现了右肾萎缩。尽管加大了激素用量（甲泼尼龙冲击治疗）并且联合了较强的免疫抑制剂环磷酰胺，但在肿块缩小和梗阻解除方面效果仍有限。故行双侧输尿管松解术、腹膜后肿块切除术，手术成功解除了输尿管梗阻性积水，避免了对侧肾脏的进行性萎缩，患者肌酐进一步下降，后至正常。通过本例患者，我们可以看出激素及免疫抑制剂具有良好的抗炎作用，但对于部分患者肿块缩小作用有限。在不能通过药物或 D-J 管置入很好地解除输尿管梗阻时，应果断及时寻找更多的办法，包括肾造瘘及本例患者的输尿管松解术等，对于改善患者肾脏远期预后至关重要。患者经过上述治疗后病情得到了控制，但依从性差，自行停用所有药物。半年后即出现了气促及咯血，同期复查炎症指标增高伴腹膜后肿块增大，考虑 iRPF 复发，符合文献报道的本病易复发的特征。但此次新发的气促及咯血难以用 iRPF 解释，当地医院不除外肺癌，遂再次来我院就诊。入院后支气管镜检及肺部肿块穿刺活检均未提示感染及肿瘤性疾病，仍为急慢性炎细胞浸润伴纤维素样物质，符合纤维化炎性疾病特征，诊断为纤维素性纵隔炎（mediastinal fibrosis，MF），予以激素治疗后有效，进一步验证该诊断。

MF 是一种系统性免疫介导的纤维化疾病，是一种罕见疾病，以纵隔纤维组织增生为主要特征，可以由 CT 或 MRI 意外发现，可

笔记

为弥漫的纵隔肿物或局部病变。当肿块压迫纵隔结构时可引起患者不适症状,往往表现为气短、咯血、胸痛、下腔静脉或上腔静脉综合征、肺功能高压或梗死等。病因尚不明确。可以为特发性或继发于多种病因,如感染、肿瘤等。荚膜组织胞浆菌感染是最常见的感染因素,起码在美国疫区如此。其他感染包括结核杆菌感染、诺卡菌感染、曲霉感染、隐球菌感染及非典型分枝杆菌感染。肿瘤常包括淋巴瘤和间皮瘤。其他因素还包括结节病、放疗和二甲麦角新碱。

若无明确可识别的病因,MF 被定义为特发性纤维素性纵隔炎(idiopathic mediastinal fibrosis,IMF)。IMF 病因尚未明确,常常合并其他纤维化炎性疾病或自身免疫疾病。尤其是 ANCA 相关性小血管炎和白塞病。更加常见的合并疾病是 RPF、硬化性胆管炎和眶周炎性假瘤。这些都存在于 IgG4-RD 或非 IgG4 相关的多部位纤维硬化性疾病谱内。病理组织活检提示慢性炎症和纤维化,部分患者可呈现 IgG4-RD 病理特征或肉芽肿性血管炎表现。预后通常良好,部分患者例外。予以激素 +/- 免疫抑制剂治疗时,IMF 或合并疾病状况通常会得到改善,部分患者可出现病变缩小。

本例患者在腹膜后纤维化基础上出现纵隔纤维化,提示纤维化炎性疾病具有多部位、互相融合的特征,也同时预示此类疾病有着相似的发病机制。故借鉴 iRPF 治疗的经验,我们再次加用激素治疗,临床症状、炎症指标及肿块大小得到了全面的改善。患者曾复发,存在使用免疫抑制剂的指征。鉴于 mTOR 抑制剂西罗莫司(SRL)具有抑制免疫和抗纤维的双重作用,我们推测其可有效协助控制病情及预防复发,故激素减量过程中加用了 SRL,根据血药浓度调整剂量。随访至今已 2 年余,病情仍稳定。

笔记

🏥 病例点评

iRPF 和 IMF 均是罕见病，临床表现缺乏特异性，易被误诊，尤其在与肿瘤及感染疾病鉴别方面。在影像学方面存疑时，应积极穿刺活检病理协诊。但穿刺活检亦存在肿瘤、感染漏检可能，故应同时交代患者规律随访，定期评估治疗效果。若患者对药物治疗反应不符合预期时，尤其是肿物没有减少，甚至增大时，应重复活检。本例患者激素治疗有效，临床症状、炎症指标及肿块大小均有改善，故诊断方面无疑问。

iRPF 易复发，本例患者在停药半年后即出现炎症指标升高及腹膜后肿块增大，符合文献对于本病高复发率的报告。故应长期服药维持治疗，但具体疗程及免疫抑制剂的选择尚无定论，仍需我们不断探索。

有趣的是，患者 iRPF 复发同时新发 IMF，提示同一患者不同部位可存在多种炎性纤维化性疾病，加之两种疾病均对激素联合 SRL 有效，以上预示此类疾病有着相似的发病机制。

患者腹膜后肿物压迫造成的输尿管梗阻、双侧肾积水并未在激素及环磷酰胺冲击治疗、D-J 管置入后得到有效改善，一侧肾脏进行性萎缩。我们在积极控制炎症的前提下，及时进行了输尿管松解术，成功保住了对侧肾脏。根据文献报道，部分患者腹膜后肿块在药物治疗后缩小并不理想，存在梗阻解除不成功的风险，一些患者需要使用 2 ~ 3 种解除梗阻的手段。临床上，风湿免疫科医师应全面关注疾病，在 D-J 管置入等手段无法良好改善肾积水时，应积极、及时寻找外科干预方法，酌情使用输尿管松解术、肾造瘘等，这对于患者远期预后至关重要。

参考文献

[1] VAGLIO A, SALVARANI C, BUZIO C. Retroperitoneal fibrosis. Lancet, 2006, 367(9506): 241 – 251.

[2] VAGLIO A, MARITATI F. Idiopathic retroperitoneal fibrosis. J Am Soc Nephrol, 2016, 27(7): 1880 – 1889.

[3] VAGLIO A, PALMISANO A, ALBERICI F, et al. Prednisone versus tamoxifen in patients with idiopathic retroperitoneal fibrosis: an open-label randomised controlled trial. Lancet, 2011, 378(9788): 338 – 346.

[4] ROSSI G M, EMMI G, CORRADI D, et al. Idiopathic mediastinal fibrosis: a systemic immune-mediated disorder. A case series and a review of the literature. Clin Rev Allergy Immunol, 2017, 52(3): 446 – 459.

（高辉）

病例 29　腹痛—主动脉夹层—类风湿因子阳性

病历摘要

【基本信息】

患者女性，40岁，主因"突发上腹部疼痛2小时"入院。

现病史：2小时前患者突发上腹部疼痛，疼痛剧烈，呈持续绞痛，无肩背部放射，无发热，无恶心、呕吐，无腹泻，无心悸、胸闷、胸痛，无头晕、头痛，无皮疹及关节痛，无口腔溃疡，无雷诺现象，无光过敏、脱发等不适。就诊于我院急诊，查腹部 CT 提示主动脉瘤伴附壁血栓形成可能，给予控制血压、对症治疗。检查主动脉 CTA 提示主动脉夹层（DeBakey Ⅰ 型）。入住介入血管科，其间收缩压最高达 190 mmHg，予以卧床休息、多种药物联合降压、通便、雾化等对症治疗，实验室检查提示 ESR 57 mm/h，CRP 13.2 mg/dL，RF 2730 IU/mL，丙肝抗体阳性，丙肝 RNA 3×10^5 copis/mL。ANCA：PR3-ANCA 34 RU/mL，MPO-ANCA、IIF-ANCA 阴性，ANA 阴性，免疫球蛋白正常，CH50、C4 降低，C3 正常。25 天后复查全主动脉 CTA 提示主动脉夹层仍呈跳跃性进展，出现不连续的主动脉破口形成动脉瘤，为非典型高血压引起动脉夹层的影像学表现，经多次全院会诊及外院专家会诊，考虑血管炎可能，丙肝相关冷球蛋白血症性血管炎可能性大，予以甲泼尼龙 40 mg/d，静脉滴注 7 天后停用，复查 CRP、ESR 较前有所下降，但复查全主动脉 CTA 提示夹层较前无明显好转，遂转入我院风湿科治疗。

既往史：26 年前因室间隔缺损行手术治疗。22 年前因反复肌内注射药物导致臀部肌肉挛缩，并出现腰椎侧弯。21 年前因脑外伤行开颅手术。丙型肝炎 26 年，未规律治疗。胆囊结石病史，未行诊治。

【体格检查】

身高 145 cm，体重 40 kg，全身皮肤无皮疹、皮下出血、皮下结节，胸骨中线可见长约 30 cm 陈旧手术瘢痕，愈合良好。面容较同龄人年轻，多发龋齿，桶状胸，乳房发育不良。双肺呼吸音清，未闻及干湿啰音。心前区无隆起，心尖冲动正常，心浊音界正常，心率 64 次/分，心音低，律齐，各瓣膜听诊区未闻及明显杂音，无心包摩擦音。腹平坦，腹部柔软，无压痛、反跳痛，腹部无包块。肝脾未触及，Murphy's 征阴性，移动性浊音阴性。腹部未闻及血管杂音，肠鸣音正常，4 次/分。双下肢无水肿，脊柱侧弯，双膝外翻畸形，幼女外阴。

笔记

【辅助检查】

血常规、肝肾功能、心肌酶、电解质大致正常。纤维蛋白原降解产物 16 μg/mL、D-二聚体定量 2.14 μg/mL。丙肝病毒 RNA 定量 1×10^7 copies/mL。丙肝亚型：HCV2a。IgG4 正常。冷球蛋白阴性。超声心动图：室间隔缺损修补术后，二尖瓣前后叶脱垂，LVEF 71%。腹部 CT：胆囊结石，右侧肾盂旁囊肿，脾多发低密度影，脉管瘤？主动脉瘤伴附壁血栓形成可能，腰椎退行性变，多发椎体终板炎。全主动脉 CTA：自主动脉弓向下累及胸主动脉，腹主动脉至双肾分支水平仍可见环形略高密度影，主动脉弓附件病灶较前减小，腹主动脉至双肾动脉分支水平病灶较前增大，病变局部可见囊袋状造影剂外漏，增强扫描后假腔见增强，无名动脉前方可见囊袋状造影剂密度影。降主动脉壁间血肿，局部多发夹层动脉瘤形成，无名动脉假性动脉瘤（图 29 - 1、图 29 - 2）。性激素七项：催乳素

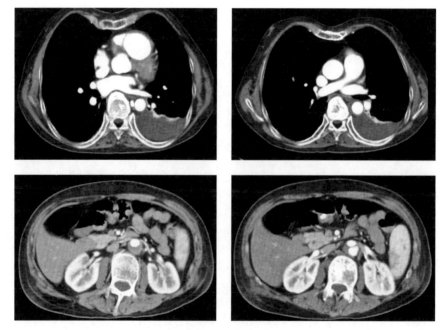

图 29 -1　全主动脉 CTA 提示降主动脉壁间血肿

8.25 ng/mL，卵泡刺激素 58.9 mIU/mL，促黄体生成素 12.6 mIU/mL，雌二醇 < 73.4 pmol/L，睾酮 < 0.69 nmol/L，雄烯二酮 < 1.05 nmol/L，孕酮 < 0.64 nmol/L。完善染色体及 FISH 检查，结果提示 46，X，i(X)(q10)。SNP 结果同染色体核型一致。

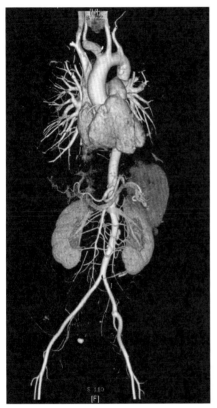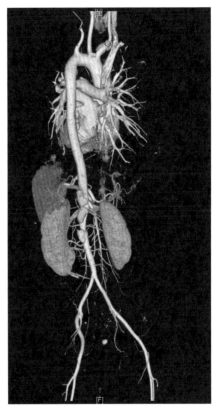

图 29 - 2　全主动脉 CTA 提示多发假性动脉瘤

【诊断】

特纳综合征（即 Turner 综合征）。

【治疗】

因手术风险大，未手术，予以降压、止咳、化痰、通便等对症治疗，患者血压维持在（85 ~ 120)/(55 ~ 70）mmHg，无主动脉夹层加重表现，治疗 1 个月后患者自动出院。

病例分析

患者为中年女性，突发剧烈腹痛，影像学检查提示主动脉夹层，多发动脉瘤，实验室检查提示 CRP、ESR 升高，首先考虑血管炎可能，包括：①大动脉炎：患者病情无缓慢进展过程，无脉搏消失、头晕等表现，无分支动脉异常表现，全主动脉 CTA 未见管壁增厚，诊断证据不充分。②巨细胞动脉炎：青年女性，无头痛、视力下降、颌跛行，可能性不大。③白塞病：患者无口腔溃疡、外阴溃疡、眼炎等表现，不支持。④IgG4 相关主动脉炎：可有主动脉炎伴动脉瘤形成，但本患者血清 IgG4 水平正常，无 IgG4-RD 的其他相关表现，不支持。⑤冷球蛋白血症性血管炎：患者丙型肝炎、类风湿因子高滴度阳性，C4 降低，炎症指标升高，需警惕，但冷球蛋白血症性血管炎常见损害为小血管病变，罕见大血管病变，患者入院后查冷球蛋白阴性，且停用激素的情况下，ESR、CRP 逐渐恢复正常，故考虑排除此诊断。

患者血管炎证据不充分，但仍存在以下问题：①类风湿因子升高：50% 的丙型肝炎患者可出现自身抗体包括类风湿因子阳性。抗体产生可能的原因是 HCV 表面蛋白的作用导致 B 细胞过度活化和增生。因此，类风湿因子升高与 HCV 感染相关。②炎症指标升高：患者入院后复查，ESR、CRP 明显下降，停用激素后炎症指标一直正常，考虑为主动脉夹层急性撕裂所致炎症指标升高，该疾病自然病程致炎症指标自然下降，而非血管炎所致。

入院后仔细查体发现患者身材矮小、原发性闭经、第二性征发育不全、容貌比同龄人年轻，且患者有先天性心脏病，需要考虑遗传缺陷疾病可能。结合患者性激素检查结果，雌二醇、睾酮、雄烯二酮、孕酮低，催乳素、卵泡刺激素、促黄体生成素反射性升高，

提示靶腺及性腺发育异常，染色体及 FISH 检查提示 46，X，i（X）
（q10），Turner 综合征诊断明确，考虑其主动脉夹层为先天因素所
致，而非自身免疫性疾病。

主动脉夹层是最常见也是最危险的主动脉急性疾病，男女比例
为（1.3～3.4）：1，发病年龄主要在 50 岁以上。主要病因为高血
压、动脉粥样硬化、结缔组织病、梅毒性主动脉炎、内分泌紊乱、
血管畸形和血管损伤等主动脉中膜及内膜损伤疾病。少部分可见于
Turner 综合征、Marfan 综合征等先天性发育异常疾病。

Turner 综合征又称先天性卵巢发育不全，由美国医师 Turner 在
1938 年首次描述，该病由全部或者部分体细胞中的一条 X 染色体
完全或者部分缺失导致，患者卵巢被条索状纤维组织取代，雌激素
分泌不足，导致第二性征不发育和原发性闭经，此外还有身材矮
小、内分泌异常及躯体畸形等多种临床表现。国外数据显示，
Turner 综合征在活产女婴中的发病率约为 1/2500，活产婴儿的发病
率约为 1/4000。

Turner 综合征是细胞减数分裂或有丝分裂时，完全或部分丢失
1 条 X 染色体，不同时期发生染色体异常所产生的遗传效应不尽相
同，临床表现主要取决于遗传物质的丢失量。在临床工作中，约半
数 Turner 综合征为 X 单体型（45，XO），20%～30% 为嵌合型
（45，XO/46，XX），其余为 X 染色体结构异常。约 99% 核型为 45，
XO 的胎儿在母亲孕早期或孕中期自然流产，而 45，XO/46，XX 嵌
合体的胎儿病情相对较轻，易成活。X 染色体数目或结构异常可导
致矮小同源盒基因、致淋巴发育不良基因和致卵巢功能发育不良基
因的单倍体缺失，从而产生矮小、特殊骨骼畸形、淋巴性水肿、颈
蹼及卵巢发育不良等临床表现。

Turner 综合征患者可有先天性心脏发育不全，其中最常见的是
主动脉瓣二叶畸形和主动脉缩窄，少部分可表现为主动脉夹层。

Turner 综合征患者中，主动脉夹层发生率约为 40/100 000，而一般人群中发生率为 6/100 000。大多数主动脉夹层起源于升主动脉（Stanford A 型），而约 10% 主动脉夹层起源于降主动脉（Stanford B 型）。主动脉扩张的患者自发性主动脉夹层的风险增加。Turner 综合征中的主动脉扩张很常见，并与先天性心脏发育不全相关，如主动脉弓异常、主动脉瓣二叶畸形、主动脉缩窄、舒张期高血压。

升主动脉内径与体表面积比值即 ASI 可用于预测 Turner 综合征患者主动脉夹层的风险。有限的数据表明主动脉夹层好发于 16 岁以上 ASI≥2.5 cm/m² 的患者。升主动脉直径 >4 cm 相当于 ASI≥2.5 cm/m²。对于升主动脉直径 >4 cm 或 ASI≥2.5 cm/m² 的患者，可在早期进行手术预防。鉴于在部分人群中，通过主动脉直径评估主动脉夹层风险被低估，这两种指标是否为评估主动脉夹层风险最佳预测因素需要进一步证实。本例患者升主动脉内径为 3.3 cm，体表面积为 1.308 m²，升主动脉 ASI 为 2.523 cm/m²，为主动脉夹层的好发人群。

📋 病例点评

Turner 综合征患者主动脉夹层的年发病率低，但为致死性并发症。因此凡是身材矮小、原发闭经或继发闭经、第二性征发育不良的女孩，无论有无其他体征，都应考虑 Turner 综合征，同时需进一步评估心血管疾病风险。通过本病例我们认识到在临床上遇到主动脉夹层，伴有多个破口、怀疑大血管炎的女性患者，需注意患者身高、第二性征发育情况及月经史，警惕 Turner 综合征等先天发育异常疾病，避免误诊、误治。

参考文献

[1] 刘伟强, 杨文山, 冯菲, 等. 主动脉夹层猝死尸解病理分析. 第二军医大学学

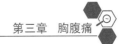

报，2009（8）：968 - 970.

［2］STOCHHOLM K，JUUL S，JUEL K，et al. Prevalence，incidence，diagnostic delay，and mortality in Turner syndrome. J Clin Endocrinol Metab，2006，91（10）：3897 - 3902.

［3］中华医学会内分泌学分会性腺学组. 特纳综合征诊治专家共识. 中华内分泌代谢杂志，2018，34（3）：181 - 186.

［4］GRAVHOLTC H，ANDERSEN N H，CONWAYG S，et al. Clinical practice guidelines for the care of girls and women with Turner syndrome：proceedings from the 2016 cincinnati international Turner syndrome meeting. Eur J Endocrinol，2017，177（3）：G1 - G70.

［5］GRAVHOLTC H，VIUFFM H，BRUN S，et al. Turner syndrome：mechanisms and management. Nat Rev Endocrinol，2019，15（10）：601 - 614.

［6］SILBERBACH M，ROOS-HESSELINKJ W，ANDERSENN H，et al. Cardiovascular health in Turner syndrome：a scientific statement from the American heart association. Circ Genom Precis Med，2018，11（10）：e000048.

（金银姬）

病例 30　胸痛—血小板减少—心肌梗死

病历摘要

【基本信息】

患者女性，84 岁，因"间断胸痛伴腹胀、下肢水肿 2 周，气短 4 天"入院。

249

现病史：患者 2 周前活动后出现间断心前区闷痛，每次持续 5 分钟至半小时，可自行缓解。病程中逐渐出现腹胀、纳差及尿量减少，每天尿量 400 ~ 500 mL，双下肢凹陷性水肿，活动轻度受限。否认发热、咳嗽、咯血，就诊于当地医院，考虑心绞痛，治疗不详。4 天前，患者突发气短，伴咳嗽咳痰，痰中少量血丝，夜间不能平卧，为进一步诊治收入我院重症监护室。入院 10 天前肌酐为 289 μmol/L。

既往史：40 余年前行剖宫产手术；高血压病 20 余年，自服硝苯地平，血压控制不详；10 余年前行右眼白内障手术；糖尿病、肾功能不全 3 年；本次入院前在外院曾发现腹主动脉瘤伴血栓形成，服用蚓激酶治疗，具体不详。

【体格检查】

T 37 ℃，P 64 次/分，R 11 次/分，BP 116/40 mmHg。神志清楚，对答切题，表情淡漠，慢性病容。双肺呼吸音粗，可闻及干啰音，未闻及湿啰音。心律齐，未闻及心脏杂音及心包摩擦音。

【辅助检查】

血常规：白细胞 3.43×10^9/L，中性粒细胞百分比 79.6%，血红蛋白 82 g/L，血小板 59×10^9/L。尿常规：尿蛋白（++），尿葡萄糖（-），尿潜血（++）。生化：丙氨酸转氨酶 29 U/L，天冬氨酸 45 U/L，转肽酶 80 U/L，白蛋白 29 g/L，肌酐 395 μmol/L，尿酸 847 μmol/L，尿素 14.14 mmol/L。凝血检查：凝血酶原时间 13.2 s，活化部分凝血酶原时间 38.8 s，纤维蛋白原降解产物 42.61 μg/mL，D-二聚体 4842 ng/mL，降钙素原 0.191 ng/mL，动态红细胞沉降率 77 mm/h，快速 C 反应蛋白 3.08 mg/L。免疫球蛋白：IgM 3.53 g/L，IgG 25.88 g/L，抗核抗体 1∶40，抗中性粒细胞胞质抗体（-）。心

肌损伤相关检查：脑钠肽 2726.3 pg/mL，肌酸激酶同工酶 6.8 ng/mL，肌红蛋白 484.7 ng/mL，高敏肌钙蛋白 10.462 μg/mL。双下肢动静脉及腹部大血管彩超未见血栓形成。入院期间主要时间点的 BNP 和 hsTnI 动态变化见表 30 -1。入院后心电图变化见图 30 -1。

表 30 -1　患者住院期间主要时间节点的指标变化

项目	4 月 18 日	4 月 23 日	4 月 28 日	5 月 7 日
WBC(10^9/L)	3.08	5.03	6.32	12.71
HGB(10^9/L)	82	92	86	79
PLT(10^9/L)	59	31	25	89
BNP(pg/mL)	2726.3	>5000	>5000	>5000
CK-MB(ng/mL)	6.8		0.8	55.4
Mb(ng/mL)	484.7		210.9	1031.1
hsTnI(μg/mL)	0.462	1.852	0.937	5.336
D-dimer(ng/mL)	4842	3424	7293	2491

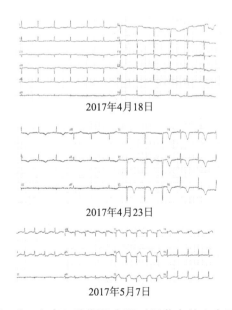

2017年4月18日

2017年4月23日

2017年5月7日

图 30 -1　患者入院期间主要时间节点的心电图变化

【入院诊断】

急性冠脉综合征，心力衰竭；原发性高血压；2 型糖尿病；慢性肾功能不全。

【治疗】

入院期间给予连续性血液滤过治疗，无创通气辅助呼吸。低分子肝素钙 4100 U 皮下注射 bid（4 月 20 至 24 日）；2000 U 皮下注射 bid（4 月 25 至 27 日）。因血小板进行性降低停用低分子肝素钙，并间断给予血浆、血小板静脉输注。

2017 年 4 月 27 日多学科讨论后排查有无抗磷脂综合征（APS）可能，完善狼疮抗凝物（LA）未见异常，5 月 5 日结果回报：抗 β_2-糖蛋白 I（即抗 β_2-GP I）抗体 IgG、IgM、IgA 型均为阳性（ELISA 法），抗 β_2-GP I 抗体 IgG 31.1 CU，抗 β_2-GP I 抗体 IgM 4.8 CU，抗 β_2-GP I 抗体 IgA 80 CU（化学发光法）；ACA IgG、IgM、IgA 均为阳性（ELISA 法），ACA-IgG 78 CU，ACA-IgM 36.9 CU，ACA-IgA 141 CU（化学发光法）。

考虑原发性 APS 可能性大，急性冠状动脉综合征不排除与 APS 相关，拟给予甲泼尼龙静脉滴注，待血小板回升后恢复低分子肝素钙抗凝。然而，在接受治疗前患者突发喘憋加重，意识模糊，血压下降，心电图 $V_1 \sim V_4$、$V_{3R} \sim V_{5R}$、ST 段明显抬高，CK-MB 55.4 ng/mL，Mb 1031.1 ng/mL，hsTnI 5.336 μg/mL，考虑急性心肌梗死，经抢救无效死亡。

【最终诊断】

原发性 APS 可能性大，急性心肌梗死，心力衰竭；原发性高血压；2 型糖尿病；慢性肾功能不全。

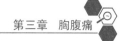

病例分析

本例患者以非 ST 段抬高型心肌梗死为本次入院的首发表现，进而导致心功能不全，因血小板减少并存在高球蛋白血症，进一步排查发现 ACA 及抗 $β_2$-GP I 抗体阳性，最终诊断考虑原发性 APS 可能性大，但患者在接受原发病治疗前再发 ST 段抬高型心肌梗死最终死亡。虽然我们并不能排除本例患者系急性心肌梗死合并 APS 的二元论可能，但 APS 的高凝状态导致急性心肌梗死的一元论可以解释全貌，毕竟患者并无反复发作的心绞痛病史。无论如何，值得肯定的是：①血小板减少可以用 APS 来解释；②因血小板减少而没有实施充分的抗凝措施是患者再发心肌梗死的重要原因。

APS 是一组以反复动静脉血栓形成和（或）复发性流产为主要临床表现的综合征，可伴或不伴血小板减少，血清抗磷脂抗体是该病的主要自身抗体。作为获得性易栓症的 APS，患者发生血栓事件以静脉血栓多见，以下肢深静脉和肺栓塞常见（56.2%），其次是动脉血栓（27.3%），脑梗死常见，但心肌梗死少见，国外报道约 2.8%。

国内外研究显示，APS 发生急性心肌梗死的患者中，男性多于女性，女性发生率 26%~45%，平均年龄 41 岁。因此，多项研究均强调发生急性心肌梗死的年轻患者，特别是男性患者，应警惕 APS 可能。而本例患者系 84 岁高龄女性，既往无血栓形成病史，曾孕 5 产 5，否认自然流产病史，本次发病前缺乏特征性 APS 临床表现，仅以间断胸痛为首发表现，是首诊时忽略 APS 相关抗体检查的主要原因。值得注意的是，救治过程中，本例患者多次血小板计数降低，这也是除急性心肌梗死症状之外，患者最终得以明确诊断的另一个重要线索。事实上，血小板减少在 APS 中并不少见，但并非 APS 的必备表现，国内研究发现 APS 发生血小板减少的比例约

64.2%，国外报道更低为 22%～42%。血小板减少在 APS 分类标准中也非必要条件，所以即便风湿科专科医师接诊该高龄、急性心肌梗死且无血栓病史的女性患者，也很难在第一时间内将患者抗磷脂抗体相关检查进行完善。而对于那些并不表现为血小板减少的急性心肌梗死（acute myocardial infarction，AMI）APS 患者，如果没有进行抗心磷脂抗体筛查，则可能导致严重的漏诊。

那么，对于发生 AMI 的患者，我们是否有必要常规进行 APS 的鉴别诊断，目前并无指南或者共识可供参考。然而，值得庆幸的是，近年越来越多的回顾性研究结果支持急性心肌梗死与 APS 进行鉴别的必要性。一组国内数据显示，55 例急性冠脉综合征（acute coronary syndromes，ACS）患者中，抗磷脂抗体阳性率为 54.3%，其中 ACA 阳性率为 17.5%，抗 β_2-GP I 抗体阳性率为 36.8%，且 ACS 患者中尤以急性心肌梗死患者的抗体阳性率最高。国外 Greco 等曾报道 344 例 ACS 患者中 ACA 阳性率高达 40%；最近 Chighizola 等对 AMI 和 APS 的相关研究进行了荟萃分析，发现 AMI 患者中抗心磷脂抗体（LA、ACA 及抗 β_2-GP I 抗体）总阳性率达 55%。上述结果提示抗心磷脂抗体在 AMI 中有着很高的阳性率，意味着导致 AMI 的根本病因可能是 APS。如果本例患者能更早地排查 APS 并发现 APS，患者结局可能会有不同。

治疗方面，患者系单纯 AMI，如果是以 AMI 为临床表现的 APS 治疗其预后可能截然不同。前者强调对症支持治疗，后者则更重视原发病治疗。患者在治疗过程中因持续并存血小板减少，并未得到充分而有效的抗凝治疗。临床实践中，血小板减少和 APS 在抗凝治疗中是一对主要矛盾，伴有血小板减少的 APS 患者看似存在高出血风险，其实为高凝状态。对于此类患者适量的糖皮质激素有助于迅速改善血小板数量，在此基础上同时给予积极的抗凝措施更为安全有效。有研究显示，对 APS 所致的 AMI 患者进行介入治疗，因支

笔记

架本身作为异物存在，发生支架内血栓形成的风险很高。此外，继发于 APS 的稳定性心绞痛或 ACS 患者发生 AMI 的概率将显著升高，而且可能是致死性的。本例患者抗心磷脂抗体结果提示高滴度阳性后，拟采用糖皮质激素治疗先改善血小板减少的程度，再恢复有效的抗凝，但患者在接受治疗前再次急性心肌梗死最终导致了死亡。

📥 病例点评

对于伴有血小板减少的 AMI 要高度警惕 APS 可能，而对于 AMI 甚至 ACS 患者抗心磷脂抗体的筛查可能会避免误诊和漏诊，使原发病得到及时治疗从而改善预后。

参考文献

[1] CERVERA R, PIETTE J C, FONT J, et al. Antiphospholipid syndrome: clinical and immunologic manifestations and patterns of disease expression in a cohort of 1000 patients. Arthritis Rheum, 2002, 46(4): 1019 – 1027.

[2] MANDELZWEIG L, BATTLER A, BOYKO V, et al. The second euro heart survey on acute coronary syndromes: characteristics, treatment, and outcome of patients with acs in Europe and the mediterranean basin in 2004. Eur Heart J, 2006, 27 (19): 2285 – 2293.

[3] NAZIR S, TACHAMO N, LOHANI S, et al. Acute myocardial infarction and antiphospholipid antibody syndrome: a systematic review. Coron Artery Dis, 2017, 28(4): 332 – 335.

[4] XU N, ZHANG Y, ZHANG W, et al. Classification and clinical analysis of 165 patients with antiphosphofipid syndrome. Zhonghua Nei Ke Za Zhi, 2009, 48(11): 904 – 907.

[5] CERVERA R, KHAMASHTA M A, SHOENFELD Y, et al. Morbidity and mortality in the antiphospholipid syndrome during a 5-year period: a multicentre prospective study of 1000 patients. Ann Rheum Dis, 2009, 68(9): 1428 – 1432.

［6］GEORGE J, SHOENFELD Y. The anti-phospholipid（Hughes）syndrome：a crossroads of autoimmunity and atherosclerosis. Lupus, 1997, 6(7)：559 – 560.

［7］CHIGHIZOLA C B, ANDREOLI L, DE JESUS G R, et al. The association between antiphospholipid antibodies and pregnancy morbidity, stroke, myocardial infarction, and deep vein thrombosis：a critical review of the literature. Lupus, 2015, 24(9)：980 – 984.

［8］PERL L, NETZER A, RECHAVIA E, et al. Long-term outcome of patients with antiphospholipid syndrome who undergo percutaneous coronary intervention. Cardiology, 2012, 122(2)：76 – 82.

［9］SU H M, LEE K T, CHU C S, et al. Acute thrombosis after elective direct intracoronary stenting in primary antiphospholipid syndrome：a case report. Kaohsiung J Med Sci, 2003, 19(4)：177 – 182.

［10］彭文华, 王勇, 谢瑶, 等. 抗磷脂抗体与急性冠脉综合征相关性研究. 内科 急危重症杂志, 2009, 15(1)：14 – 16.

（石连杰）

病例 31　膝关节镜术后—肢体肿胀— 胸痛和憋气—意识不清

病历摘要

【基本信息】

患者男性，24 岁，汉族。主因"反复胸痛伴胸闷、气短、咯 血 35 天"入院。

现病史：患者因膝关节关节镜手术后出现反复胸痛伴胸闷、气短、咯血 35 天，入住我院呼吸科。住院期间因查抗核抗体和抗中性粒细胞胞质抗体阳性，请风湿免疫科会诊。

详细询问病史，患者于 8 个多月前在一次篮球运动中摔倒，致左膝关节受伤，经过理疗数天内好转。在半年后的另一次篮球运动中再次不慎摔倒，旧伤复发，致行走困难。在当地医院行 MRI 检查，发现左膝半月板和前交叉韧带损伤，遂在局部麻醉下行膝关节镜下前交叉韧带和半月板修补术。手术十分顺利，术后卧位安返病房。

术后第 2 天，患者突然出现极度呼吸困难、意识不清和大汗淋漓。当时无发热和皮疹，呼吸室内空气下监测的动脉血氧分压最低为 20 mmHg，当时心率快，血压尚平稳，立即给予面罩吸入纯氧。急查血、尿常规均正常，行床旁胸部 X 线片提示气管通畅，双肺野正常。治疗上给予滴注七叶皂苷钠活血化瘀及头孢呋辛抗感染，1 周内呼吸困难缓解，意识渐转清。在此过程中，患者出现了右上肢疼痛和明显肿胀，从远端手指向近端肩部蔓延，2 周内整个右上肢已呈弥漫性肿胀，增粗，疼痛剧烈，致右上肢屈伸和握拳受限，经上述治疗 1 个月后患者右上肢肿胀完全消退而出院。

患者术后一直卧床，于术后 40 天，即出院后第 10 天，准备下床活动，在家人扶持下进行关节功能锻炼。患者下床后刚迈几步即突发左胸剧痛，因此终止锻炼；回床时胸痛加重，因为疼痛不敢用力呼吸，也难以平卧，立即到另一所医院就诊。

在医院行急诊肺部 CT 检查，未发现异常。给予硝酸甘油，症状略有改善，1 周后胸痛方明显缓解，紧随其后出现刺激性咳嗽，并与胸痛交替发生，此起彼伏。又过 1 周，胸痛再次加重，伴后肩背部剧烈疼痛和明显胸闷、气短。数日后疼痛减轻，但出现咳嗽和咯血（血量 10~15 mL/d），遂转至当地第三所医院。行肺部 CT 检查，发现左肺楔形阴影（图 31-1），下肢彩超发现左下肢髂外静脉血栓形成，遂以"急性肺栓塞、左下肢静脉血栓"收入该院呼吸科病房。给予尿激酶首剂 50 万 U 溶栓及肝素 3.75 万 U/d 抗凝治疗。次日又转至当地第四所医院。在前述溶栓（尿激酶首剂 50 万 U，后以每日 20 万 U 静脉滴注）和肝素 3.75 万 U/d 抗凝（根据 APTT 值调整肝素剂量）治疗的基础上加用口服阿司匹林 100 mg/d 及潘生丁 150 mg/d，胸痛和咯血症状迅速缓解。

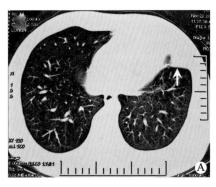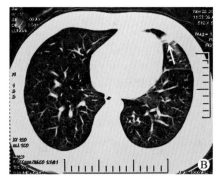

左肺楔形阴影（A 中粗箭头和 B 中细箭头），底边朝向胸膜。

图 31-1 肺部 CT

溶栓治疗 1 周后复查肺部 CT，发现左肺磨玻璃样密度增高及左侧胸腔积液（图 31-2）。复查血管彩超提示左下肢髂外、股浅静脉部分血栓形成，右上肢静脉血栓形成（亚急性）。溶栓治疗 17 天后再次复查肺部 CT 及血管超声，仍有血栓征象，加用华法林 2.5 mg/d，4 天后发现肉眼血尿，遂停尿激酶、肝素及华法林，肌内注射维生素 K 10 mg，共 2 次，血尿消失，继服华法林，5 mg/d。为进一步诊治收入我院呼吸科。患者自发病以来，曾有间断低热和轻度咳嗽、咳痰，偶有膝关节疼痛。精神、饮食及睡眠差，大小便正常，体重减少 8 kg。

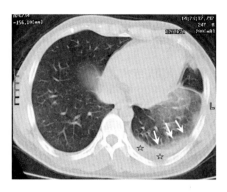

左肺磨玻璃样密度增高（箭头）及左侧胸腔积液（五角星）。

图 31-2 溶栓治疗 1 周后复查肺部 CT

既往史： 无高血压、糖尿病和冠心病病史，否认肝炎、肺结核等传染病史，否认药物、食物过敏史，无输血史，按时进行预防接种。

个人史和家族史无特殊。

【体格检查】

患者体型偏胖，神清语利。除头发稍稀、背部有少量痤疮样皮疹外，其他皮肤、黏膜、淋巴结及心、肺、腹无异常体征。四肢无肿胀和压痛。行针刺试验为可疑阳性。

【辅助检查】

血尿常规、红细胞沉降率、C 反应蛋白和肝肾功能均正常。补体 C3 69.7 mg/dL，C4 6.74 mg/dL。除 ANA 1∶320 阳性（颗粒型和胞浆型）和 ANCA（P 型）阳性外，其他自身抗体包括抗 ds-DNA 抗体、抗 Sm 抗体、抗 RNP 抗体、抗 SSA 抗体、抗 SSB 抗体、抗 Jo-1 抗体及类风湿因子等均为阴性。凝血指标：血浆凝血酶原时间 21.5 s，血浆凝血酶活动度 45%，血浆活化部分凝血活酶时间 116.4 s，国际标准化比值 1.87，血浆纤维蛋白原 1.84 g/L。

笔记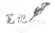

【鉴别诊断】

患者为青年男性，曾多次在打篮球过程中损伤膝关节，在局麻下进行膝关节镜下前交叉韧带和半月板修补术，术后突发呼吸困难、意识不清和肢体肿胀，经影像学证实有肺栓塞和肢体深静脉血栓形成。收入我院呼吸科后发现 ANA 和 ANCA 阳性，因此要考虑到有无风湿性疾病，如全身性结缔组织病、系统性血管炎的可能性。

对于患者急性发生的肢体疼痛和肿胀要注意与下列疾病鉴别：蜂窝织炎、关节炎、外周神经病变、动脉栓塞、淋巴水肿、静脉曲张、血栓性静脉炎。发生在下肢的疼痛和肿胀还应该注意与炎性腘窝囊肿区分。而对于突发性呼吸困难和胸痛，反复胸痛和咳嗽、咯血除考虑肺栓塞外，还要注意排查其他心肺疾病，如气胸、肺炎、胸膜炎、慢性阻塞性肺病、充血性心力衰竭和肺癌等。

当然，无论患者处于何种情况，对于急性起病的严重呼吸困难，首先应考虑到有无危及生命的情况发生，包括急性肺栓塞、肺水肿、气道梗阻、气胸和肺炎。根据患者术后的胸部 X 线片，基本排除了后 4 种情况，而肺栓塞，小的病灶有时很难从 X 线片中获得足够的诊断依据，应进一步行肺部 CT 检查，包括增强的螺旋 CT 和肺血管三维重建。另外，哮喘发作也可出现急性而严重的呼吸困难，但患者过去无类似病史，可以排除。

有证据显示，10%~15% 确诊肺栓塞的患者胸部 X 线片是正常的。X 线诊断肺栓塞的价值很有限，主要用于排除其他容易与肺栓塞混淆的疾病。而增强的螺旋 CT 诊断急性肺栓塞的敏感性和特异性均能达到 90% 以上。肺栓塞在 CT 上的主要影像学特征有血管内的充盈缺损、锐角征象，肺内底边朝向胸膜的楔形密度增高影和线形肺不张。CT 肺血管三维重建是目前最常用的方法，可以检测中等及中等以上的肺动脉栓塞。

对于膝关节镜下的韧带和半月板修补术来说，最常见的并发症是局部感染和血肿，但无法解释术后突发的严重呼吸困难和意识不清。后者可由术中麻醉药物（尤其是全身麻醉）诱发的速发型过敏反应（如血管神经性水肿）或过敏性休克继发，常伴有肌阵挛，在用药后数分钟至数小时内出现，这与患者症状出现的时间不符。在极少数情况下，用于修补术的高分子材料有可能在术后引发迟发过敏反应，但此时多以局部症状为主，如过敏性皮炎伴肢体肿胀、疼痛和发热等，而本例患者虽有肢体肿胀，但发生在未行手术的右上肢，也无发热和皮疹，因此不足以诊断。由于不适当的长期卧床和制动致深静脉血栓形成也是术后并发症之一，大的深静脉血栓容易导致肺栓塞，引起呼吸困难和胸痛。遗憾的是，手术医师当时没有进行与深静脉血栓形成相关的检查，如D-二聚体等凝血指标的检测、肢体血管超声及肺部CT，因此很难判断患者当时有无深静脉血栓形成。

当患者术后40天，再次出现肺部症状时，表现为突发的胸痛和憋气，继而出现咳嗽和少量咯血，这是肺栓塞或肺梗死的典型症状，随后患者就诊的第三所医院的肺部CT和血管彩超检查分别提示了肺梗死和下肢深静脉血栓形成。于是，手术导致下肢深静脉血栓形成，后者又引起肺栓塞的推理似乎成立。但又怎么解释右上肢术后持续1个月的肿胀呢？第四所医院给出了答案：血管超声证实了右上肢血栓形成。至此，我们仍然有一个疑问：什么原因导致患者意识不清，这和深静脉血栓和急性肺栓塞又有何联系？

分析患者的意识不清首先要了解其有无脑膜炎、颅内占位、代谢性脑病和癫痫发生，这些可通过快速而细致的神经系统查体加以鉴别。判断有无脑膜炎的可靠线索是脑膜刺激征，脑脊液的检查可对病因做进一步的鉴定。大脑半球的占位如果大到引起意识障碍，多有半球受压或脑疝，此时头颅 CT 等影像学检查很容易确诊。脑干占位直接压迫网状结构导致意识不清，临床上通过压眶运动反射、侧向眼运动反射和瞳孔反射可了解脑实质的损伤水平。由内源性或外源性代谢紊乱引发的代谢性脑病通过上述体征虽无阳性发现，影像学检查也很难找到具体病灶，但化验可找到代谢紊乱的依据。如果观察到典型的发作过程诊断癫痫并不难。上述疾病在患者的病历资料中均无足够的支持点，因此不考虑。其次，对于成人，尤其是术后患者，要考虑到肺栓塞引起意识不清的可能性。据报道，小的肺栓塞可引起轻度头痛和头晕，肺主动脉的大栓塞可因突发的严重缺氧导致不同程度的昏迷甚至猝死。最后，多发颅内血栓导致脑缺血改变引起的意识障碍也需要考虑。多发性颅内小动脉血栓导致脑缺血改变、脑静脉窦血栓和脑血管炎均可以引起意识障碍。抗磷脂综合征可以同时产生深层静脉炎、肺栓塞和多发颅内小动脉血栓，白塞病亦可表现为深层静脉炎、脑静脉窦血栓和脑血管炎，除了患者的临床表现和实验室检查外，脑部的 MRI 可以协助二者进行诊断和鉴别诊断。

在询问病史过程中，患者曾提到 4 年前开始出现明显脱发，头发几乎掉了一半，因为怀疑可能与频繁接打移动电话有关，遂停止接听手机，1 个月内脱发未再继续。患者还注意到，因入院前 2 周又开始接听移动电话，再次出现脱发现象。患者回忆他近 4 年来时有口腔溃疡发作，平均每年发作 1~2 次，每次发作多为 1~2 个溃疡，偶有同时出现 3 个溃疡，溃疡部位有明显疼痛和触痛，同一部位溃疡一般 3~5 天可自然好转，不留痕迹。此外，尚有一次阴囊小丘疹，否认发生过会阴部溃疡和结痂。患者也否认颜面红斑、下肢结节红斑和关节肿痛。否认吸烟、酗酒等不良嗜好，无违禁药品使用记录。

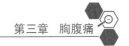

【初步诊断】

抗磷脂综合征；系统性红斑狼疮；白塞病；未分化结缔组织病。

【诊疗经过】

在继续抗凝治疗的基础上加用醋酸泼尼松，40 mg/d。

经影像学资料提示患者存在深静脉血栓形成和肺栓塞。经溶栓和抗凝治疗后病情一度改善。但是，收入我院呼吸科后，在继续抗凝治疗的基础上患者仍有反复胸痛、胸闷和憋气症状。那么，一位年轻男性在一次小手术后出现多系统血栓病变，而且在溶栓、抗凝治疗后反复发作，这种概率有多少呢？

众所周知，深静脉血栓形成和肺动脉栓塞同属静脉系统的栓塞性疾病。根据循证医学的证据，95%的肺动脉栓塞由深静脉血栓引起。传统意义上说，静脉淤滞、血管损伤和高凝状态是静脉血栓形成的3大因素，而手术后可出现上述任何1种甚至3种危险因素。最近的研究表明，对于超高风险患者，即年龄＞40岁，施行大手术，另有深静脉血栓、肺栓塞、肿瘤、矫形手术史、高凝状态病史、多发外伤史等其他危险因素，腓肠静脉血栓的发生率是40%～80%，近端静脉血栓的发生率是10%～20%，肺栓塞的发生率是4%～10%；而对于低风险患者，即年龄＜40岁，施行小手术，无上述其他危险因素者，腓肠静脉血栓、近端静脉血栓和肺栓塞的发生率分别为4.0%、0.4%和0.2%。参照这样的标准，本例患者应属手术的低风险人群，由手术导致的深静脉血栓和肺栓塞的可能性非常小。因此，我们考虑可能存在一个与血栓形成相关的基础疾病。

对于单纯的静脉血栓，需要考虑的疾病主要有遗传性和获得性凝血因子疾病（如蛋白 C 缺乏、蛋白 S 缺乏，第Ⅴ因子缺乏等）、溶血功能障碍、癌症、骨髓增殖性疾病及肾病综合征等。对于单纯的动脉血栓，需要考虑的疾病主要有动脉粥样硬化、血栓形成（如心房纤维颤动、心房黏液瘤、重度左心功能衰竭、心内膜炎、胆固醇栓子等情形）、血栓性血小板减少性紫癜、溶血性尿毒症综合征、结节性多动脉炎和其他系统性血管炎等。可同时产生静脉和动脉栓塞的疾病主要有两个，即抗磷脂综合征和白塞病。其他还包括肝素诱发的血小板减少症、纤维蛋白原异常或纤溶酶原活化因子缺陷导致的溶血功能障碍、高胱氨酸血症、骨髓增殖性疾病、真性红细胞增多症及发作性睡眠性血红蛋白尿等。

抗磷脂综合征是一组与抗磷脂抗体有关的自身免疫性疾病，典型的临床表现为静脉、动脉、小血管栓塞及女性的习惯性流产。如果该患者具有狼疮抗凝物、ACA、抗 β_2-GPⅠ 阳性的话，APS 的诊断即可成立。APS 分为原发性和继发性两种，如果患者同时患有系统性红斑狼疮，那么他的 APS 是继发性的，否则就是原发性的。

患者有反复的口腔溃疡、脱发表现，实验室检查抗核抗体、抗中性粒细胞胞质抗体等多种自身抗体阳性，加上肢体和肺血管栓塞的影像学证据，应考虑到系统性红斑狼疮并发血管炎或者并发抗磷脂综合征的可能性。但是患者临床上无皮疹、光过敏、关节肌肉症状和肾损害表现，且抗双链 DNA 抗体和抗 Sm 抗体均为阴性，不支持系统性红斑狼疮诊断。

患者有口腔溃疡、背部痤疮样皮疹和皮肤针刺试验可疑阳性，提示白塞病。越来越多的研究表明白塞病是一种血管炎性疾病。Koc Y 等报道，将近 1/3 的白塞病患者存在浅静脉或深静脉血栓，容易在男性、有眼病和针刺试验阳性的患者中发生。5% 的患者可发生肺动脉栓塞或血管瘤，形成肺动脉支气管瘘时可引起咯血，并常伴有其他部位的静脉栓塞，少数患者还可以出现脑血管病变导致脑梗死。如果白塞病诊断成立，患者的一系列临床表现似乎可用一元化解释。但是仔细对照白塞病的分类标准，患者只有痤疮样皮疹符合，其针刺反应为可疑阳性，口腔溃疡没有超过 1 年 3 次，无确切的外生殖器溃疡和眼炎，因此诊断白塞病的可能性不大。

其他全身性结缔组织病如类风湿关节炎、炎性肌病、硬皮病、混合结缔组织病等均无足够的临床证据支持。因此，将患者的临床诊断暂定为未分化结缔组织病或者狼疮样综合征，而且患者的血栓病可能与此相关。

在没有得到抗心磷脂抗体的结果之前，建议给予患者口服醋酸泼尼松，40 mg/d，观察病情变化。患者在呼吸科住院期间继续抗凝治疗的情况下，仍有反复胸闷、憋气、乏力和全身不适，发作时曾急诊查心电图提示 $S_1Q_{\mathrm{III}}T_{\mathrm{III}}$，给予硝酸甘油含服后症状缓解。经激素治疗后，上述症状和全身不适感明显改善。在呼吸科住院 20 天后转入风湿科病房继续诊治。

化验回报 ACA 和抗 β_2-GP I 抗体均为阳性。复查 ANCA 为阴性。超声心动图提示肺动脉压中度升高。肺部增强 CT 提示右主肺动脉有充盈缺损，可见锐角征（图 31 - 3）。进一步查颅脑 MRI 提示双侧脑实质多发陈旧性腔隙性梗死灶（图 31 - 4）。

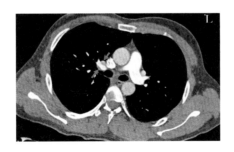

图 31 -3　肺部增强 CT

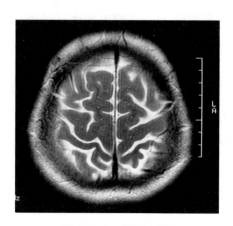

图 31 - 4 颅脑 MRI

ACA 和抗 β_2-GP I 抗体均为阳性的结果揭开了有关本例患者的所有谜团。

其实，本例患者具有的多种表现提示存在一个急性起病、病变范围广且严重的抗磷脂综合征。第一，患者在极短的时间内同时出现了肢体肿胀、呼吸困难和意识模糊等多个系统受累的表现；第二，血管彩色多普勒超声证实有上肢和下肢深静脉血栓形成；第三，肺部 CT 血管三维重建提示肺动脉栓塞；第四，肺高分辨率 CT 发现肺多发楔形密度增高影，提示肺微小动脉栓塞，导致肺梗死，超声心动图提示中度肺高压，推测可能继发于肺广泛的微小动脉栓塞；第五，患者在溶栓后经足够的抗凝药物治疗仍出现胸闷、憋气，心电图提示心肌缺血，给予硝酸甘油含服后症状缓解，说明患者可能存在反复冠状动脉血栓，或不断有小栓子在肺内形成；第六，颅脑 MRI 发现脑实质内存在广泛多发的微血栓灶，证实了脑的微血管栓塞性病变。对照恶性抗磷脂综合征（CAPS）的初步分类标准（表 31 - 1），尽管没有组织病理学检查证实小血管阻塞，但是利用 MRI 能够证明患者的脑血管病变属于微小血管阻塞，因此考虑 CAPS 诊断成立。

表 31 - 1　恶性抗磷脂综合征的初步分类标准

项目	内容
诊断标准	①3 个或 3 个以上器官或组织受累；②各系统受累症状在 1 周以内同时或相继发生；③至少有 1 种组织的病理学检查证实存在小血管阻塞；④检测到狼疮抗凝物或抗心磷脂抗体阳性，或两者兼备
确诊条件	同时满足上述 4 条标准
疑似诊断条件	2 个器官或组织受累，同时满足后 3 条标准；或者满足 4 条标准，但是初测狼疮抗凝物或抗心磷脂抗体阳性，≥6 周后复查结果转阴性，或者患者在此期间死亡；或者满足标准①、②、④；或者满足标准①、③、④，其中尽管在抗凝的情况下，第 3 条标准在超过 1 周且在 1 个月内出现

【最终诊断】

恶性抗磷脂综合征。

【治疗】

给予甲泼尼龙冲击治疗，连续 3 天，剂量分别为 200 mg、500 mg、500 mg；续泼尼松，40 mg qd；硫酸羟氯喹每次 0.2 g bid；调整华法林用量，使 INR 在 2.5 ~ 3.0。经上述治疗后，1 周内患者胸痛、胸闷和憋气症状消失，2 周内复查四肢血管超声，未见栓塞和血栓形成，肺部 CT 提示肺栓塞完全消失。出院 2 个月后，甲泼尼龙剂量减至 30 mg/d 时，患者再次出现胸闷、气短、口唇发绀和头晕，多次复查 INR < 1.5，肺部 CT 未发现肺动脉栓塞征象，调整抗凝药物和激素剂量 1 周内症状好转。出院 4 个月复诊时查抗心磷脂抗体和抗 β_2-GP I 抗体仍为阳性。近 2 年来，患者病情一直维持平稳。

笔记

病例分析

APS 是一种非炎症性自身免疫病。在血清中存在 APA 或者抗 β_2-GP I 抗体的基础上，临床以动脉及静脉血栓形成、习惯性流产和血小板减少等症状为主要表现。仅有不到 1% 的 APS 患者会出现危及生命的多脏器血栓形成和功能衰竭，这种情况称为 CAPS。

CAPS 最早由 Asherson 于 1992 年报道。CAPS 可在原发性 APS 或继发性 APS 的基础上发生，也可像本例患者一样在没有任何 APS 背景的情况下突然发生。CAPS 与普通的 APS 不同之处在于：普通的 APS 临床表现主要为中到大静脉或动脉的单发血栓形成，给予足够的抗凝药物后很少复发，而 CAPS 则突出表现为快速弥漫的小血管缺血、梗死，累及实质器官导致多脏器功能不全，当然，也可伴有大血管的栓塞。

据报道，CAPS 的发生存在一定的诱发因素（表 31 - 2）。本例患者在膝关节镜手术后直接发生 CAPS 的情况与文献相符。CAPS 可继发于许多疾病（表 31 - 3），而最常伴发于原发性 APS 和系统性红斑狼疮。

表 31 -2　CAPS 的诱发因素

诱发因素	比例（%）
不明原因	45%
感染	20%
外伤/手术	14%
抗凝药物减药	7%
恶性肿瘤和淋巴瘤	5.5%
分娩	5%
狼疮发作	3%
其他	5.5%

表 31 - 3　CAPS 常见的伴发疾病

伴发疾病	比例（%）
原发性 APS	44%
系统性红斑狼疮	40%
狼疮样疾病	6%
类风湿关节炎	2%
系统性硬化症	1.5%
其他（白塞病、多软骨炎、 溃疡性结肠炎、干燥综合征）	3%

　　临床上，CAPS 的表现可分为栓塞性表现和非栓塞性表现。CAPS 和普通的 APS 一样，也可以发生外周血栓，累及动脉和静脉（深静脉血栓常常预示着其他部位血栓的出现，如股动脉、锁骨下动脉、桡动脉和颈静脉血栓）。其实 CAPS 的病变范围比普通 APS 要广得多，也要严重得多。

　　Cervera 等在验证 CAPS 的初步分类标准时对入选的，包括网上注册收纳的 220 例 CAPS 患者进行分析，结果发现，CAPS 的主要临床表现包括：肾损害 154 例（70%）；呼吸系统受损 146 例（66%），多表现为肺栓塞，少数可出现肺微小血栓、肺出血、肺水肿和浸润性病变；大脑病变 133 例（60%），表现可有脑梗死、脑病，癫痫、大脑静脉阻塞也常见，脑部微小血管的阻塞可能比文献报道的比例更高，而且很可能是脑病形成的原因；心脏损害 115 例（52%），表现为瓣膜病变、心肌梗死或者心功能不全；皮肤损害 104 例（47%），可有网状青斑、紫癜和皮肤坏死。114 例（52%）患者经过积极治疗获得康复，另外 106 例（48%）死亡。其他的栓塞性表现还包括视网膜、卵巢、子宫、睾丸的血管阻塞。骨髓栓塞和周围神经病变也有报道。

　　在疾病初期 CAPS 还可出现非栓塞性表现如急性呼吸窘迫综合

征等，现将这种表现称为系统性炎症反应综合征。

本病的临床诊断常参考表 31-1 的分类标准，但是需要仔细和其他临床表现与之相似的微血管病综合征相鉴别，包括血栓性血小板减少性紫癜、溶血性尿毒症综合征、肝素诱导的血小板减少、溶血、肝酶升高、血小板减少综合征。这些微血管病综合征的共同特点是：微血管血栓形成、溶血性贫血、血小板减少、可累及中枢神经和肾脏系统。此外，还要与伴多发血栓形成的心内膜炎、冷球蛋白血症、血管炎、多发胆固醇栓塞和肝素诱导的血栓性血小板减少综合征鉴别。

CAPS 的治疗可分为以下 3 部分。

（1）预防性治疗。积极治疗各种感染，任何 APS 患者施行手术时都应该以肠道外抗凝治疗代替华法林口服抗凝治疗，产褥期应该给予肠道外抗凝（如皮下注射肝素）至少 6 周。ACA 阳性的 SLE 患者病情发作时可能也需要使用肠道外抗凝治疗。根据美国胸科医师协会抗栓和溶栓治疗指南，对狼疮抗凝物阳性、无其他危险因素并对治疗有反应的患者，建议 INR 目标值为 2.5。如果出现血栓复发或有其他血栓栓塞危险因素者，建议 INR 目标值为 3.0。

（2）CAPS 活动期的特异性治疗。一线治疗为静脉滴注肝素和糖皮质激素，这是所有治疗的主要部分。二线治疗包括静脉滴注免疫球蛋白 $[0.4\,g/(kg \cdot d)$，连续 4~5 天 $]$ 和血浆置换（通过这种手段去除血清中的 ACA 和抗 β_2-GPI 抗体，以及 IL-1、IL-6、肿瘤坏死因子、补体等成分），还要同时使用环磷酰胺和前列环素等。另外，有个别学者发表的病例报道显示滴注利妥昔单抗可使 CAPS 病情获得缓解。

（3）非特异性治疗。根据患者的具体损害而定：如果出现肾衰竭，需要透析治疗；如果发生急性呼吸窘迫综合征，需要机械通气维持；一旦出现循环衰竭，需要及时运用缩血管药物；当肾血管弥漫阻塞引起顽固性高血压时，需要强力的抗高血压治疗；出现系统性炎症反应综合征、心脏小血管微血管病变或出血性肾上腺梗阻时可能会引发低血压，此时需要持续滴注激素和缩血管药物。

正如本病名称所示，恶性 APS 是一种恶性病。一旦本病暴发，即使分秒必争、毫无延迟地实施各种救治措施，仍有将近 50% 的患者死亡。如果患者有幸免于死亡，常能保持病情稳定，但有生之年可能需要长期与抗凝药物相伴。

病例点评

本例患者在小小的膝关节镜手术后出现了令人意想不到的严重问题。右上肢突发的肿胀后来被证实为静脉血栓，下肢虽没有出现肿胀，但是血管彩超也证实有深静脉血栓。后米发生的胸痛和咯血证实是肺栓塞。可以推测，此前发生的急性呼吸困难、氧分压急剧下降和意识障碍也是血栓的缘故。最后 MRI 证实，患者存在腔隙性脑梗死。急性而反复发作的弥漫性血栓性疾病加上抗磷脂抗体和抗 β_2-GP I 抗体阳性，强烈提示 CAPS。

CAPS 预后不良，病死率高达 50%。所幸本例患者在适当的溶栓、抗凝治疗下，又经过大剂量甲泼尼龙静脉冲击治疗，病情终于转危为安，虽然在减激素的过程中出现了症状加重，但在调整治疗后病情获得长期稳定，平安至今。

尽管为患者施行手术的医师可能并不知道患者术后的肢体肿胀为何种原因所致，但是患者所接受的不规范的纤溶和抗凝治疗却及时地挽救了他的生命。诱发 CAPS 的原因不清，一些触发因素如某些感染或使用口服避孕药等可能诱发该病。本例患者的情况提示，即使是膝关节镜这样的小手术也可能触发 CAPS，导致多脏器功能损害，提示外科医师应重视。

参考文献

[1] CERVERA R, RODRIGUEZ-PINTO I, LEGAULT K, et al. 16th International congress on antiphospholipid antibodies task force report on catastrophic antiphospholipid syndrome. Lupus, 2020, 29(12): 1594 – 1600.

[2] SHOAIB KHAN M, ISHAQ M, SIOREK M, et al. Concurrent arterial and venous thrombosis in a patient with catastrophic antiphospholipid syndrome. Caspian J Intern Med, 2021, 12(Suppl 2): S487 – S490.

[3] ZAHID H, HASSAN S, GUL S, et al. Co-existing bilateral pulmonary embolism and intra-cardiac mass: a case of catastrophic antiphospholipid syndrome-like disease. Cureus, 2018, 10(10): e3438.

[4] ASHERSON R A. The catastrophic antiphospholipid (Asherson's) syndrome in 2004—a review. Autoimmunity Reviews, 2005, 4(1): 48 – 54.

(李胜光)

病例 32　腹痛—胸痛—反复血栓形成

病历摘要

【基本信息】

患者男性，40 岁，主因"反复下肢肿胀疼痛 10 年余，腹痛半月余"入院。

现病史：10 年前患者无诱因出现下肢疼痛和肿胀，致行走困难，在当地医院就诊，超声发现下肢静脉血栓形成（具体部位及大小不详）。数天后突然出现胸痛、憋气和咯血，行肺灌注通气显像检查提示肺栓塞，累及 7 个肺段。予以低分子肝素皮下注射、尿激酶滴注、华法林口服（3 mg/d）治疗。上述症状逐渐缓解，监测 INR，服药初 INR 控制在 2.5 左右，之后未再监测。数月后（具体不详）再发下肢静脉血栓，予以下腔静脉滤器植入术，用药同前，症状逐渐改善。此后，患者分别于 8 年前和 2 年前再次发生下肢血栓，均以疼痛为主要表现，断续口服华法林治疗，但未监测 INR。半个月前，患者无诱因出现中上腹痛，拒按压，无发热、呕血，化验血、尿淀粉酶升高，CT 提示胰腺炎并门静脉血栓形成。予以禁食、抑酸、抑酶治疗后腹痛缓解，血淀粉酶降至正常。院外查血常规、狼疮抗凝血因子、抗 β_2-GP I 抗体及抗心磷脂抗体未见异常，ANA 1∶100，抗 ENA 抗体阴性，血小板 100×10^9/L，现为进一步明确反复血栓形成的病因收入我科。患者病程中无口眼干燥，无口腔溃疡、关节肿痛及皮肤出血点。患者自发病以来一般情况可，近 1 周禁食、禁水，体重无明显改变。

家族史：祖母、父亲及两个叔叔均有反复血栓史。

【体格检查】

T 36.8 ℃，P 76 次/分，R 18 次/分，BP 96/59 mmHg。双下肢伸侧皮肤色素沉着、破溃结痂伴瘙痒，皮肤湿度和弹性正常，无肝掌、蜘蛛痣。各浅表淋巴结未扪及肿大。腹软，无压痛、反跳痛，肝脾未触及。心肺无异常。

【辅助检查】

入院前 2 周患者停用华法林，以低分子肝素 5000 U/d 抗凝。入院后检查血常规正常。凝血功能：纤维蛋白原降解产物 18.60 g/L，D-二聚体 2389 μg/L，凝血酶原时间、活化部分凝血酶时间未见异常。蛋白 S 活性 35.0%，蛋白 C 活性 72.0%。狼疮抗凝血因子试验（ - ），抗 β_2-GP I 抗体（IgA/IgG/IgM）均为阴性，抗心磷脂抗体（IgA/IgG/IgM）均（－）；抗核抗体谱（－）；IgG 17.05 g/L，IgE 595 000.0 IU/L，IgA 4.69 g/L；ALT 71 U/L，AST 88 U/L，γ-GT 124 U/L，总胆红素 36.0 μmol/L，直接胆红素 24.3 μmol/L，白蛋白 39 g/L，β_2 微球蛋白 2.65 mg/L，乳酸脱氢酶 319 U/L，同型半胱氨酸 16.9 μmol/L，甘油三酯 1.79 mmol/L。门静脉 CT 三维成像：门静脉海绵状变，门静脉主干部分阻塞（门静脉及脾静脉血栓可能）所致门脉高压，脾大。腹部彩超：门静脉、肠系膜上静脉内血栓形成，脾大。入院后诊断：下肢深静脉血栓形成；门静脉血栓形成；肺栓塞；下腔静脉滤器置入术后。进一步完善易栓症相关基因测序分析，涉及基因有 *V Leiden*、*G20210A*、*PROC*、*PROS*、*MTHFR*、*SERPNC1*、*CYP4V2*、*AKT1*、*CYP4F2*、*KLKB1* 和 *JAK2*。

检测结果提示患者存在蛋白 S1（PROS1）的第 15 号外显子第 1917 位上核苷酸 C→G 杂合突变，在蛋白质合成过程中预计会使编码蛋白质第 639 位的半胱氨酸被色氨酸替代。

在明确患者为 PROS 缺陷后，鉴于患者存在易栓家族史，为了证实患者系遗传性蛋白 S 缺陷并进一步预测患者子女罹患易栓症的风险，我们采集患者父母、患者两个女儿血样进行蛋白 S 基因检测。检测发现患者父亲及患者长女均存在与患者突变位点一致的蛋白 S 突变（图 32 - 1）。

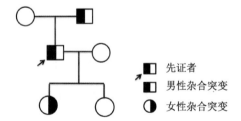

先证者即患者本人，□指男性，○指女性。患者父亲存在蛋白 S 突变，患者的两个女儿中其长女也存在蛋白 S 突变。

图 32 - 1　先证者及其家系成员家系图谱

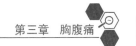

【诊断】

遗传性蛋白 S 缺陷症。

【治疗】

诊断明确后，予以患者在低分子肝素治疗基础上，逐渐序贯为华法林口服，指导患者 INR 控制在 2 ~ 3，随访 1 年，患者未再有新发血栓形成。

病例分析

患者为中年男性，病程 10 年余，以反复血栓为主要表现，本次就诊过程中发现抗核抗体阳性及血小板减少，应警惕 APS 的可能。然而，患者存在明显的易栓家族史，用 APS 不好解释全部。因此，沿着患者反复血栓形成和易栓家族史这两条线索，按图索骥、层层深挖最终还原真相。

易栓症的鉴别诊断中，主要从获得性易栓症和遗传性易栓症两个层面进行鉴别，前者的病因可有 APS、肿瘤、肥胖、高同型半胱氨酸血症等，而 APS 是获得性易栓症最常见的病因。APS 是一组以反复血栓形成或病态妊娠为主要表现伴血清抗磷脂抗体阳性的自身免疫性疾病。APS 分为原发性 APS 和继发性 APS，前者可无自身免疫性疾病的基础，后者常继发于系统性红斑狼疮、类风湿关节炎等自身免疫性疾病。患者本次入院前于急诊科就诊，曾进行抗核抗体等自身免疫性疾病筛查，发现 ANA 阳性，以及血小板减少，这也是患者进一步到风湿科就诊的主要原因。这提示临床工作中，对于血栓性疾病的诊断和鉴别诊断，作为自身免疫性疾病的 APS 已被越来越多风湿科之外的临床科室所认知。

然而，患者至风湿科就诊进一步完善狼疮抗凝物、抗心磷脂抗

体及抗 β_2-GP I 抗体检查后未见异常，且复查 ANA 为阴性，血小板恢复正常，这给进一步明确诊治带来了困惑。患者抗磷脂抗体的阴性并不能完全排除 APS 的可能性，因为尚不能排除血清阴性 APS 可能。血清阴性 APS 现阶段更多的是指前述的 LA、ACA 和抗 β_2-GP I 抗体为阴性的 APS。血清阴性这一概念，有其局限性，因为抗磷脂抗体种类繁多，远不止于上述提及的 3 种，譬如抗磷脂酰乙醇胺抗体、抗膜联蛋白 A2/5 抗体、抗 β_2-GP I 结构域 1 抗体等磷脂抗体，这些抗体检查目前没有在临床检验中广泛开展，但对于 APS 的补充诊断有着重要的临床价值。对于本病例，我们并没有进一步地进行其他抗磷脂抗体的检测，主要是因为患者缺乏 APS 的其他临床表现和实验室检查证据，前者如网状青斑，后者如血小板减少、APTT 延长等。相反患者在诊治过程中发现蛋白 S 活性明显降低，结合患者明确的易栓症家族史，所以我们从遗传性易栓症的角度进行进一步的鉴别和排查。当然，我们也可以在完善更多的磷脂抗体检测之后，再进一步去明确遗传性易栓症的可能，但是抗磷脂抗体的种类和数量会随着对 APS 认知的深入和检验医学的发展越来越多，即便我们将现有的已开展的磷脂抗体全部检测，倘若结果阴性，我们依然不能排除患者血清阴性 APS 的可能。相反，患者有明显的蛋白 S 活性下降，加之明显的易栓症家族史，倘若患者系遗传性蛋白 S 异常，那我们围绕蛋白 S 的基因进行检测或许可以直接明确诊断。当然，蛋白 S 活性的下降也需要排除继发性因素导致的可能，如抗凝药物华法林的使用，可以导致蛋白 S 活性降低，然而继发性的蛋白 S 活性下降通常缺乏家族史，有助于鉴别。

因此，我们对患者进行了包含蛋白 S 在内的与遗传性疾病相关的多基因检测。检测结果也证实了我们的推测，患者系 1 例蛋白 S 第 15 号外显子第 1917 位上核苷酸 C → G 杂合突变患者。至此，我们只能诊断患者存在基因突变，而不能明确患者是否为遗传性的蛋白 S 缺陷症。为进一步明确诊断，我们采集患者直系亲属血液标本，进行蛋白 S 基因检测，患者父亲及其长女在蛋白 S 基因的同一外显子同一位点检测到相同的核苷酸突变，由此我们最终明确诊断本例患者为遗传性蛋白 S 缺陷症。其长女目前并无血栓形成表现，但是因为存在这样的基因突变，可能在将来会出现如其父一样的反复血栓形成，但是不必再像父亲一样经历如此周折的诊断和鉴别诊断，这或许是基因检测带来的临床收益之一。从另一个角度而言，直接明确诊断，诊断弯路的减少势必会节约医疗卫生资源。

而基因检测给患者带来的经济负担，也是临床医师需要考虑的一个重要部分。随着检验技术的迅猛发展，易栓症基因检测的费用也越来越容易让临床医师及患者接受，一个基因数百元的检测费用，极大地减轻了患者的经济负担。

📋 病例点评

本例患者本次就诊系因急性胰腺炎在外院急诊诊治过程中，发现新发门静脉血栓，且实验室检查发现 ANA 阳性和血小板减少，遂胰腺炎控制后到风湿科进一步就诊。结合患者反复血栓形成病史，狼疮抗凝物和抗心磷脂抗体筛查是明确患者是否存在获得性易栓症常见病因之一的抗磷脂抗体综合征的必要检查。然而，除反复血栓形成的相关临床症状体征外，患者无关节肌肉疼痛、网状青斑等表现，辅助检查 APS 相关抗体未见异常，以及复查 ANA 为阴性。沿着蛋白 S 活性明显降低和明确的血栓家族史两条线索，我们进一步对患者及与患者有血缘关系的直系亲属进行了易栓症基因检测，

笔记

发现蛋白 S 存在第 15 号外显子第 1917 位上核苷酸 C → G 杂合突变，最终患者明确诊断为遗传性蛋白 S 缺陷症。

参考文献

[1] 中华医学会血液学分会血栓与止血学组. 易栓症诊断中国专家共识（2012 年版）. 中华血液学杂志，2012，33（11）：982.

[2] VREEDE A P, BOCKENSTEDT P L, KNIGHT J S. Antiphospholipid syndrome：an update for clinicians and scientists. Curr Opin Rheumatol, 2017, 29（5）：458 – 466.

[3] MIYAKIS S, LOCKSHIN M D, ATSUMI T, et al. International consensus statement on an update of the classification criteria for definite antiphospholipid syndrome（APS）. J Thromb Haemost, 2006, 4（2）：295 – 306.

[4] NAYFE R, UTHMAN I, AOUN J, et al. Seronegative antiphospholipid syndrome. Rheumatology（Oxford）, 2013, 52（8）：1358 – 1367.

[5] CHATURVEDI S, MCCRAE K R. Diagnosis and management of the antiphospholipid syndrome. Blood Rev, 2017, 31（6）：406 – 417.

[6] GANAPATI A, GOEL R, KABEERDOSS J, et al. Study of clinical utility of antibodies to phosphatidylserine/prothrombin complex in Asian-Indian patients with suspected APS. Clin Rheumatol, 2019, 38（2）：545 – 553.

[7] BERTOLACCINI M L, AMENGUAL O, ATSUMI T, et al. "Non-criteria" aPL tests：report of a task force and preconference workshop at the 13th international congress on antiphospholipid antibodies, galveston, tx, USA, April 2010. Lupus, 2011, 20（2）：191 – 205.

[8] IVERSON G M, VICTORIA E J, MARQUIS D M. Anti-beta2 glycoprotein Ⅰ（beta2GPⅠ）autoantibodies recognize an epitope on the first domain of beta2GP Ⅰ. Proc Natl Acad Sci USA, 1998, 95（26）：15542 – 15546.

[9] 徐娜，张尧，张文，等. 抗磷脂综合征 165 例临床特征与分型. 中华内科杂志，2009，48（11）：904 – 907.

[10] CERVERA R, SERRANO R, PONS-ESTEL G J, et al. Morbidity and mortality

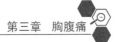

in the antiphospholipid syndrome during a 10-year period: a multicentre prospective study of 1000 patients. Ann Rheum Dis, 2015, 74(6): 1011 – 1018.

（石连杰）

病例 33 结节性红斑—腹痛—肢体坏疽

病历摘要

【基本信息】

患者女性，29 岁，主因"间断双下肢结节性红斑 12 年，右上肢坏疽 25 天"入院。

现病史：患者 12 年前无明显诱因出现双下肢结节性红斑，直径 1~2 cm，伴疼痛，伴雷诺现象，无发热、视物模糊、四肢无力，无光过敏、脱发、口腔溃疡，无皮肤发紧发硬、活动后呼吸困难，就诊于当地医院，予以中药治疗 2 年后上述症状好转，自行停药。8 年前出现左足趾端变黑，伴疼痛。1 个月后腹痛，阵发性加重，伴恶心、呕吐，呕吐物为胃内容物，无腹泻，就诊于外院考虑肠系膜静脉血栓、急性肠穿孔，行手术切除治疗。术后病理提示出血性梗死，完善检查提示 ANA 1:1000，抗 ds-DNA 抗体、抗 PCNA 抗体、类风湿因子、ANCA 均为阳性，诊断为系统性红斑狼疮可能、继发性抗磷脂综合征可能，予以醋酸泼尼松 40 mg qd、低分子肝素 4000 IU bid 治疗，患者左足趾端变黑症状好转。7 年前就诊于外院，化验提示 ANA 1:80 均质型，复查抗 ds-DNA 抗体、抗 ENA 谱、

ANCA 均为阴性，诊断为未分化结缔组织病，予以醋酸泼尼松 30 mg qd、华法林 3 mg qd、改善微循环等治疗。此后患者定期复诊，激素逐渐减量至小剂量维持，长期口服羟氯喹，4 年前停用华法林。2 年前因意外妊娠行人工流产术，术后口服避孕药 1 周，出现左眼视野缺损，FFA 提示左眼视网膜中央动脉阻塞、黄斑水肿，对症治疗后症状未缓解，复查提示 ANA 1∶320，dRVVT 比值 1.12，ESR 升高，CRP 正常，诊断为结缔组织病、抗磷脂综合征，予以醋酸泼尼松 25 mg gd、低分子肝素 4100 IU q12h、阿司匹林 100 mg qd、羟氯喹 0.2 g bid 治疗，后激素逐渐减量至 5 mg qd，低分子肝素序贯为华法林 3 mg qd。1 年前左下肢外伤后出现皮肤发黑伴疼痛，治疗上继续予以甲泼尼龙 4 mg qd、华法林和硫酸羟氯喹口服，同时规律于伤口治疗中心换药，但下肢皮肤破溃未完全好转，并逐渐出现双下肢散在紫红色结节，直径约 2 mm，伴疼痛，压之不退色。10 个月前口服华法林期间出现双下肢无力，左耳听力丧失，外院考虑突发性耳聋，双下肢 CTA 提示右侧股动脉近中段闭塞，股深动脉侧支开放，左侧胫前、胫后及腓动脉未显示，考虑重度狭窄或闭塞，治疗上予以醋酸泼尼松 30 mg qd、吗替麦考酚酯 0.5 g bid、华法林 3 mg qd 治疗。此后激素逐渐减量至甲泼尼龙 3 mg qd，4 个月前停用吗替麦考酚酯，持续口服华法林，INR 波动在 1.5 ~ 4.2。12 天前患者出现右手皮肤发白，热水浸泡后皮肤发紫，化验提示 INR 3.37，ESR 36 mm/h，CRP 11.4 mg/dL，ANA 1∶320 均质斑点型，超声提示右上肢动脉闭塞，诊断为右上肢动脉栓塞。治疗上予以溶栓治疗。但溶栓后仍有右手皮肤疼痛，皮肤发黑呈进行性加重，溶栓第 3 天时右手皮肤出现肿胀、水疱，查 INR 大于 3，停止溶栓治疗，加用阿司匹林、氯吡格雷双联抗血小板，前列地尔 10 μg qd 扩血管，右手指皮肤逐渐干缩，手掌及腕部皮肤发黑、肿

笔记

胀，伴右手及腕部皮温低，右前臂肿胀。4 天前患者就诊于我科，予以甲泼尼龙加量至 40 mg qd。为进一步诊治收入院。患者自发病以来，精神、饮食欠佳，睡眠良好，大小便正常。近 1 个月体重无明显下降。

既往史：体健。G4P1，8 年前因意外妊娠行人工流产术，5 年前孕 9 周胚胎停育，行清宫术，4 年前生产足月低出生体重儿，2 年前因意外妊娠行人工流产术。否认家族遗传病病史。

【体格检查】

T 36.6 ℃，P 80 次/分，R 16 次/分，BP 141/99 mmHg。右手指皮肤干缩，手掌、手背、手指端坏疽，右手及腕部皮温低，右前臂肿胀。双侧下肢可见散在色素沉着，右大腿内侧可见大片淤血。双肺呼吸音清，未闻及干湿啰音。心律齐，A2 = P2，各瓣膜听诊区未闻及杂音。腹软，无压痛、反跳痛及肌紧张，肠鸣音正常，4 次/分。右肱动脉未触及搏动，双足背动脉搏动弱。左下肢皮温低。

【辅助检查】

血常规：白细胞 5.97×10^9/L，血红蛋白 114 g/L，血小板 225×10^9/L，中性粒细胞百分比 73.7%。INR 3.59。肾功能：肌酐 65 μmol/L，估算的肾小球滤过率 111 mL/(min · 1.73 m²)。C 反应蛋白 11.4 mg/dL，校正红细胞沉降率 36 mm/h。免疫球蛋白：IgG 17.6 g/L，IgA 4.5 g/L，IgM 1.76 g/L，补体 C3 0.989 g/L，补体 C4 0.306 g/L。狼疮抗凝物组合：dRVVT 筛查 90 s，dRVVT 确认 59 s，标准化 dRVVT 比值 1.48（华法林停用 1 天）。抗核抗体 1 : 320 均质斑点型。抗 ds-DNA、抗核抗体谱、APS 组合 aPS/PT 抗体均为阴性。乙肝阴性。左下肢动静脉造影：左侧胫前动脉显示不清，余未见明显异常，左下肢静脉未见血栓形成。肠系膜上动静脉、双肾动静脉、右下肢动静脉造影：未见明显异常。全主动脉 CTA：未见明显异常。右上肢动脉造影：右肱动脉及远端分支闭塞。超滑导丝结合导管通过肱动脉闭塞段，进入桡动脉，可见桡动脉远端闭塞，血流停滞。更换交换导丝，引入溶栓导管，接返病房持续抗凝、溶栓治疗。诊断：右上肢动脉闭塞，置管溶栓术后。第 2 天复查右上肢动脉造影：肱动脉—桡动脉呈串珠样改变，节段充盈缺损，远端血管床未见显影，影像学诊断为右上肢动脉闭塞（图 33 - 1）。

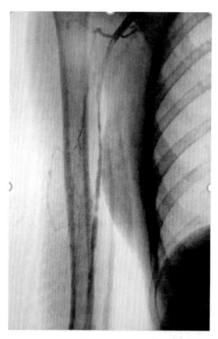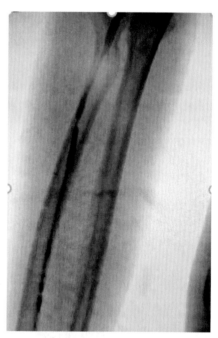

图 33 - 1　右上肢动脉造影

【初步诊断】

肢端坏疽原因待查，抗磷脂综合征？系统性红斑狼疮？血管炎？

【诊疗经过】

患者为青年女性，慢性病程，有反复血栓病史，曾有胚胎停育病史，狼疮抗凝物可疑阳性，需警惕抗磷脂综合征，但患者多次查抗心磷脂抗体、抗 β$_2$-GP I 抗体均为阴性，且充分抗凝期间仍出现动脉闭塞为不支持点。此外，既往抗核抗体阳性，抗 ds-DNA 抗体一过性阳性，狼疮抗凝物可疑阳性，需考虑系统性红斑狼疮，但患者无狼疮典型临床表现，多次复查抗 ds-DNA 抗体阴性，补体正常，为不支持点。患者存在多个血管病变（视网膜中央动脉、肠系膜血管、右上肢、股动脉），炎症指标升高，还需警惕有无血管炎可能。血管炎方面，患者反复出现结节性红斑，多个动脉闭塞，血压升高，以舒张压升高为主，血管造影提示溶栓后串珠样改变，需警惕结节性多动脉炎，但既往存在肠系膜静脉血栓用结节性多动脉炎不好解释。患者右上肢坏疽，全院会诊后建议行右上肢截肢手术，术后血管、神经、肌肉组织送检病理。

进一步血生化检查：ALT 89 U/L，AST 67 U/L，CK-MB 33 U/L，CK 895 U/L，LDH 246 U/L，Cr 81 μmol/L，UA 190 μmol/L。

前臂 MR 平扫：右前臂多发肌肉及皮下软组织水肿。

右上肢截肢术后病理：①右上肢结缔组织：送检皮肤组织表皮角化过度，表皮变薄，真皮轻度水肿，真皮浅层间质及小血管周围少量淋巴单核细胞浸润。皮下脂肪未见炎症。②右上肢神经组织：送检周围神经组织，可见 5 束神经纤维，有髓纤维数量未见明显减少，少数髓鞘及轴索似有肿胀，神经束内血管未见著变，神经束膜及外膜间质中可见少量小动脉壁明显增厚伴管腔狭窄，个别几近闭锁。管壁增厚以中膜及外膜为主，管壁及管周可见多量单核淋巴及浆细胞浸润，偶见中性粒细胞浸润。待免疫组化了解炎症细胞类型及神经纤维情况。③右上肢血管：送检为肌性动脉，直径约 6 mm，动脉内膜增厚，纤维组织增生，管腔显著狭窄、闭塞伴新鲜血栓形成。局部管壁内可见中性粒细胞为主的炎症细胞浸润，累及管壁全层。部分弹力板可疑结构破坏。病变比较符合结节性多动脉炎

（PAN）。待免疫组化及特染助诊。④右上肢坏死区结缔组织：送检为皮肤组织，可见表皮、真皮及皮下脂肪，可见大片凝固性坏死及灶状中性粒细胞浸润，皮下脂肪小动脉壁呈结节性动脉炎改变。⑤右上肢肌肉活检：送检肌肉组织呈轻度炎症性肌损害，结合临床，考虑为免疫性疾病累及肌肉，未见典型多发性肌炎或皮肌炎的病理改变，小血管内未见明显血栓形成。完善全外显子测序：*JAK2* 基因杂合突变，未见 *MEFV*、*ADA2* 等基因突变。

患者肌痛、肌无力，舒张压大于 90 mmHg，动脉造影提示串珠样改变，病理提示结节性多动脉炎，根据 1990 年 ACR 分类标准，符合结节性多动脉炎诊断，但结节性多动脉炎不好解释患者既往肠系膜静脉血栓。进一步根据当地医院病理，我院会诊后结果如下：送检小肠部分区域呈出血性梗死，梗死区黏膜坏死，上皮脱落，肠壁全层血管显著扩张、出血，部分非梗死区小肠黏膜下及肌壁间可见小动脉壁及周围急慢性炎细胞浸润，部分血管壁可见纤维素样坏死，部分血管内膜增厚、管腔狭窄，符合结节性多动脉炎诊断，小肠梗死考虑为血管炎所致。

患者结节性多动脉炎诊断明确，但存在以下问题：① ANA 阳性：患者自发病以来多次查 ANA 均为阳性。根据文献报道，少数 PAN 患者可检测到 ANA，因此 ANA 阳性并非与诊断 PAN 相矛盾。② *JAK2* 基因突变：全外显子测序提示患者存在 *JAK2* 基因杂合突变，但现有研究暂未发现 *JAK2* 基因突变与 PAN 之间的相关性，需进一步研究证实。

【最终诊断】

结节性多动脉炎。

【治疗】

入院后继续予以甲泼尼龙 40 mg qd 静脉滴注，明确诊断后将甲泼尼龙加量至 1 g qd，3 天后改为甲泼尼龙 28 mg qd 口服，同时加用环磷酰胺 0.2 g qod 静脉滴注，阿司匹林 100 mg qd 口服。患者未再出现肢端坏疽。

病例分析

　　结节性多动脉炎于 1866 年由 Kussmaul 和 Maier 首先报道，是一种主要累及中小动脉的少见的血管炎，好发于血管的分叉处，导致微动脉瘤、血栓形成、动脉瘤破裂出血及器官梗死。PAN 的发病率不详，在欧洲国家 PAN 每年的发病率为（0~1.6）/1000 万，在美国 PAN 发病率为 0.9/1000 万，国内尚无大型流行病学资料。PAN 可发生于任何年龄，但 40~60 岁的患者最常见。儿童时期发病比成人时期发病少见，但更容易出现严重并发症，包括高血压和颅神经麻痹。结节性多动脉炎临床表现多种多样，全身各组织器官均可受累，包括神经系统、消化系统、心血管系统、生殖系统、肾脏、皮肤、骨骼、肌肉、耳郭、眼部等，其中以周围神经系统、皮肤、肌肉、骨骼受累最常见。皮肤受累方面，44%~50% PAN 患者出现皮肤受累，包括紫癜、梗死、溃疡、网状青斑、甲下线形成、出血、指端缺血和发绀，好发于手指、踝关节及胫前区。部分丙型肝炎病毒感染者可出现局限的皮肤型 PAN。此外，PAN 合并胃肠道受累不少见，以腹痛最常见，常为持续性钝痛，进食后加重；其次为消化道出血；而脾梗死、肠梗阻、胃肠道溃疡相对少见；肠系膜上动脉受累最常见。动脉受累的表现以狭窄和扩张最常见，其余有动脉瘤、血管闭塞、串珠样改变。

　　近年来，研究发现一些疾病与 PAN 相关，包括乙肝、家族性地中海热、DADA2 等。其中 DADA2 是一种单基因血管炎综合征，由腺苷脱氨酶 2（ADA2）缺乏导致，*CECR1* 基因呈隐性遗传性突变。临床表现多样，包括自身炎症反应、血管炎及轻度免疫缺陷。而家族性地中海热相关 PAN 往往与 *MEFV* 基因突变相关。本患者因年轻发病，需警惕有无基因异常，但完善基因全外显子测序未见相关改变。

中小型动脉血管炎症的组织病理学证据对 PAN 的诊断至关重要。PAN 有两个重要的病理特点：①个体血管病变呈多样化，在相距不到 20 μm 的连续切片上病变已有明显差别；②急性纤维素样坏死和增生修复性改变常共存。因血管壁内弹力层破坏，在狭窄处近端血管内压力增高，血管扩张形成小动脉瘤，并可有串珠样或纺锤状的血管狭窄、闭塞或动脉瘤形成。少数病例可因动脉瘤破裂而致内脏出血。

PAN 的治疗需根据患者病情严重程度及合并症而定。糖皮质激素联合免疫抑制剂是治疗 PAN 的主要药物，免疫抑制剂首选环磷酰胺。乙型肝炎病毒相关 PAN 患者应接受抗病毒治疗和血浆置换。对于血管闭塞性病变，可加用阿司匹林 50～100 mg 口服，双嘧达莫 25～50 mg tid 口服，也可考虑低分子肝素、丹参等药物。

病例点评

PAN 是罕见病，临床表现多种多样，容易误诊。对于肠系膜血管、四肢中等血管受累的患者需要高度警惕 PAN 可能。本病例的诊治过程提示我们，一定要拿到客观结果，不能仅凭患者的描述，而且客观结果一定要结合临床。本例患者既往有反复结节性红斑、雷诺现象，合并肢体血管闭塞，最终病理证实为 PAN。

参考文献

［1］ OZEN S. The changing face of polyarteritis nodosa and necrotizing vasculitis. Nat Rev Rheumatol, 2017, 13(6): 381 – 386.

［2］ KARADAG O, JAYNE D J. Polyarteritis nodosa revisited: a review of historical approaches, subphenotypes and a research agenda. Clin Exp Rheumatol, 2018, 36 Suppl 111(2): 135 – 142.

［3］ HERNÁNDEZ-RODRÍGUEZ J, ALBA M A, PRIETO-GONZÁLEZ S, et al. Diagnosis and classification of polyarteritisnodosa. J Autoimmun, 2014, 48/49: 84 – 89.

［4］ 米克拉依·曼苏尔，达展云，郭江涛，等. 结节性多动脉炎诊疗规范. 中华内科杂志，2022，61(7): 749 – 755.

［5］ LEE J S, KIM J G, LEE S. Clinical presentations and long term prognosis of childhood onset polyarteritis nodosa in single centre of Korea. Sci Rep, 2021, 11 (1): 8393.

（金银姬）

笔记

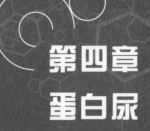

第四章
蛋白尿

病例 34　大疱性紫癜样—蛋白尿

🗒 病历摘要

【基本信息】

患者女性，39 岁，因"四肢皮疹 20 天"入院。

现病史：患者 20 天前无明显诱因出现左下肢皮疹，初为针尖至硬币大小红色淤点、淤斑，皮疹逐渐增多、范围扩大并融合成片，局部可见水疱，伴部分破溃结痂，外用藏药无改善。双前臂及右小腿出现类似皮疹。无发热，否认蚊虫叮咬史及牲畜密切接触史，否认间歇性跛行，否认吸烟史。外院四肢动静脉超声未见异常。予以氯雷他定、葡萄糖酸钙抗过敏治疗，病情无改善。

既往史：高血压，口服缬沙坦；乙肝"小三阳"（乙肝表面抗原、e 抗体、核心抗体均为阳性）。

【体格检查】

T 36.1 ℃，P 81 次/分，R 14 次/分，BP 135/61 mmHg。心、肺、腹查体未见明显异常。双小腿及双前臂可见散在紫癜样皮疹，融合成片，部分可见水疱（图 34 - 1），无脱屑，压痛不明显。外周关节无肿胀及压痛。

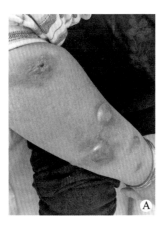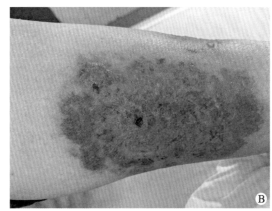

A：治疗前右前臂皮疹，可见水疱；B：治疗前左小腿皮疹，可见结痂。

图 34 - 1　过敏性紫癜患者大疱性紫癜样皮疹

【辅助检查】

外周血嗜酸性粒细胞正常，ANA 1 : 100 斑点型（临界阳性），抗核抗体谱、抗磷脂抗体及 ANCA 均为阴性。CRP 10.46 g/L。IgG 17.81 g/L，IgA 6.73 g/L，免疫球蛋白固定电泳阴性，未见 M 蛋白。血常规、凝血功能、肝肾功能、肿瘤标志物正常。尿常规：潜血（＋），蛋白（＋），考虑患者生理期影响，未留 24 小时尿蛋白定量及尿红细胞位相，后完善 24 小时尿蛋白定量 1.78 g。肺部 CT 及腹部超声未见异常。结核、EBV、CMV 筛查均为阴性。皮肤活检病理（图 34 - 2、图 34 - 3）：白细胞破碎性血管炎。肾穿刺活检病理（图 34 - 4、图 34 - 5）：肾小球系膜细胞及内皮细胞轻度弥漫增生，其中 1 个细胞性新月体伴节段性纤维素样坏死，2 个细胞性、4 个小细胞性新月体形成。免疫荧光：IgA(+++)，IgG(-)，IgM(++)，补体 C1q(-)，补体 C3(+++)，乙型肝炎表面抗原(-)，沿系膜区呈团块样沉积。肾穿刺活检病理电镜：肾小球系膜细胞和内皮细胞增生，系膜区、节段性内皮下和上皮下电子致密物沉积。结合临床，符合毛细血管内增生性紫癜性肾炎伴部分新月体形成。

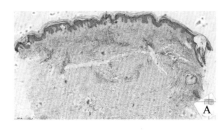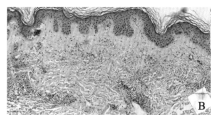

前臂皮肤及皮下组织呈急性及慢性炎，表皮内大疱形成伴感染，小血管周围较多炎细胞浸润，可见嗜酸性粒细胞聚集及核尘。A：HE×40；B：HE×100。

图 34 - 2　过敏性紫癜患者前臂皮肤病理检查结果

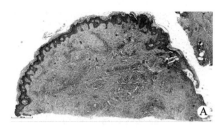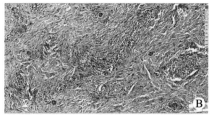

小腿皮肤及皮下组织呈急性及慢性炎，皮下可见胶原带形成，小血管周围较多炎细胞浸润及核尘。A：HE×40；B：HE×100。

图 34 - 3　过敏性紫癜患者小腿皮肤病理检查结果

【诊断】

过敏性紫癜；紫癜性肾炎。

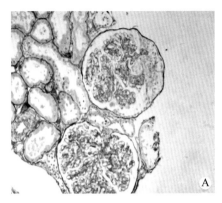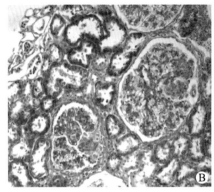

肾小球系膜细胞及内皮细胞轻度弥漫增生，节段性插入，系膜区嗜复红蛋白沉积，伴少数白细胞浸润及核碎形，肾小管上皮细胞空泡及颗粒变性，灶状萎缩，肾间质灶状淋巴细胞及单核细胞浸润伴纤维化，小动脉管壁增厚。A：HE + PASM 染色，×400；B：Masson 染色，×400。

图 34 -4　过敏性紫癜患者肾穿刺活检病理检查结果

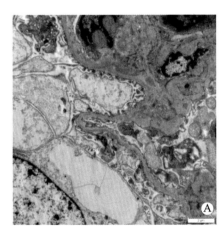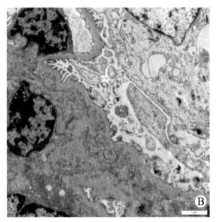

肾小球系膜细胞和内皮细胞增生，系膜区、节段性内皮下和上皮下电子致密物沉积，上皮细胞足突节段性融合。肾小管、肾间质无特殊病变。

图 34 -5　过敏性紫癜患者肾穿刺活检病理电镜

【治疗】

入院后予以甲泼尼龙 40 mg/d 静脉滴注 3 天后皮疹加重，遂皮肤活检后改为 80 mg/d，10 天后皮疹范围明显缩小，水疱消退，无新发皮疹。肾活检病理回报后予以甲泼尼龙 500 mg/d 静脉滴注

3 天，80 mg/d 静脉滴注序贯 10 天后改为 60 mg/d 维持，并予以环磷酰胺 0.6 g 静脉滴注 1 次，同时加用恩替卡韦避免急性重型肝炎。治疗 20 天后复查 24 小时尿蛋白定量 0.5 g，皮疹基本消退。随访半年，患者肾功能正常，24 小时尿蛋白定量 0.2 g，关节疼痛较前明显缓解。

病例分析

　　患者为中青年女性，急性病程，以四肢散在紫癜样皮疹起病，融合成片，部分可见大疱，看到这样的皮疹，第一临床诊断考虑过敏性紫癜，并按照过敏性紫癜积极处理。予以足量激素静脉滴注 3 天，患者皮疹改善并不明显，遂将激素加量至 80 mg/d，10 天后患者皮疹明显好转，未再出现新发皮疹。由于本病例为笔者在援藏期间诊治，受西藏当地条件限制，遂将标本寄到北京做了皮肤病理石蜡修复免疫荧光，非常遗憾未得到阳性结果，而阴性结果可能与未能及时处理标本、蛋白质降解变性丢失有关。患者在大剂量激素治疗、皮疹明显好转的情况下，24 小时尿蛋白定量仍有 1.78 g，并且肾脏病理可以看到肾小球系膜细胞及内皮细胞弥漫增生、大量细胞性新月体形成，肾脏病变严重且病情活动，遂予以甲泼尼龙 500 mg 冲击治疗 3 天后序贯大剂量激素继续治疗，并应用环磷酰胺 1 次控制病情。从后续治疗反应及结果来看，患者肾脏恢复情况良好，皮疹也基本消退，未再复发，随访病情稳定，治疗及时有效。

　　过敏性紫癜是 IgA 免疫复合物沉积引起的白细胞破碎性小血管炎，紫癜性肾炎是过敏性紫癜最严重的并发症，在成人中少见，但约 30% 的成人紫癜性肾炎可最终进展为慢性肾衰竭，这是治疗和预后的重要观察指标。过敏性紫癜除了可触性紫癜外，皮肤损害也可表现为淤斑、水疱，甚至表现为因血管炎而导致的局部缺血、坏死和结痂，在皮肤血管炎的急性期也可伴明显水肿。本例患者四肢初发可触性紫癜，之后皮损表现为水疱、坏死和结痂，提示皮肤血管炎病情活动，病毒感染诱因不充分，不能排除藏药诱发，而给予初始治疗量激素后患者皮疹无明显改善，予以大剂量激素治疗后患者皮疹才有明显改善也印证了皮肤血管炎病情活动。本例患者亚急性病程，以大疱性紫癜样皮疹为首发表现，病程中出现皮肤局部坏死结痂，不是典型的可触性紫癜样皮疹，且皮肤活检石蜡修复免疫荧光未见 IgA 沉积，但病理仍提示血管炎改变、病理性蛋白尿，需考虑全身性血管炎可能，过敏性紫癜可能大。虽然给予大剂量激素治疗后皮疹有明显改善，且起病之初尿常规未见明显异常，但是部分过敏性紫癜患者肾脏受累可表现为迟发，因此对于过敏性紫癜患者，特别是成年患者，不论治疗后皮肤病变是否好转痊愈，治疗期间及随访过程中对于肾脏受累与否的评估尤其重要。

过敏性紫癜性肾炎患者 IgA 除了在系膜区沉积外，还常沉积在毛细血管襻，其内皮增生更明显，提示过敏性紫癜性肾炎是一种急性病。本例患者在紫癜性皮疹应用大剂量激素积极治疗并稳定好转的情况下，仍有大量病理性蛋白尿和镜下血尿，肾穿刺病理可见大量细胞性新月体形成及纤维素样坏死，提示肾脏病变严重且病情活动。若治疗不及时，很可能出现肾功能下降甚至发展成终末期肾病。有研究表明，过敏性紫癜患者中肾炎的发生率高，30%～60%患者出现尿液改变，若以肾活检计算，100% 患者有肾脏受累。因此，对于伴有蛋白尿的过敏性紫癜患者，若条件允许应积极进行肾活检，结合病理指导治疗，皮疹的好转不一定代表肾脏病变亦随之好转。

虽然目前紫癜性肾炎的发病机制尚不完全清楚，但免疫异常在其病理生理过程中起到重要作用。有研究表明，淋巴细胞功能紊乱参与了过敏性紫癜的发生，其动态失衡是免疫介导性疾病组织损伤的一个重要原因。T 淋巴细胞亚群的失调，导致 B 淋巴细胞过度克隆活化，分泌大量 IgA 和 IgE，而 IgA 大量沉积于肾脏导致肾损伤。自然杀伤细胞数量下降，其抑制 B 淋巴细胞增生分化的作用也减弱，从而导致 B 淋巴细胞总数及活性上升，分泌的免疫球蛋白增多，从而促进紫癜性肾炎患者体内循环免疫复合物的形成，引起相应的肾小球和毛细血管壁的损伤。这些研究结果为评估紫癜性肾炎病情和指导治疗提供了一定思路。

过敏性紫癜性肾炎目前尚无统一的治疗方案。一般在有严重全身表现和肾脏受累时使用糖皮质激素。对于轻症紫癜性肾炎，单用糖皮质激素或与细胞毒性药物联合的方案已得到广泛认可。对于急性进展性紫癜性肾炎，先给予大剂量甲泼尼龙冲击治疗，随后以糖皮质激素和细胞毒性药物联合治疗，是一线治疗选择。早期激素冲击治疗对于进展为急进型紫癜性肾炎风险的患者效果显著。早期使用激素可减少过敏性紫癜患者肾脏受累的发生率，与环磷酰胺、吗替麦考酚酯、环孢素 A 联合能有效减少紫癜性肾炎患者的尿蛋白，改善预后。本例患者在大剂量激素冲击治疗之后序贯足量激素，联合环磷酰胺治疗，复查 24 小时尿蛋白定量明显减少，治疗效果明显，减少了终末期肾病发生的可能。

病例点评

成人过敏性紫癜性肾炎是过敏性紫癜最严重的并发症，虽然少见，但预后较儿童患者差，且部分病例肾脏病变呈迟发性。肾活检病理对判断预后及指导治疗非常重要。皮疹缓解不一定肾脏病变同时缓解。合理应用激素联合免疫抑制剂，有利于血管炎病情控制及肾脏预后。

参考文献

［1］ WAKAKI H, ISHIKURA K, HATAYA H, et al. Henoch-Schönlein purpura nephritis with nephrotic state in children：predictors of poor outcomes. Pediatr Nephrol, 2011, 26(6)：921 – 925.

［2］ 段翠蓉，肖慧捷，钟旭辉，等. 从 IgA 血管炎角度分析儿童 IgA 肾病和紫癜性肾炎的临床病理. 临床儿科杂志, 2015(6)：511 – 514.

［3］ 李月婷，吕继成，李光韬，等. 成人过敏性紫癜性肾炎与 IgA 肾病临床病理和转归对比分析. 北京大学学报(医学版), 2007, 39(5)：458 – 461.

［4］ KARADAG S G, TANATAR A, SONMEZ H E, et al. The clinical spectrum of henoch-schönlein purpura in children：a single-center study. Clin Rheumatol, 2019, 38(6)：1707 – 1714.

［5］ FENG D, HUANGW Y, HAO S, et al. A single-center analysis of henoch-schönlein purpura nephritis with nephrotic proteinuria in children. Pediatr Rheumatol Online J, 2017, 15(1)：15.

［6］ OHARA S, KAWASAKI Y, MIYAZAKI K, et al. Efficacy of cyclosporine a for steroid-resistant severe henoch-schönlein purpura nephritis. Fukuchima J Med Sci, 2013, 59(2)：102 – 107.

［7］ KAWASAKI Y, SUYAMA K, HASHIMOTO K, et al. Methylprednisolone pulse plus mizoribine in children with henoch-schönlein purpura nephritis. Clin Rheumatol, 2011, 30(4)：529 – 535.

（魏慧）

笔记

病例 35　皮疹—关节痛—腹痛—便血—蛋白尿

病历摘要

【基本信息】

患者男性，36 岁，主因"间断皮疹伴关节痛 28 年，再发加重 10 余天"入院。

现病史：28 年前患者无明显诱因出现遍布躯干、四肢针尖大小紫红色皮疹，不高出皮面，表面无破溃，压之不退色，伴四肢关节疼痛，伴血尿、腹胀，无发热、恶心、呕吐，无胸痛、胸闷、腹痛、腹泻，就诊于当地医院，考虑诊断为过敏性紫癜，予以激素、环磷酰胺、输血治疗后症状好转。25 年前、21 年前先后两次再发皮疹，性质、伴随症状及治疗同前，每次病程持续 1～2 个月。10 天前无明显诱因再次出现散在分布于双下肢的紫红色皮疹，最大者直径约 5 mm，其余性质同前，患者未予诊治。5 天前，出现右手第 2 掌指关节肿痛，随后出现右膝关节肿痛，伴皮温升高，VAS 评分为 1～2 分，疼痛关节出现性质同前的紫红色皮疹，无腹痛、腹胀、恶心、呕吐，无肉眼血尿、尿中泡沫增多等不适。患者遂就诊于我院皮肤科，考虑诊断为过敏性紫癜，予以泼尼松 25 mg qd、碳酸钙 D_3 60 mg qd、氯雷他定 10 mg qd、吉法酯 50 mg bid 口服，此后患者紫癜逐渐消退，但关节疼痛未见明显好转，并逐渐出现左膝关节、双踝关节疼痛，伴双上肢肿痛，疼痛次日再次出现皮疹。2 天前于我院皮肤科住院治疗，考虑为过敏性紫癜混合型，因治疗

笔记

效果欠佳请全院会诊，考虑患者关节痛及肢体肿胀不排除血栓或合并反应性关节炎可能，予以完善上肢血管超声未见明显异常。1 天前予以甲泼尼龙 60 mg 静脉注射、洛索洛芬对症止痛，患者皮疹、关节痛及上肢肿痛明显缓解，但仍有活动后疼痛。现为求进一步诊治，转入我科住院治疗。患者自发病以来，无晨僵、反复口腔溃疡，无脱发、口干、眼干等不适，精神良好，饮食良好，睡眠不佳，大小便正常，近期体重无明显变化。

既往史： 既往体健。否认家族遗传病病史。

【体格检查】

T 36.2 ℃，P 60 次/分，R 16 次/分，BP 113/65 mmHg。腰背、四肢可见散在陈旧性皮疹伴色素沉着，双肺呼吸音清，未闻及干湿啰音，心律齐，未闻及杂音，腹软，无压痛，肠鸣音正常，双下肢无水肿。右手第 1 掌指关节压痛，不肿。

【辅助检查】

血、尿、便常规正常。凝血功能及凝血因子均正常。抗核抗体、抗 ds-DNA 抗体、抗核抗体谱、抗 CCP 抗体均正常。风湿三项：ASO 148 IU/mL，RF < 20 IU/mL，CRP 19 mg/dL。D-二聚体定量 4.98 μg/mL。双上肢血管超声未见异常。

【诊断】

过敏性紫癜混合型。

【诊疗经过】

皮疹、关节肿痛反复：入院第 2 天再次出现关节疼痛、活动受限。查体：右肘关节、右前臂伸侧新发紫红色皮疹伴血疱（图 35-1），肛门部皮肤见脱屑，肘关节、膝关节、掌指关节压痛，无明显红肿，活动受限。皮肤科会诊后考虑皮肤大疱性紫癜，肛门部皮疹股癣可能大。完善相关实验室检查：抗核周因子抗体、抗磷脂酰丝氨酸/凝血酶、葡萄糖-6-磷酸异构酶、自身免疫肝病谱、抗磷脂酶 A2 受体抗体、免疫球蛋白七项、冷球蛋白测定、风湿三项、EBV/CMV IgM、EBV/CMV-DNA 均为阴性。乙肝抗原抗体、梅毒抗体、HIV 抗体均为阴性；血尿免疫球蛋白固定电泳未见明显异常。轻链蛋白：κ-轻链 698 mg/dL，λ-轻链 387 mg/dL。HLA-B27 基因分型检测：HLA-B27 05/7 检出。行肘关节、膝关节、掌指关节超声均未见异常。

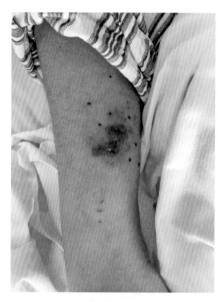

患者积极糖皮质激素治疗后仍有新发大疱样紫癜。

图 35 -1　患者皮疹

消化道出血：入院第 3 天无明显诱因出现恶心呕吐，共呕吐胃内容物约 1000 mL，伴少量血丝。伴腹胀，无腹痛，有排气、排便。查体：血压 115/70 mmHg，心率 90 次/分，SpO_2 98%，脐上部压痛，无反跳痛，肠鸣音约 3 次/分；查肝肾功能、淀粉酶、脂肪酶、心肌酶未见异常；床旁 X 线、腹部彩超未见腹腔游离气体，未见肠管气液平，胰腺大小正常。腹部增强 CT：小肠及结肠肠管水肿。

经普外科、消化科会诊，患者腹痛不明显，肝肾功能、淀粉酶、脂肪酶均正常，影像学提示肠管水肿增厚，暂不考虑急腹症，考虑过敏性紫癜消化道受累，目前无活动性大出血，建议继续禁食补液。

蛋白尿：入院后监测尿常规，入院后 1 周查尿常规提示尿蛋白（++），查 24 小时尿蛋白 2229.6 mg，激素冲击后复测 24 小时尿蛋白 3560 mg，行肾穿刺活检提示肾小球缺血皱缩，未见电子致密物沉积，上皮细胞足突融合，肾小管、肾间质无特殊病变，考虑局灶增生性紫癜性肾炎。

综上所述，遂调整治疗方案为甲泼尼龙 80 mg/d 静脉滴注 1 周，但患者仍有关节疼痛，并出现便血；全科室讨论后予以甲泼尼龙 500 mg 激素冲击 3 日，后患者恶心、呕吐、便血逐渐好转；调整激素为泼尼松龙 50 mg/d 口服，联合环磷酰胺治疗。

患者出院后半年，泼尼松龙减量至 5 mg/d，环磷酰胺 50 mg/d，未再新发皮疹及关节肿痛，24 小时尿蛋白减少至 1160 mg。

病例分析

患者为青年男性，幼年起病，慢性病程，急性发作。主要临床表现为紫癜、关节痛、腹痛、恶心、呕吐、便血、蛋白尿，常规治疗效果差。查体可见大疱性紫癜、肠鸣音弱、关节拒按、活动受限。辅助检查提示 WBC、ESR、CRP 明显升高，HLA-B27 阳性。

本例患者幼年起病、紫癜、关节痛、消化道出血、肾脏病理提示增生性紫癜性肾炎，符合混合型过敏性紫癜诊断。但对于过敏性紫癜，皮肤、关节、消化道受累通常对激素治疗反应敏感，一般糖皮质激素剂量不会超过 80 mg/d，本例患者在甲泼尼龙 80 mg/d 治疗 1 周的情况下仍有顽固的肢体肿痛、便血，且出现了肾脏受累表

笔记

现。一方面考虑患者为顽固性过敏性紫癜；另一方面需注意与其他疾病鉴别。过敏性紫癜鉴别一般从相应受累的系统着手。

过敏性紫癜皮肤紫癜样皮疹需注意与血小板减少性紫癜、凝血功能异常、其他类型血管炎鉴别。本例患者反复多次查血小板正常，凝血功能无明显异常，血小板减少、凝血功能异常均不考虑。小血管炎方面，患者无上呼吸道、肺部受累，ANCA 阴性，且最终肾穿刺提示紫癜性肾炎，小血管炎也不考虑。肢体肿痛是此次患者复发的主要表现之一，治疗效果差，也是患者从皮肤科转入我科的原因，患者存在关节疼痛拒按，局部皮温高，活动受限，考虑存在关节炎。患者糖皮质激素治疗效果差，需警惕以下疾病：①感染性关节炎：患者多关节受累，关节超声未见关节明显异常，降钙素原无明显升高，EBV、CMV、HBV、HCV、HIV 等病毒筛查均为阴性，感染性关节炎暂不考虑。②以关节炎为表现的感染性疾病：如 Poncet 综合征、感染性心内膜炎等。患者无低热、盗汗，T-spot. TB 阴性，肺部 CT 未见典型结核表现，结核暂不考虑；患者查体未见典型皮损，心脏听诊无异常，超声心动图正常，感染性心内膜炎也不考虑。③以关节炎为表现的血液系统疾病：如淀粉样变性、多中心网状组织细胞增生症等。患者查血尿轻链、关节 X 线均不支持。④晶体性关节炎：患者关节无明显红肿，疼痛持续时间长，NSAIDs 治疗无效，尿酸不高，关节超声未见异常，暂不考虑。⑤脊柱关节炎：反应性关节炎与过敏性紫癜通常都有感染诱因，本例患者关节疼痛明显，HLA-B27 阳性，是否合并脊柱关节炎？但患者有小关节受累，关节肿胀不明显，无滑膜炎表现，病程中曾使用 TNF-α 抑制剂无效，骶髂关节 X 线检查未见异常，脊柱关节炎诊断证据不足。

消化道受累方面注意与以下情况鉴别：①急腹症：患者以恶心、呕吐、便血为主要表现，腹痛不明显，腹部影像学未见肠穿孔、肠梗阻、胰腺炎等表现，不支持急腹症。②药物相关不良反应：患者此次入院先后使用 NSAIDs、糖皮质激素治疗原发病，是否与药物胃肠道损伤相关？回顾患者病史，皮疹、关节疼痛、消化道症状几乎同时出现，原发病活动可能性更大，且药物相关不良反应需充分排除其他病因。③过敏性紫癜消化系统受累严重并发症：患者在治疗过程中出现了消化道出血、恶心、呕吐等不适，需警惕过敏性紫癜消化道严重受累所致肠套叠、肠梗死、肠穿孔等严重并发症，患者无剧烈腹痛，有排气、排便，查体腹软，暂不支持上述诊断。

本例患者过敏性紫癜有两个特点：一个是重度疼痛，对糖皮质激素反应差，入院后完善相关检查均不足以诊断脊柱关节炎等其他炎性关节病；另一个是患者幼年起病，反复发作，激素治疗效果差，考虑存在自身炎症性疾病。经全科室讨论及患者知情后送全外显子基因测序，结果回报 *MEFV* 基因杂合突变，该基因与家族性地中海热、急性发热性嗜中性粒细胞性皮肤病相关。而本例患者无典型的丹毒样皮疹、疼痛性斑块、腹痛等表现。纵观疾病全貌，考虑难治性过敏性紫癜。那么，本例患者 *MEFV* 基因突变是否与难治性过敏性紫癜相关呢？近几年研究表明，存在 *MEFV* 基因突变的过敏性紫癜患者多与儿童过敏性紫癜相关，且 IgA 沉积少，病情往往更重，这可能是本例患者病情重、糖皮质激素治疗效果差的重要原因。此外，本例过敏性紫癜患者在积极治疗过程中仍然出现了蛋白尿增多，在其他系统受累改善的情况下，紫癜性肾炎常常容易迁延，多项研究表明早期应用糖皮质激素并不能有效预防紫癜性肾炎。因此，在皮疹、关节疼痛改善的情况下仍需高度警惕肾脏病变。

病例点评

过敏性紫癜是相对常见的一种 IgA 血管炎，而多系统受累、糖皮质激素抵抗的过敏性紫癜患者，尤其是 *MEFV* 基因突变的患者更应该警惕。此类患者在充分排除其他疾病及严重并发症的可能后需要应用大剂量糖皮质激素，甚至冲击剂量激素。即使在激素冲击治疗后仍需警惕肾脏受累，肾炎往往是患者出现最晚且最为迁延的症状。

参考文献

[1] VAN DE PERRE E, JONES R B, JAYNE D R W. IgA vasculitis（henoch-schonlein purpura）: refractory and relapsing disease course in the adult population. Clin Kidney J, 2021, 14(8): 1953 – 1960.

[2] DUDLEY J, SMITH G, LLEWELYN-EDWARDS A, et al. Randomised, double-blind, placebo-controlled trial to determine whether steroids reduce the incidence and severity of nephropathy in henoch-schonlein purpura(HSP). Arch Dis Child, 2013, 98(10): 756 – 763.

[3] AUDEMARD-VERGER A, TERRIER B, DECHARTRES A, et al. Characteristics and management of IgA vasculitis（henoch-schonlein）in adults: data from 260 patients included in a french multicenter retrospective survey. Arthritis Rheumatol, 2017, 69(9): 1862 – 1870.

[4] RAI A, NAST C, ADLER S. Henoch-Schönlein purpura nephritis. J Am Soc Nephrol, 1999, 10(12): 2637 – 2644.

（柴静）

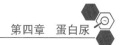

病例 36　关节肿痛—手麻—蛋白尿

📋 病历摘要

【基本信息】

患者男性，48 岁，主因"多关节肿痛 1 年"入院。

现病史：患者 1 年前出现双肩、双膝关节肿痛，1 个月前出现双腕、手背及双踝关节肿胀和疼痛，并伴晨僵，持续时间约 30 分钟，为进一步诊治入院。自发病以来，患者体重下降约 10 kg，近 1 年来有午后低热，体温最高为 37.5 ℃，无畏寒、寒战。

既往史：3 年前无诱因出现双手桡侧 3 个手指麻木不适，诊断为腕管综合征，手术减压。1 年半前发现尿蛋白阳性，B 超提示双肾弥漫性损害。

【体格检查】

T 36.8 ℃，P 80 次/分，R 12 次/分，BP 120/60 mmHg。神志清楚，胸前散在红色皮疹（图 36 - 1），可见色素沉着，腕关节手术瘢痕，全身浅表淋巴结未触及肿大，舌体增大（图 36 - 2）。双肺呼吸音清，未闻及干湿啰音和胸膜摩擦音，心律齐，未闻及杂音，腹软，腹壁肌肉压痛，腹部未触及包块，肝脾未触及，肠鸣音 4 次/分，双下肢不肿。双手近端指间及掌指关节肿胀（图 36 - 3）、轻度压痛，足背和踝关节肿胀、压痛，双肩肿胀、压痛、活动受限。

【辅助检查】

尿常规：蛋白尿（＋＋＋），24 小时尿蛋白定量 2.018 ～ 4.4265 g。

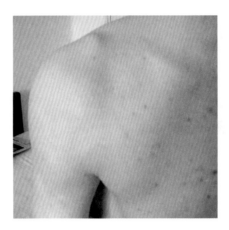

图 36 – 1　胸前散在红色皮疹

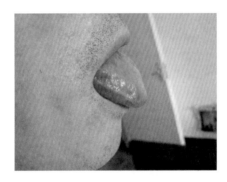

图 36 – 2　舌体增大

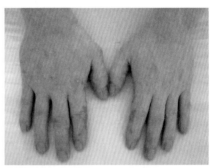

图 36 – 3　双手近端指间关节及
掌指关节肿胀

ESR 58 mm/h，CRP 1.48 mg/dL，RF、AKA、抗 CCP 抗体均为阴性，ANA、抗 ds-DNA、抗 ENA 抗体均为阴性，ANCA 阴性。

IgG 4.92 g/L，IgA 0.4 g/L，IgM 0.09 g/L。

血轻链正常，尿本周蛋白定性阳性，尿 κ 轻链 1540 mg/dL，免疫固定电泳检出 M 成分为 κ 轻链。

骨扫描：未见溶骨性改变。骨髓穿刺：浆细胞占 36%。

舌体活检病理：舌体结节病变符合淀粉样变性。后补充报告：结节状脉管瘤（淋巴管、血管瘤）伴间质淀粉样变性。特殊染色：刚果红染色（＋）。免疫组化：κ（－），λ（－）。

【诊断】

多发性骨髓瘤，κ 轻链型，淀粉样变性。

【治疗】

转入血液科，给予多发性骨髓瘤方案化疗，患者外周血轻链消失，骨髓浆细胞消失，关节肿痛缓解。

病例分析

患者多发性对称性关节炎伴有手小关节受累、ESR 和 CRP 升高，最常见的疾病是类风湿关节炎，以及银屑病关节炎、结缔组织病、血管炎、淀粉样变性、多中心网状组织细胞增生症等。患者抗核抗体阴性，无结缔组织病及其他器官系统受累，暂无结缔组织病证据；无银屑病典型皮疹及甲顶针样改变，X 线片未见"笔帽征"，无银屑病关节炎证据；ANCA 阴性，无呼吸系统、神经系统等系统受累证据，无大中血管系统受累证据，无血管炎证据；无肺门纵隔淋巴结肿大，无结节病证据；多发性对称性关节炎、手小关节受累、ESR 增快、CRP 升高、类风湿关节炎相关抗体阴性，应该考虑血清阴性类风湿关节炎，而且类风湿关节炎可以解释腕管综合征，类风湿关节炎也可以解释蛋白尿，类风湿关节炎合并血清淀粉样蛋白 A 沉积可以引发肾的淀粉样变性，造成大量蛋白尿。

但是，入院后患者的实验室检查结果发现出现 IgG、IgA 和 IgM 均显著低下，这个是类风湿关节炎不能解释的。多种免疫球蛋白降低的鉴别诊断包括原发性免疫功能缺陷，最常见的是常见变异型免疫缺陷病（CVID），以及继发于放疗、化疗、感染、肿瘤等的继发性体液免疫功能缺陷。患者既往无反复感染病史，无家族史，

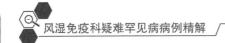

CVID 可能性小。患者也无明确感染、放疗、化疗病史，剩下的可能就是肿瘤，尤其是血液系统肿瘤。最常见的可以引起多种免疫球蛋白水平降低的肿瘤就是多发性骨髓瘤（MM），结合患者的骨髓浆细胞比例大于 30%，外周血中存在 M 蛋白，免疫固定电泳确定成分为 κ 轻链，诊断多发性骨髓瘤-κ 轻链型成立。多发性骨髓瘤可以继发淀粉样变性，累及关节和肾脏，患者的舌体活检刚果红染色阳性，证实为淀粉样变性。

MM 合并关节受累极其罕见，很多血液科医师并不知晓 MM 可以合并关节炎。根据文献报道，311 例 MM 中有 11 例合并滑膜淀粉样变性，其中 7 例在 MM 发病 6 个月内累及关节。关节病变一般不先于 MM 发病，沉积的淀粉样物质为 κ 或 λ，其中 λ：κ = 6：5。MM 合并关节受累的临床表现为肩关节肥大和类风湿关节炎样多关节炎型。本例患者为典型的类风湿关节炎样多关节炎型。

MM 的周围神经病变常表现为肢端对称性进行性感觉运动性神经病，常见腕管综合征合并淀粉样蛋白沉积在腕韧带，使正中神经受压和手动脉供血不足；以感觉神经受累为著；肌电图检查见神经源性损害。本例患者的腕管综合征可用 MM 合并淀粉样变性解释。

📋 病例点评

MM 的关节受累是罕见表型，很多临床医师缺乏警惕性。本例患者以多关节炎起病，一度考虑是血清阴性类风湿关节炎，虽然类风湿关节炎可以解释腕管综合征和肾脏受累，但是血清免疫球蛋白全面下降为本病诊断中重要的线索。通过一线医师不懈地鉴别诊断真相终于浮出水面，整个诊疗过程值得临床医师学习。

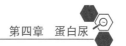

参考文献

［1］ FAUTREL B, FERMAND J P, SIBILIA J, et al. Amyloid arthropathy in the course of multiple myeloma. Rheumatol, 2002, 29(7)：1473 - 1481.

［2］ PESSLER F, OGDIE A R, MAYER C T, et al. Amyloid arthropathy associated with multiple myeloma：polyarthritis without synovial infiltration of CD20 + or CD38 + cells. Amyloid, 2014, 21(1)：28 - 34.

［3］ ELSAMAN A M, RADWAN A R, AKMATOV M K, et al. Amyloid arthropathy associated with multiple myeloma：a systematic analysis of 101 reported cases. Semin Arthritis Rheum, 2013, 43(3)：405 - 412.

［4］ ALPAY N, ARTIM-ESEN B, KAMALI S, et al. Amyloid arthropathy mimicking seronegative rheumatoid arthritis in multiple myeloma：case reports and review of the literature. Amyloid, 2009, 16(4)：226 - 231.

（姚中强）

病例 37   关节肿痛—水肿—蛋白尿

📋 病历摘要

【基本信息】

患者女性，72 岁，因"多关节肿痛 1 年"收入院。

现病史：患者 1 年前开始出现双肩、双肘、双腕、双膝、双踝、双足跖趾关节、多个掌指关节及近端指间关节肿痛，伴晨僵，活动后加重，无其他伴随症状，自服藏药无好转。2 个月前关节肿痛加重，外院查 RF 阳性，CRP、ESR 升高，考虑类风湿关节炎，予以 NSAIDs，关节肿痛略好转。为进一步诊治收入院。自发病以来，患者精神、食欲、睡眠欠佳，大小便无明显异常。体重减轻 10 kg。

既往史： 高血压。

【体格检查】

T 36.5 ℃，P 79 次/分，R 20 次/分，BP 145/90 mmHg。体重 52 kg。双腕、双膝、双踝、多个跖趾关节、多个掌指关节及近端指间关节肿胀伴压痛。双足轻度凹陷性水肿。

【辅助检查】

RF、抗 CCP 抗体、AKA、APF 均为阴性。ANA 1∶100 斑点型（临界阳性），ANA 谱阴性。ANCA 阴性。IgG 正常（11.86 g/L），IgA 降低（0.47 g/L），IgM 正常（0.37 g/L），补体 C3、补体 C4 正常。HGB 95 g/L，轻度贫血。便常规、肝功能正常，血肌酐 144 μmol/L，血钙升高（2.65 mmol/L），血磷升高（1.55 mmol/L），血浆白蛋白 38.7 g/L，尿量正常，尿常规提示蛋白(－～±)、潜血(－～+)。CRP 升高(30.50 mg/L)，ESR 正常。血 β_2 微球蛋白升高(13.60 mg/L)。免疫球蛋白固定电泳：1.2% M 蛋白，IgG κ 型 M 蛋白阳性。24 小时尿蛋白定量 12 g。双手及双膝 X 线检查提示关节间隙狭窄，未见关节面囊性变、虫噬样改变或骨破坏。关节超声：左手小指近端指间关节滑膜增生伴血流信号增多，双膝滑膜增厚伴血流信号增多。腹部超声和 CT 提示双肾实质系统回声增强，未见肝脾大。全身浅表淋巴结超声及肺部 CT 未见明显异常。骨密度：T = －1.5。膝关节腔注射倍他米松 7 mg 后复查肌酐 94 μmol/L，血钙、血磷正常，复查免疫球蛋白固定电泳提示 2.3% M 蛋白、IgG κ 型 M 蛋白阳性，

24 小时尿蛋白定量 14 g。骨髓穿刺涂片提示增生略减低骨髓象，免疫分型提示约 0.3% 的单克隆浆细胞且伴异常免疫表型，分子病理提示 *IGH* 基因 D 区重排检测到单克隆重排。肾穿刺活检病理回报：肾小球系膜细胞及基质轻度弥漫增生，肾小管上皮细胞空泡及颗粒变性，可见特殊物质沉积及结晶（图 37 - 1）。刚果红染色：肾小球及小动脉均为阴性，肾小管上皮细胞内可见灶状阳性（图 37 - 2）。荧光染色均阴性。石蜡修复免疫荧光：肾小球轻链(-)；肾小管：轻链 κ(+ + +)，轻链 λ(-)，上皮细胞内呈颗粒及团块样沉积（图 37 - 3）。电镜：不排除非结晶型轻链近端肾小管病（图 37 - 4）。符合轻度系膜增生性肾小球病伴亚急性肾小管间质肾病，结合免疫病理及电镜，符合非结晶型轻链 κ 型近端肾小管病。

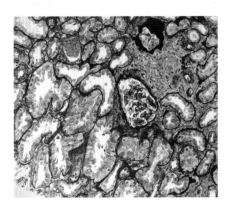

　　肾小球系膜细胞及基质轻度弥漫增生，局灶节段性中度加重；肾小管上皮细胞空泡及颗粒变性，多灶状刷毛缘脱落、管腔扩张、灶状萎缩，可见特殊物质沉积及结晶；肾间质灶状淋巴及单核细胞浸润伴纤维化；小动脉管壁增厚。

图 37 - 1　肾脏穿刺活检（PASM + HE 染色，×400）

【诊断】

有肾脏意义的单克隆免疫球蛋白病（MGRS）；非结晶型轻链 κ 型近端肾小管病；慢性肾脏病 3 期；骨关节炎；高血压病 3 级，高危；骨量减少。

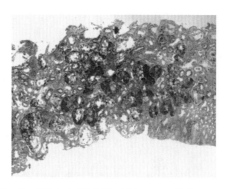

图 37 –2　肾脏穿刺活检（Masson 染色，×200）

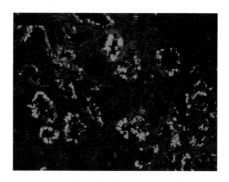

肾小球轻链 κ（ – ）、λ（ – ），肾小管轻链 κ（ + + + ）、λ（ – ），上皮细胞内呈颗粒及团块样沉积。

图 37 –3　石蜡修复免疫荧光

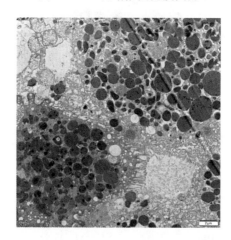

肾小球基底膜节段性皱索，部分内皮细胞肿胀，未见电子致密物；肾小管上皮细胞微绒毛脱落，溶酶体明显增多，未见明确包涵体；肾间质水肿，淋巴、单核细胞浸润伴纤维化。

图 37 –4　肾脏穿刺活检电镜

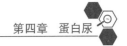

【治疗】

停用 NSAIDs，改为醋酸泼尼松每次 2.5 mg tid 抗炎，同时予以补液、口服钙片、骨化三醇，膝关节腔注射倍他米松 7 mg 及玻璃酸钠改善症状。经多学科联合会诊，同时结合患者实际情况，最终确定地塞米松 + 沙利度胺的治疗方案。治疗 2 个月，患者肾功能稳定、24 小时尿蛋白定量下降、全身关节肿痛有好转。

病例分析

非结晶型轻链近端肾小管病（noncrystalline light chain proximal tubulopathy，LCPT）是一种少见的单克隆免疫球蛋白轻链相关性肾病，是 MGRS 的一种特殊病理类型。迄今为止，国内外相继报道了 100 余例，国内仅见少数病例报道，其比例（4%～5%）明显低于淀粉样变（48.8%）和管型肾病（13.7%），较为罕见。其临床表现复杂多样，对那些无典型表现的患者诊断有一定困难。

本例患者为老年女性，慢性病程，以全身对称性 > 3 个关节区的多关节炎肿痛为突出临床表现，有手关节受累，既往有 RF 阳性、ESR 和 CRP 升高，符合 RA 的分类标准。但复查 RF 及完善抗 CCP 抗体、AKA 及 APF 均为阴性。虽然关节超声提示有滑膜炎表现，但 X 线影像学未见典型 RA 改变，而是以骨关节炎改变为主，难以用 RA 解释患者血钙和血磷升高、肾功能不全、大量蛋白尿，且后续 2 次免疫球蛋白固定电泳均提示 M 蛋白及 IgG κ 阳性，提示患者可能存在浆细胞或 B 细胞的恶性肿瘤，或者非恶性的小克隆增殖性疾病。部分浆细胞病患者可以出现近似 RA 的临床表现，表现为副肿瘤综合征。而患者骨髓中 0.3% 的单克隆浆细胞不足以诊断为常

笔记

311

见的浆细胞肿瘤，而少见的浆细胞疾病由于发病率低（占浆细胞疾病发病率的 1%）、临床表现高度异质且起病隐匿，是目前血液病诊疗的难点。临床上极易发生误诊、漏诊。肾穿刺活检提示 MGRS/LCPT，但目前尚无明确 LCPT 患者关节受累的病例报告。

为明确单克隆免疫球蛋白与器官损害之间的关系，患者突出的肾脏损害成了明确诊断的切入点，肾穿刺活检病理诊断至关重要。患者肾脏破坏十分严重，肾小管存在大量的空泡及颗粒变性，并可见到特殊物质沉积及结晶，肾间质灶状淋巴及单核细胞浸润伴纤维化，难以单纯用 NSAIDs 或其他药物损伤、高血压肾病来解释。但免疫荧光显示肾小球 IgA、IgG、C1q、C3、FRA、轻链 κ、轻链 λ 均为阴性。通过石蜡修复免疫荧光染色技术可以弥补常规病理染色诊断的不足，将单克隆免疫球蛋白未暴露出来的抗原决定簇修复出来，减少常规染色假阴性的可能性，最终显示肾小管内轻链 κ 阳性。肾脏病理分型考虑非结晶型轻链 κ 型近端肾小管病。

回顾本例患者的整个诊疗过程，其多系统受累表现是临床诊断的切入点，也是难点。尽管因酷似 RA 表现而一度混淆了诊断思路，但仔细分析患者临床症状及实验室检查结果，RA 难以解释疾病全貌。由此，我们的诊断思路转向其他多系统受累的疾病，特别是肿瘤、浆细胞病。患者入院后 2 次 M 蛋白阳性、IgG κ 阳性、大量蛋白尿，我们很快将诊断思路调整为浆细胞疾病的鉴别诊断上。最终，经过骨髓穿刺、肾脏穿刺活检及多学科会诊后，病因逐渐浮出水面，即一种继发于 MGRS 的罕见的非结晶型轻链 κ 型近端肾小管病。

LCPT 的临床表现具有不均一性，其首发症状可表现为少至中等量蛋白尿，蛋白尿成分多数为以轻链蛋白为主的小分子蛋白结构，当 LCPT 合并肾小球受累时可出现白蛋白尿，可伴有急性或慢性肾功能损伤，也可以全身乏力、恶心等低钾血症的症状为突出表现，部分病例由于磷酸盐代谢异常导致骨软化症和骨痛。本例患者尿常规未见明显蛋白阳性，24 小时尿蛋白定量成分可能为轻链蛋白等小分子蛋白结构，但由于当时技术问题未能完成尿液免疫球蛋白固定电泳以证实。当尿常规、尿蛋白定量与血浆白蛋白水平不匹配时，需警惕轻链病可能，血液及尿液免疫球蛋白固定电泳检测可以为疾病的诊断提供线索。

单克隆免疫球蛋白病（MG）是以血清或尿中出现单克隆免疫球蛋白即 M 蛋白为特点的一组疾病，多由浆细胞、浆细胞样淋巴细胞或 B 细胞克隆性增殖导致。MG 部分患者可出现副肿瘤相关风湿综合征，包括皮肤、肌肉、血管及关节受累，其中副肿瘤关节炎是常见的类型，既可表现为非对称性、下肢为主的关节炎，也可表现为对称性、大小关节均受累的多关节炎，可以出现近似 RA、SS 等多种风湿免疫病的临床表现，甚至部分患者满足 RA 的分类标准。

MG 相关的关节炎目前报道很少，多以 MM 相关的病例报道及病例研究为主。文献报道的以关节炎为首发表现的 MM 少见，但误诊率高。目前 MM 出现关节炎的机制尚不明确，可能为多因素所致。Guidelli 等报道的以关节炎为首发表现的 MM 患者，其膝关节滑膜活检病理显示存在淀粉样物质及单克隆免疫球蛋白沉积，另外炎性细胞因子可能也参与关节炎发病过程。血清学方面，MM 患者 RF 可为阳性，有部分 MM 患者抗 CCP 抗体亦可阳性，故而血清学检查结果并不能单独作为鉴别的依据。影像学方面，MM 与 RA 均

笔记

313

有骨破坏，但 RA 表现为边缘性骨侵蚀，影像学上有一定差异。因此，对于血清学阴性、影像学表现不典型、规律抗风湿治疗效果欠佳的符合 RA 分类标准的患者，需要注意排除 MG。

LCPT 继发于浆细胞病，但多数病例就诊时无浆细胞病全身表现，仅有少数病例在肾活检前确诊浆细胞病，多数是在肾活检病理诊断 LCPT 后进一步行骨髓穿刺和血尿免疫固定电泳才确诊。导致 LCPT 的浆细胞病，大多数病例的骨髓浆细胞比例及血单克隆免疫球蛋白量达不到恶性肿瘤的诊断标准，符合 MGRS。LCPT 的诊断依赖于肾活检的病理检查结果。LCPT 光镜下表现为急性肾小管损伤的病理改变，少数病例的 Masson 染色可见肾小管上皮胞质内针状结晶，早期病变轻微时极易漏诊。常规的直接免疫荧光法检测轻链多数为阴性或弱阳性，这是由于蓄积在近端肾小管上皮胞质内的轻链部分被降解，特别是形成结晶状态时，其抗原决定簇不易被抗体识别，而石蜡切片经过蛋白酶消化处理后其抗原表位暴露，使检测敏感性明显提高。本例患者肾脏穿刺病理免疫荧光染色均为阴性，石蜡修复免疫荧光可见肾小管轻链 κ（＋＋＋），肾小球轻链（－），与文献报道的一致。70%～80% 的结晶型 LCPT 为轻链 κ 型，非结晶型多为轻链 λ 型，本例患者为非结晶型轻链 κ 型 LCPT，较为少见。LCPT 出现关节炎症状可能的原因如下：单克隆免疫球蛋白在关节腔沉积，细胞因子也可能参与关节炎症。但目前尚无病例报道轻链在关节腔沉积导致 RA 样症状的病理。限于技术条件，本例患者诊治过程中未行受累关节滑膜活检，受累关节是否有轻链沉积尚不明确。

MGRS/LCPT 的治疗方法主要取决于肾脏损伤的病理类型、产生肾毒性 M 蛋白克隆细胞的性质（浆细胞、B 细胞还是淋巴浆细胞）及逆转肾损伤或防止进一步肾损伤的可能性。MGRS/LCPT 患者并不满足多发性骨髓瘤或淋巴增殖性疾病的诊断标准，因此医师通常不愿意予以化疗。目前关于 LCPT 的治疗与预后尚无公认的指南意见。国际肾脏病与单克隆 γ 球蛋白研究学组提出了初步的治疗原则，即以抑制单克隆轻链产生为目的，即使不伴有 MM 的 LCPT 病例，也采用 MM 治疗方案，化疗通常采用针对浆细胞或其他 B 细胞肿瘤的药物，此类药物包括蛋白酶体抑制剂（如硼替佐米、卡非佐米）、单克隆抗体（如利妥昔单抗）、细胞毒性药物（如环磷酰胺、美法仑）及免疫调节药物（如沙利度胺、来那度胺、泊马度胺）；对于化疗无反应的病例，可能还需要采用高剂量苯丙氨酸氮芥配合自体造血干细胞移植。

LCPT 患者肾脏平均存活时间为（135.0±5.5）个月，少数患者肾功能持续稳定，少数患者进入快速进展期，多数患者处于慢性肾脏病阶段。而就诊时的 eGFR 是肾脏预后的独立危险因素，对早期诊断 LCPT 非常重要。但 LCPT 的临床治疗与预后尚缺乏确切数据，需要对更多病例长期随访。本例患者有明确的骨髓、肾脏及关节受累，应积极治疗原发病，尽可能保护肾脏功能，减少疾病向 MM 进展的可能。结合患者病情，建议患者采用 BD 方案进行化疗，但考虑到患者就医路途遥远、经济因素、治疗方案可持续性及依从性、监测药物不良反应等综合因素，最终采用地塞米松 + 沙利度胺的治疗方案，以期保护肾脏功能，同时亦可兼顾患者关节炎症状。随访观察 2 个月，患者肾功能稳定，复查 24 小时尿蛋白定量 5～8 g，全身关节肿痛亦较前有好转，病情整体较稳定，治疗有效。

病例点评

本病例为笔者援藏期间确诊的西藏自治区首例以多关节炎为首

315

发症状的非结晶型轻链 κ 型近端肾小管病。本病例提示对于血清学阴性的多关节肿痛，特别是当影像学表现不典型时，需要警惕并充分筛查肿瘤等其他疾病可能，尤其是浆细胞病可能模拟 RA 临床表现。特别当尿常规、24 小时尿蛋白定量、血浆白蛋白水平不匹配时，需警惕轻链病。石蜡修复免疫荧光技术对于提高病理诊断阳性率及准确性非常重要。当患者确诊 MGRS/LCPT 时，需充分评估和进行危险度分层，把握正确的治疗时机。

参考文献

[1] MODY G M, CASSIM B. Rheumatologic features of hematologic disorders. Curr Opin Rheumatol, 1996, 8(1): 57 - 61.

[2] GUIDELLI G M, BARDELLI M, BERTI G, et al. Amyloidarthropathy: when the rheumatologist meets the hematologist. J Cli Rheumatol, 2016, 22(5): 285 - 286.

[3] LARSEN C P, BELL J M, HARRIS A A, et al. The morphologic spectrum and clinical significance of light chain proximal tubulopathy with and without crystal formation. Mod Pathol, 2011, 24(11): 1462 - 1469.

[4] 许辉, 张旭, 喻小娟, 等. 轻链近端肾小管病的临床病理分析. 中华肾脏病杂志, 2017, 33(4): 241 - 248.

[5] STOKES M B, VALERI A M, HERLITZ L, et al. Light chain proximal tubulopathy: clinical and pathologic characteristics in the modern treatment era. J Am Soc Nephro, 2016, 27(5): 1555 - 1565.

[6] KASTRITIS E, LEUNG N, DISPENZIERI A, et al. How I treat monoclonal gammopathy of renal significance (MGRS). Blood, 2013, 122(22): 3583 - 3590.

（魏慧）

病例 38 口干—眼干—水肿—蛋白尿

病历摘要

【基本信息】

患者女性，66 岁，主因"口干、眼干 18 年，双下肢水肿 3 个月"入院。

现病史：患者 18 年前出现口干、眼干，吞咽干食困难，多发龋齿、牙齿片状脱落，无关节肿痛，无口腔溃疡、脱发，无皮疹、光过敏，无雷诺现象，无咳嗽、活动后气短。至外院就诊查抗核抗体 1：320 颗粒型，抗 SSA 抗体及抗 SSB 抗体阳性，Schirmer 试验：左 15 mm/5 min，右 17 mm/5 min，ESR 31 mm/h，诊断为干燥综合征，予以醋酸泼尼松片 30 mg qd 联合白芍总苷胶囊 0.6 g bid 治疗后症状有所好转，此后激素逐渐减量至 10 mg qd 口服。17 年前就诊于某医院风湿免疫科查 ANA 1：320 核型不详，抗 SSA 抗体 1：4，抗 SSB 抗体 1：1，RF 1：16，ESR 21 mm/h，唾液流率正常，腮腺造影提示主导管正常，支导管减少，末梢导管扩张，排空功能正常，考虑干燥综合征，建议患者激素逐渐减量至 10 mg qod 治疗。3 年前体检查尿蛋白（+++），血白蛋白 25.6 g/L，至当地医院住院治疗，未行肾穿刺活检，诊断为干燥综合征、继发性肾病综合征，予以醋酸泼尼松片 30 mg qd，环孢素 75 mg qd8、50 mg qd17 口服，辅以补钙、护胃、补钾治疗后 1 个月复查尿蛋白（+）、血白蛋白 38.5 g/L，遂逐渐将醋酸泼尼松片减量至 10 mg qod，环孢素渐减量至 25 mg bid 口服，未规律复查。2 个月前无明显诱因出现双下肢水肿，伴有泡沫尿，无眼睑水肿，无尿频、尿急、尿痛，无血尿，无黄

笔记

痘，无恶心、呕吐，至外院就诊查尿蛋白（＋＋＋），尿蛋白定量 10 584 mg/24 h，血白蛋白 28.0 g/L，ESR 42 mm/h，ANA 1∶1000 斑点型，抗 SSA 抗体及抗 SSB 抗体阳性，抗 β_2-糖蛋白 Ⅰ 抗体 36.63 RU/mL，未予以特殊治疗。7 天前患者出现爬楼梯后气短，晨起双眼睑水肿，夜间可自行缓解，现为进一步诊治收入我科。患者自发病以来，精神、饮食、睡眠可，大小便正常，近 2 个月体重增加 6 kg。

既往史： 高血压病史 9 年，血压最高 200/100 mmHg，规律使用厄贝沙坦 150 mg qn、苯磺酸左旋氨氯地平 5 mg qd 及地尔硫䓬 30 mg qd 治疗，血压可控制在 （120～140）/（70～90） mmHg；高脂血症病史 2 年，现规律口服瑞舒伐他汀钙片 5 mg qn 口服。

否认糖尿病、心脏病、脑血管病病史。否认吸烟、饮酒史。否认风湿病及血液病家族史。

【体格检查】

T 36.2 ℃，P 76 次/分，R 18 次/分，BP 165/92 mmHg。口腔内多个义齿，舌苔少，舌乳头萎缩，舌下未及唾液池，双肺呼吸音清，未闻及干湿啰音，心率 76 次/分，律齐，各瓣膜听诊区未闻及杂音，腹部查体无异常，双下肢中度凹陷性水肿。

【辅助检查】

血常规：WBC 5.18×10^9/L，RBC 3.17×10^{12}/L，Hb 102 g/L，NE% 74.9%，PLT 333×10^9/L。尿常规：尿糖（±），尿酮体（－），尿潜血（±），尿蛋白（＋＋＋），尿比重 1.009，尿 pH 7.0。尿蛋白定量 13 507 mg/24 h。生化：ALT、AST 正常，ALB 25.8 g/L，γ-GT 56 U/L，Cr 128 μmol/L，eGFR 38 mL/（min·1.73 m²），钾 3.04 mmol/L，钙 1.93 mmol/L，磷 1.54 mmol/L，UA 374 μmol/L。空腹血糖 5.4 mmol/L。TC 6.56 mmol/L，TG 2.01 mmol/L，LDL-C 3.92 mmol/L，HbA1c 6.5%。肿瘤标志物阴性。自身抗体 ANA

1 : 320 斑点型，抗 SSA-52 抗体（＋＋＋）、抗 SSA 抗体（＋＋＋）、抗 SSB 抗体（＋＋＋）。抗磷脂抗体、LA、PLA2R、ANCA、抗 GBM 抗体阴性。免疫球蛋白：IgG 11.4 g/L，C3 0.793 g/L。免疫球蛋白固定电泳阴性。

腹部彩超：胆囊息肉样病变；右肾大小 10.1 cm×5.1 cm，皮质厚度 0.7 cm，左肾大小 11.0 cm×4.8 cm，皮质厚度 0.76 cm。双肾动脉、静脉未见异常。超声心动图检查：LVEF 70%，左房增大，二尖瓣反流（轻度），三尖瓣反流（轻度），肺动脉高压（轻度，41 mmHg），左室舒张功能减退，左房压增高（16 mmHg）。颈动脉、椎动脉超声：双侧颈动脉粥样硬化斑块形成。胸部 CT：双肺间质性病变（图 38－1）。肺功能：FVC 94%，DLCO 58.1%。

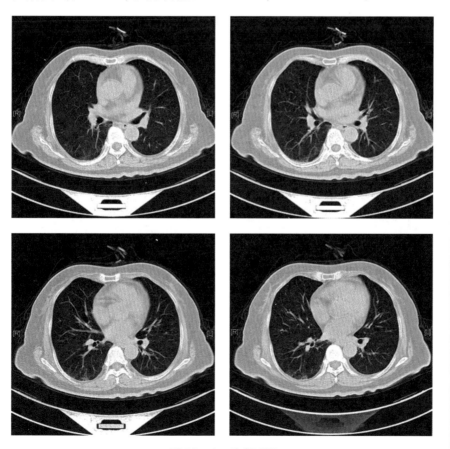

图 38－1　胸部 CT

口腔科会诊：唾液流率0.2 mL/15 min。眼科会诊：左眼 BUT 2 s，右眼 BUT 3 s；角膜荧光素染色阴性。肾穿刺活检病理（图38-2）：肾穿刺组织可见8个小球，1个球性硬化，其余肾小球基底膜不规则增厚，系膜细胞和基质轻度弥漫性增生，局灶节段性中到重度加重伴 KW 结节形成，局灶节段性毛细血管瘤样扩张，可见帽状病变。肾小管上皮空泡及颗粒变性，少数上皮细胞刷状缘脱落，多灶状萎缩，可见上皮细胞再生及多数蛋白管型形成。肾间质多灶状淋巴、单核细胞及浆细胞浸润伴纤维化。小动脉管壁增厚。IF：4个肾小球，IgG（-），IgA（-），IgM（+），C3（-），FRA（-），C1q（-）。EM：肾小球节段性硬化，基底膜均匀性增厚，未见电子致密物沉积，上皮细胞足突融合。肾小管肾间质无特殊病变。以结节性肾小球硬化症（Ⅲ期）可能性大，请结合临床。

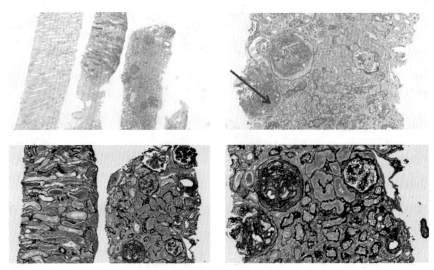

图38-2　肾穿刺活检病理

【诊断】

干燥综合征、间质性肺病；2型糖尿病、糖尿病肾病Ⅲb期；小管间质性肾病；低钾血症；颈动脉粥样硬化斑块形成；高血压3级，高危。

【治疗】

针对干燥综合征，停用环孢素，逐渐减停激素，加用羟氯喹 200 mg bid、白芍总苷 0.6 g bid 治疗；针对糖尿病肾病，予以胰岛素、阿卡波糖控制血糖联合利尿治疗；针对小管间质性肾病合并低钾血症予以补充枸橼酸钾治疗；另外予以降压、降脂、稳定斑块、抗血小板等治疗。经上述治疗后 3 个月随访患者下肢水肿及眼睑水肿完全改善，尿蛋白定量降至 2 g/24 h，肌酐维持稳定。

病例分析

患者为老年女性，慢性病程，主要表现为口干、眼干，进食干性食物需饮水，查唾液流率、泪膜破裂时间下降，自身抗体提示 ANA 1 : 320 斑点型，抗 SSA 抗体、抗 SSB 抗体强阳性，根据 2002 年干燥综合征分类诊断标准考虑干燥综合征诊断明确。患者此次因下肢、眼睑水肿，活动后气短来诊，查尿蛋白定量 > 3.5 g/24 h，血白蛋白水平 < 30 g/L，考虑肾病综合征诊断明确。其肾病综合征原因分析如下：①干燥综合征肾脏受累：患者干燥综合征诊断明确，近期出现肾病综合征水平蛋白尿需警惕原发病造成肾脏受累，干燥综合征所致肾小球病变病理常为膜增生性肾小球肾炎，需进一步完善肾穿刺活检明确，活检病理不支持。②系统性红斑狼疮：患者为老年女性，慢性病程，既往干燥综合征诊断明确，近期出现肾病综合征水平蛋白尿，补体下降，需警惕转化为系统性红斑狼疮可能，系统性红斑狼疮肾穿刺活检结果为"满堂亮"表现，与本例患者病理不符，可排除。③膜性肾病：本例患者为老年女性，最常见出现肾病综合征水平蛋白尿的原发性肾脏疾病为膜性肾病，患者血清 PLA2R 阴性不支持，需肾穿刺活检的病理确诊，本例患者病理

笔记

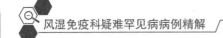

无钉突形成表现，不支持。④骨髓瘤性肾病：本例患者为老年女性，表现为肾病综合征水平蛋白尿，继发性原因需考虑骨髓瘤性肾病，但患者无骨痛、贫血表现，免疫球蛋白固定电泳未见单克隆条带，肾穿刺活检病理不支持，可排除。⑤淋巴瘤性肾病：患者干燥综合征诊断明确，本病易合并淋巴瘤，需警惕淋巴瘤性肾病可能，但本例患者无发热、体重下降、淋巴结肿大等表现，肾穿刺活检病理不支持淋巴瘤性肾病，基本可排除。⑥肾淀粉样变性：本例患者为老年女性，继发性肾病综合征需警惕肾淀粉样变性，但患者无舌体肿大，免疫球蛋白固定电泳未见单克隆条带，肾脏病理活检是鉴别的关键，目前病理未见典型淀粉样变表现，可排除。

本例患者既往无糖尿病病史，入院后筛查空腹血糖不高，但糖化血红蛋白轻度升高，进一步行肾穿刺活检可见系膜细胞和基质轻度弥漫性增生，局灶节段性中到重度加重伴 KW 结节形成，是典型的糖尿病肾病的病理表现，为本病诊断的金标准，故患者确诊为糖尿病肾病。另外，患者肾穿刺活检病理可见肾间质多灶状淋巴、单核细胞及浆细胞浸润伴纤维化，且患者尿常规提示低比重尿、碱性尿，伴有低钾，考虑存在小管间质病变，病因考虑与干燥综合征、糖尿病肾病相关。

据报道，干燥综合征中肾脏受累率差异较大，为 0.3% ~ 33.5%。肾脏损害形式多样，目前尚无统一的诊断标准，有学者将肾脏损害定义为：禁水试验后尿比重 <1.010、尿 pH >7 超过 6 个月、肾绞痛合并肾结石或肾钙质沉着、Fanconi 综合征（也可称范可尼综合征）、肾排泄功能受损、蛋白尿、活动性尿沉渣或肾活检证实为肾小管间质性肾炎和（或）肾小球肾炎。在临床表现方面，患者早期常出现电解质紊乱和少量蛋白尿症状，除此之外通常没有明显的临床相关症状，后期主要表现为下肢水肿、间质性肾炎、肾小管酸中毒。

慢性肾小管间质性肾炎是干燥综合征中最常见的肾脏表现，多数肾小管间质性肾炎患者起病隐匿、进展缓慢，通常在干燥综合征病程的第 2 年出现，临床中多表现为肾小管酸中毒（RTA）、肾性尿崩症（肾小管抵抗抗利尿激素），部分患者可出现肾功能不全，少数患者可能出现 Fanconi 综合征、Gitelman 综合征，或以急性间质性肾炎起病。RTA 在肾小管间质损害中最为多见，发生率可达 65%~75% 。根据受累部位分为远端小管、近端小管和集合管受累，临床上也可出现混合性肾小管酸中毒。远端肾小管酸中毒（dRTA）在肾小管酸中毒中最常见，发生率为 5%~25%，主要由远端小管分泌 H^+ 功能障碍引起。dRTA 临床中常表现为代谢性酸中毒伴碱性尿、低比重尿、低钾血症等，轻度低钾者表现为肌无力，严重低钾者表现为低钾性麻痹、心律失常、肌肉麻痹及呼吸骤停等。此外，由于肾小管酸中毒导致钙磷代谢异常，患者也会出现肾间质钙化、肾结石、骨软化或骨质疏松等。

干燥综合征合并肾性尿崩症常继发于远端小管或集合管尿液浓缩功能障碍，其发生率为 16%~28%，临床症状较轻，表现为烦渴、多饮、多尿及夜尿增多，可通过限水试验评估。近端肾小管酸中毒在肾间质病变中较少见，主要由近端小管重吸收 HCO_3^- 障碍引起，表现为高氯性代谢性酸中毒伴尿阴离子间隙正常，轻、中度酸中毒时伴有碱性尿、低血钾及肾糖阈升高等。当近端肾小管损伤严重时，可引起近端肾小管的其他物质吸收功能下降，导致 Fanconi 综合征，其特征是出现肾性糖尿、蛋白尿、氨基酸尿、磷酸盐尿及碳酸氢盐尿等。

在干燥综合征患者中，肾小球受累远不及间质性肾炎常见。膜增生性肾小球肾炎和膜性肾病是最常见的与干燥综合征相关的肾小球病变。其他肾小球损害也有报道，包括微小病变肾病、IgA 肾病及抗中性粒细胞胞质抗体相关性血管炎。肾小球疾病的发病机制尚不清楚，但可能与循环免疫复合物沉积有关，有时可能与冷球蛋白血症有关。

对于干燥综合征患者，若出现蛋白尿、血尿或肾功能不断恶化时建议行肾穿刺活检明确肾脏病理类型，指导后续治疗。目前临床上对于干燥综合征肾损害的治疗尚无统一的共识或指南，诊断为肾小管间质病变，以纠正酸中毒、补钾等对症支持治疗为主，针对处于活跃期（病理活检提示轻、中度间质纤维化伴明显间质炎症）的患者，可考虑选择糖皮质激素或免疫抑制剂，但目前激素与免疫抑制剂的使用存在争议，仍需要大量循证医学证据证明其有效性。当出现肾小球病变时，临床可参照狼疮肾炎的治疗方案，如使用糖皮质激素联合环磷酰胺、环孢素、他克莫司或利妥昔单抗等治疗。对于冷球蛋白血症继发膜增生性肾小球肾炎的重症患者可考虑联合血浆置换治疗。

病例点评

本例患者干燥综合征病史多年，病程中出现大量蛋白尿，曾予以激素联合免疫抑制剂治疗有效，首先考虑与原发病相关，但肾脏穿刺活检的病理结果与我们的猜测大相径庭，其病因竟是糖尿病肾病，糖尿病肾病的治疗与干燥综合征的治疗相悖，这其实是临床工作中的"陷阱"。肾脏穿刺活检病理是诊断的突破口，是我们临床工作中获得正确诊断和进行恰当治疗的基础。

参考文献

[1] FRANÇOIS H, MARIETTE X. Renal involvement in primary sjögren's syndrome. Nat Rev Nephrol, 2016, 12(2): 82-93.

笔记

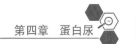

［2］GOULES A V, TATOULI I P, MOUTSOPOULOS H M, et al. Clinically significant renal involvement in primary sjögren's syndrome：clinical presentation and outcome. Arthritis Rheum, 2013, 65(11)：2945 - 2953.

［3］AIYEGBUSI O, MCGREGOR L, MCGEOCH L, et al. Renal disease in primary sjögren's syndrome. Rheumatol Ther, 2021, 8(1)：63 - 80.

［4］RAMPONI G, FOLCI M, BADALAMENTI S, et al. Biomarkers and diagnostic testing for renal disease in sjögren's syndrome. Front Immunol, 2020, 11：562101.

［5］GOULES A, GEETHA D, AREND L J, et al. Renal involvement in primary sjögren's syndrome：natural history and treatment outcome. Clin Exp Rheumatol, 2019, 37 Suppl 118(3)：123 - 132.

（翟佳羽）

病例 39　颈痛—胸痛—皮疹—蛋白尿

病历摘要

【基本信息】

患者男性，56 岁，主因"反复颈部及胸骨疼痛伴咽痛 4 年"入院。

现病史：患者 4 年前无明显诱因出现颈部及胸骨持续性疼痛伴轻度颈部活动受限，咽痛。自觉颈部两侧可触及包块伴局部压痛和吞咽困难。无发热、盗汗，无咳嗽、咳痰、呼吸困难，无其他关节疼痛。后间断出现双下肢紫癜样皮疹，无明显下肢水肿，无腹痛、血尿、少尿表现。患者因症状持续不缓解，辗转多所医院就诊。

44 个月前于外院完善 MRI 提示 C_7、T_6、T_{10} 多发椎体异常信号，考虑椎体转移瘤可能。进一步行全脊柱 CT 提示 C_5、C_7 椎体上缘骨质破坏，椎体周边软组织增厚，L_5 后缘局限性骨质破坏，考虑肿瘤性病变可能性大，再进一步行 T_7 椎体活检提示骨小梁间纤维结缔组织增生伴慢性炎症细胞浸润。予以抗感染、间断服用布洛芬 2 片/日治疗后症状无改善。42 个月前完善全脊柱 MRI 提示 T_7、L_3、L_4 骨髓水肿，椎旁组织肿胀，椎旁脓肿，考虑脊柱结核，予以抗结核组合药治疗，患者自觉颈部疼痛较前好转但胸骨疼痛无明显好转。7 个月前（规律抗结核治疗 3 年后）自行停用抗结核治疗。3 个月前颈部、胸骨疼痛较前加重，疼痛评分 8 ~ 10 分，颈椎活动明显受限，再次就诊于外院，予以泰勒宁止痛治疗。2 个月前行 CT 引导下 L_2 穿刺活检，病理回报骨及骨髓组织嗜酸性粒细胞浸润伴散在的多核细胞浸润，再次恢复抗结核治疗。1 个月前因颈、胸部疼痛仍无改善就诊于我院，完善全身 PET-CT 提示锁—胸—肋三角区、脊柱多发骨质破坏及软组织改变（图 39 - 1），考虑 SAPHO 可能，嘱患者停用抗结核治疗并收入院进一步诊治。患者自发病以来，精神差，睡眠、食欲欠佳，大小便正常，体重下降 14 kg。

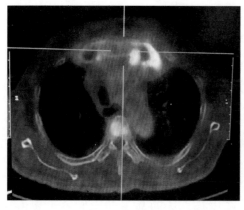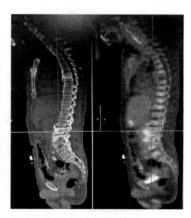

图 39 - 1　全身 PET-CT

既往史：高血压病史 10 余年。可疑甲癣 10 余年，未规律诊治。吸烟 10 年，20 支/日。无长期饮酒史。无特殊物质接触史。

【体格检查】

T 36.2 ℃，P 58 次/分，R 14 次/分，BP 120/78 mmHg。神志清，营养状态欠佳，慢性病容、贫血貌，表情痛苦，胸骨下段可触及散在暗红色陈旧性皮疹，大小约 4 cm×3 cm，凸起于皮肤表面，局部无脱屑、破溃。双手指甲及双足趾甲可见脱屑、增厚样改变，手指远端及手掌可见脓疱样改变（图 39 - 2）。双下肢可触及散在的紫癜样皮疹（图 39 - 3）。双侧颈后淋巴结可触及肿大，大小约 1 cm，质韧、活动度可，无触痛，咽部黏膜充血，扁桃体未见肿大及脓性分泌物。心、肺、腹查体无明显异常。双下肢无水肿。颈椎压痛，颈椎及腰椎叩痛阳性。胸锁关节肿胀伴压痛。第四肋间胸廓活动度 2.7 cm，Schober 试验 1.8 cm，枕壁距 11 cm，耳平距右侧 23 cm、左侧 20 cm。骶髂关节无压痛、叩痛。"4" 字试验阴性。四肢关节活动正常。

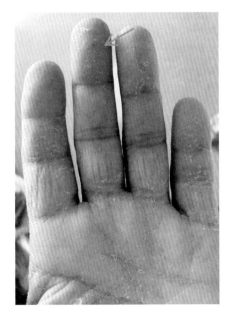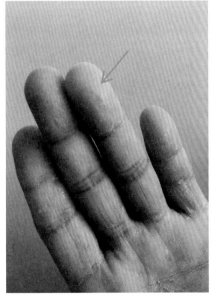

图 39 - 2 手指远端及手掌脓疱样改变

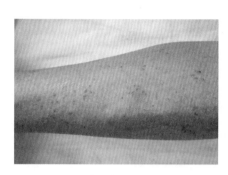

图 39 – 3　双下肢可触及散在的紫癜样皮疹

【辅助检查】

血常规提示 Hb 70 g/L，尿常规提示尿潜血（＋＋）、蛋白（＋＋），RBC （1～2）/HP，24 小时尿蛋白定量 1.1 g。血白蛋白25.8 g/L，血肌酐 78 μmol/L，血钙 2.05 mmol/L，血磷 1.57 mmol/L，甲状旁腺激素 18.16 pg/mL，IgA 4.5 g/L，IgE 1544 IU/mL，免疫球蛋白固定电泳、血尿轻链正常。CRP 10.6 g/dL，ESR 62 mm/h，Ft774.6 ng/mL。自身免疫抗体 ANA 1∶160，余均阴性。外院全脊柱MRI 可见多发颈椎、胸椎椎体骨髓水肿等炎性改变（图 39 – 4）。PET-CT 提示胸—锁—肋三角区、脊柱多发骨质破坏及软组织改变。超声心动图提示室间隔基底段增厚，左室舒张功能减退，LVEF67%。对外院 CT 引导下 L_2 穿刺病理进一步补充检测提示：PAS 染色阴性，抗酸染色阴性，CD68 （少许＋），CKpan、CD1a、S-100均为阴性。完善肾脏穿刺检查病理符合局灶增生性 IgA 肾病（图 39 – 5）：肾脏穿刺组织可见 16 个肾小球。系膜细胞和基质轻度弥漫增生，局灶节段性中度加重，伴嗜复红蛋白沉积，基底膜空泡变性。肾小管上皮细胞颗粒变性，多灶状刷毛缘脱落，灶状萎缩。肾间质多灶状淋巴和单核细胞浸润伴纤维化。小动脉壁增厚。电镜提示肾小球系膜细胞和基质增生，系膜区和内皮下电子致密物沉积，上皮细胞足突节段性融合。肾小球和肾间质无特殊改变。符合 IgA 肾病。

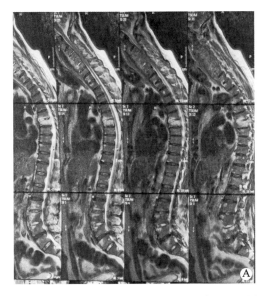
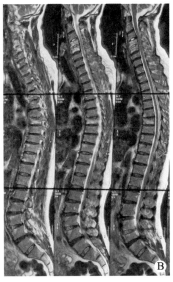

A：2017 年；B：2015 年。

图 39 - 4　2017 年全脊柱 MRI 改变

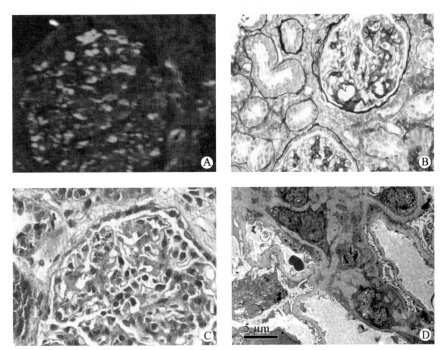

A：免疫荧光（IF × 400）：IgG（ - ），IgA（ + + ），IgM（ - ），C3（ + + ），C4（ - ），FRA（ - ），弥漫性颗粒状系膜沉积物；B、C：光镜（Jones methenamine silver 染色 × 200；Masson 染色 × 400）；D：电镜（EM × 6000）。

图 39 - 5　肾脏穿刺检查病理

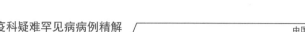

【诊断】

SAPHO 综合征合并 IgA 肾病。

【治疗】

予以依托考昔 60 mg q12h 抗炎镇痛治疗，予以鹿瓜多肽、云克改善骨代谢，同时加用沙利度胺 25 mg qn、白芍总苷 0.6 g q12h 调节免疫治疗。患者入院时双下肢存在散在的紫癜样皮疹，予以葡萄糖酸钙、维生素 C 治疗后皮疹逐渐消退。住院期间患者反复出现双下肢紫癜样皮疹，多在进食鱼虾后出现，皮疹反复时伴双手指脓疱疹加重。结合患者反复双下肢紫癜样皮疹表现及血 IgA、IgE 升高，患者尿常规潜血（＋＋），24 小时尿蛋白定量 1.1 g，肾脏病理提示 IgA 型肾病，紫癜反复加重时存在进食可疑过敏食物因素，考虑患者 IgA 肾炎——过敏性紫癜性肾炎诊断成立。予以氯沙坦 100 mg/d 降尿蛋白，同时加用氯雷他定抗过敏治疗。后患者逐渐出现尿量减少，复查肌酐逐渐升高，停用依托考昔，氯沙坦减量至 50 mg/d 同时加用糖皮质激素 20 mg/d 治疗，患者尿量逐步恢复正常，双下肢紫癜样皮疹逐步消失，未再反复。1 个月后患者复查炎性指标较前明显下降，完善颈胸 MRI 检查，病变较前明显缓解，进一步加用来氟米特维持后续治疗。

病例分析

患者有胸锁关节及脊柱疼痛、双手存在脓疱样改变的临床表现，椎体穿刺病理提示骨慢性炎症表现，PET-CT 及影像学检查提示脊柱、胸锁关节骨肥厚表现，炎性指标升高。既往抗结核治疗无效。查体手指远端及手掌可见脓疱样改变，颈椎压痛、颈椎及

笔记

腰椎叩痛阳性，胸锁关节肿胀伴压痛。考虑患者符合 SAPHO 综合征诊断。给予 NSAIDs 药物及改善骨代谢药物治疗后疼痛症状明显好转。

患者除原发脊柱疼痛、双手脓疱样改变等临床表现外，另一比较突出的表现为双下肢反复紫癜样皮疹及尿潜血、蛋白尿阳性。上述症状在进食鱼虾后明显，且紫癜样皮疹反复时伴双手指脓疱样皮疹加重。结合 SAPHO 综合征的诊断，其肾脏病变我们需要考虑与 SAPHO 综合征相关的肾脏受累疾病，包括肾淀粉样变、新月体肾小球肾炎疾病、IgA 肾病等。进一步行肾脏穿刺活检，病理提示局灶增生性 IgA 肾病。结合患者反复双下肢紫癜样皮疹表现及血 IgA、IgE 升高，肾脏病理提示 IgA 型肾病，紫癜反复加重时存在进食可疑过敏食物因素，考虑患者 IgA 肾炎——过敏性紫癜性肾炎诊断成立。并在给予抗过敏及激素治疗后，患者肾脏病变及紫癜样皮疹好转。

SAPHO 综合征是以滑膜炎、痤疮、脓疱病、骨肥厚、无菌性骨炎为临床表现的一种自身免疫性疾病。1987 年 Chamot 等首次提出了 SAPHO 综合征这一术语，从而将上述一系列独立的临床表现联系起来。SAPHO 综合征发病罕见，既往病例报道均为骨骼及皮肤表现，合并肾脏疾病表现的报道罕见。目前与 SAPHO 相关的肾脏疾病表现包括肾淀粉样变、新月体肾小球肾炎疾病、IgA 肾病，均为个案报道。目前尚无 SAPHO 综合征合并过敏性紫癜肾病报道。本文中病例长期未正确诊断考虑与上述因素相关。

以 IgA 肾病、皮肤病变、关节炎为关键词搜索 IgA 肾病同时合并皮肤、关节病变的相关文献（表 39 - 1），我们发现此类皮肤病变主要包括银屑病、掌指脓疱病、血管炎，关节病变主要包括强直性脊柱炎、银屑病关节炎、胸锁关节肥厚、椎体骨化。

表 39 -1　IgA 肾病合并皮肤、关节病变的相关文献报道

文献	性别	年龄（岁）	肾脏	皮肤	骨关节
Hiki 等	男	23	IgAN	银屑病	PsA
Beauvais 等	男	50	IgAN	白细胞破碎性血管炎	AS
Beauvais 等	男	45	IgAN	白细胞破碎性血管炎	AS
Imai 等	女	47	IgAN	银屑病	PsA、后纵韧带骨化
Imai 等	男	57	IgAN	银屑病	PsA、前纵韧带骨化、胸锁关节肥厚
Noda 等	男	53	IgAN	掌跖脓疱病	胸锁关节肥厚
Dan 和 Ishii 等	男	36	IgAN	银屑病	PsA
Numata 和 Yumura 等	女	45	IgAN	掌跖脓疱病	胸锁关节肥厚
Morimoto 等	男	62	IgAN	掌跖脓疱病	SAPHO 综合征
Krothapalli 等	男	54	IgAN	银屑病	AS

从表 39 -1 中我们可以看出银屑病、掌跖脓疱病等皮肤表现，强直性脊柱炎、银屑病关节炎、无菌性骨髓炎与 IgA 肾病存在一定相关性。对于上述皮肤病变、骨关节病变及 IgA 肾病三者之间的联系，Barber 曾提出伴淡黄色脓疱的掌指脓疱病是一种特殊的银屑病，这提示二者在发病机制上可能存在相同之处。Lewis、Baker 曾报道链球菌感染、特异性针对 A 组链球菌感染的 T 细胞是银屑病、掌跖脓疱病等皮损发生的原因之一。SAPHO 综合征的病因目前尚不明确，遗传、细菌感染、免疫因素均可能是参与发病的因素。目前已发现痤疮丙酸杆菌在 SAPHO 综合征个体中持续存在低滴度感染并且与其骨髓炎损伤相关。此外，另一种假设是免疫复合物（包

括来自微生物和免疫球蛋白的片段）沉积在骨或关节中，通过炎性细胞因子释放和嗜中性粒细胞活化导致无菌炎症的发生。而 IgA 肾病的发病机制，其中重要因素之一是 IgA1 型免疫复合物的形成。IgA1 型免疫复合物可以对外来微生物抗原做出免疫反应并参与黏膜感染。此外，B 细胞在黏膜感染尤其是扁桃体感染中起到重要作用并可进一步刺激 IgA1 型免疫复合的产生。由此可以看出病原微生物感染及自身免疫反应参与了上述脊柱关节病、皮损及 IgA 肾病的发病机制。

过敏性紫癜性肾炎病理类型与 IgA 型肾病相同，其发病机制与 IgA 型肾病类似，除遗传学背景外，感染或过敏后机体 IgA 介导的免疫紊乱、炎性细胞因子均起到重要作用。外来抗原尤其是呼吸道病原体及溶血性链球菌可刺激黏膜 B 细胞产生大量 IgA。在本个案报道中，患者存在可疑的扁桃体前驱感染，后续在鱼虾等过敏诱因刺激下出现双下肢紫癜样皮疹、肾脏血尿、蛋白尿损伤及掌指脓疱的反复。

🏥 病例点评

SAPHO 综合征发病相对罕见，既往病例报道均为骨骼及皮肤表现，合并肾脏疾病表现的报道罕见。因此在临床中，骨骼病变常被误诊为脊柱结核或肿瘤骨转移等疾病，而可能的肾脏病变也常被忽略。本案例提供了 SAPHO 综合征合并过敏性紫癜性肾炎的病例。过敏性紫癜性肾炎在发病机制上与 IgA 型肾病有诸多相似之处，而 IgA 肾病与 SAPHO 综合征发病机制上又有重叠之处。本病例提醒我们在诊治 SAPHO 综合征患者时需警惕有无合并潜在的细菌感染及其可能带来的后续肾脏病变问题。

笔记

参考文献

[1] MORIMOTO K, ASAI O, SHIIKI H, et al. A case of synovitis, acne, pustulosis, hyperostosis, and osteitis (SAPHO) syndrome complicated by IgA nephropathy with nephrotic syndrome. CEN Case Rep, 2016, 5(1): 26 – 30.

[2] BARBER H W. Acrodermatitis continua vel perstans (dermatitis repens) and psoriasis pustulosa. Beritish Journal of Dermatology, 1930, 42(11): 500 – 518.

[3] LEWIS H M, BAKERB S, BOKTH S. Restricted T-cell receptor Vβ gene usage in the skin of patients with guttate and chronic plaque psoriasis. Br J Dermatol, 1993, 129(5): 514 – 520.

[4] COLIN A M, GOVONI M, TROTT A F, et al. Clinical and radiologic evolution of synovitis, acne, pustulosis, hyperostosis, and osteitis syndrome: a single center study of a cohort of 71 subjects. Arthritis Rheum, 2009, 61(6): 813 – 821.

[5] HAYEM G, BENALI K, ROUX S, et al. SAPHO syndrome: a long-term follow-up study of 120 cases. Semin Arthritis Rheum, 1999, 29(3): 159 – 171.

[6] GOVONI M, COLIN A M, TROTT A F, et al. SAPHO syndrome and infections. Autoimmun Rev, 2009, 8(3): 256 – 259.

[7] ZHAO Z, LI Y, ZHAO H, et al. Synovitis, acne, pustulosis, hyperostosis and osteitis (SAPHO) syndrome with review of the relevant published work. J Dermatol, 2011, 38(2): 155 – 159.

[8] SUZUKI Y, SATO D, NAKAT D J, et al. Pathological role of tonsillar B cells in IgA nephropathy. Clin Dev Immunol, 2011, 2011: 639074.

[9] 杨华彬, 易著文. 过敏性紫癜肾炎病因及发病机制. 中国实用儿科杂志, 2009, 24(2): 102 – 105.

[10] HIKI Y, HORRI A, KUWAO S, et al. A case of severe IgA nephropathy associated with psoriatic arthritisandidiopathic interstitial pneumonia. Acta Pathologica Japonica, 1993, 43(9): 522 – 528.

[11] BEAUVAIS C, KAPLAN G, MICHEL C, et al. Cutaneous vasculitis and IgA glomerulonephritis in ankylosing spondylitis. Ann Rheum Dis, 1993, 52(1):

61 – 62.

[12] IMAI H, YASUDA T, ISHINO T, et al. IgA nephropathy associated with hyper IgA nemia psoriasis or pustulosis and ossification. Clin Nephrol, 1995, 44(1): 64 – 68.

[13] NODA K, KODAMA S, SUENAGA S, et al. Tonsillar focal infectious disease involving IgA nephropathy, pustulosis, and ossification. Clin Exp Nephrol, 2007, 11(1): 97 – 101.

（李欣艺）

病例 40　网状青斑—水肿—蛋白尿—抽搐—视力障碍

病历摘要

【基本信息】

患者女性，13 岁，主因"皮肤网状青斑 4 个月，眼睑及双下肢水肿 1 个月"于 2011 年 12 月 27 日入院。

现病史：患者 4 个月前发现双下肢皮肤网状青斑，活动及站立后加重，逐步蔓延至躯干及双上肢，无口腔溃疡、光过敏、关节肿痛、面颊红斑，无发热、腹泻、腹痛、恶心，无血尿、尿频、尿急、尿痛，无咳嗽、咳痰等症状，未予治疗。1 月余前发现尿中泡沫增多，伴有尿量减少，最少时每日 500 mL。双眼睑及双下肢水肿，晨起时加重，伴双下肢乏力。10 天前至当地医院就诊，查血压

130/95 mmHg，血常规提示三系减低，肌酐 134.5 μmol/L，尿常规提示潜血（+++）、蛋白（+++），24 小时尿蛋白定量 1.88 g，血白蛋白 30.4 g/L，ANA 1∶640，抗 SSA 抗体弱阳性，诊断为系统性红斑狼疮，入院后患者出现发热，体温最高 38.5 ℃，给予活血、降血压、抗感染治疗，5 天前开始给予甲泼尼龙 36 mg/d，但发热、高血压、皮肤改变等症状均无明显好转，为进一步诊断收入我院治疗。患者发病后，精神差，食欲差，大便如常，小便量少如前述，体重无明显变化。

既往史：10 余年前接受激光治疗，遗留腹部瘢痕，否认其他病史及过敏史。

【体格检查】

T 38.1 ℃，P 100 次/分，R 20 次/分，BP 180/130 mmHg。四肢及躯干皮肤可见网状青斑，结膜苍白，双眼睑水肿。四肢凹陷性水肿。腹部可见一 3 cm × 3 cm 大小瘢痕。心、肺查体未见异常。

【辅助检查】

血常规：WBC 4.90 × 10⁹/L，Hb 68 g/L，PLT 55 × 10⁹/L，NE% 41.3%。尿常规：尿蛋白（+++），尿潜血（+++），红细胞满视野。便常规未见异常。24 小时尿蛋白定量 3.3 g。生化：ALB 24.8 g/L，LDH 526 U/L，HBDH 490 U/L，BUN 12.7 mmol/L，Cr 121 μmol/L。血脂：TG 4.52 mmol/L，TC 5.21 mmol/L，HDL-C 0.61 mmol/L。校正红细胞沉降率 8 mm/h，超敏 CRP 0.6 mg/L。CH 507 U/mL，C3 0.26 g/L，C4 0.02 g/L，RF 34.10 IU/mL，CRP 0.24 mg/dL，ANA 1∶320 均质斑点型，ds-DNA 1∶160，ENA 谱阴性。腹部 B 超提示双肾实质回声增强，肾内结构清晰，大小正常，

腹腔积液 4 cm。超声心动图未见异常。眼科会诊提示右视盘水肿待排。

【诊断】

系统性红斑狼疮合并可逆性后部白质脑综合征（PRES）。

【诊疗经过】

患者系统性红斑狼疮诊断明确，合并狼疮性肾炎及肾性高血压，给予静脉注射甲泼尼龙 500 mg/d，连续 3 天（2011 年 12 月 27 日至 29 日），后改为口服甲泼尼龙 32 mg qd，并应用环磷酰胺 0.4 g/次静脉冲击，羟氯喹 0.2 g bid，间断应用利尿剂，应用促红细胞生成素改善贫血，以拜新同联合倍他乐克、高特灵降压，同时联用科素亚（后因肌酐升高停用）。血压控制不佳，治疗中患者出现咳嗽，咳黄痰，提示肺部感染，予以舒普深抗感染治疗，之后肾功能进行性升高。后于 2012 年 1 月 10 日行 B 超引导下肾穿，过程顺利，因贫血给予输入悬浮红细胞 400 mL 治疗，肾穿当晚患者突发意识丧失，伴有肢体抽搐、二便失禁、呕吐、颜面发绀，当时测血压 200/100 mmHg，反复应用地西泮静脉注射、德巴金静脉滴注，效果不佳，出现呼吸浅慢，同时给予硝普钠降压治疗，血压控制不佳，查心肌酶及电解质未见异常。血常规：WBC 6.5×10^9/L，Hb 93 g/L，PLT 110×10^9/L，NE% 68%，Cr 234 μmol/L，BUN 12.3 mmol/L。血气分析示 pH 7.168，PO_2 60.4 mmol/L，$PaCO_2$ 44.2 mmol/L，SaO_2 81.6%。行气管插管，呼吸机辅助通气，改用头孢曲松抗感染治疗，同时甲泼尼龙加量至 80 mg/d，患者之后未再抽搐，血氧饱和度维持在 100%，复查血气分析正常后拔除气管插管。2 天后行头颅 MRI 检查提示多发长 T_1 长 T_2 信号影（图 40-1）。行腰椎穿刺检查，颅内压 320 mmH_2O，脑脊液常规、生化、找结核分枝杆

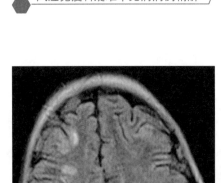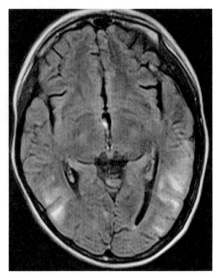

图 40 – 1　头颅 MRI（2012 年 1 月 12 日）

菌、细菌培养、墨汁染色均未见异常。肾穿刺活检病理回报为Ⅳ型狼疮性肾炎。先后给予两次甲泼尼龙冲击治疗（2012 年 1 月 14 至 16 日，2012 年 1 月 28 至 30 日），冲击之前给予甲泼尼龙 80 mg qd，后逐渐减为 40 mg qd，同时每周给予环磷酰胺 0.4 g 静脉输注，并联合骁悉（1.0 g/d）免疫抑制治疗，给予尼卡地平及硝普钠（后改用乌拉地尔）联合降血压治疗，同时予以口服波依定（10 mg bid）、倍他乐克缓释片（190 mg qd）、高特灵（8 mg qn）降压治疗，给予德巴金控制癫痫。2012 年 1 月 30 日患者突然出现视物不清，测血压 180/80 mmHg。眼科会诊：右侧视盘边界欠清伴轻度充血，左侧视盘边界清，略充血，考虑皮质盲可能性大。复查颅脑 MRI 提示长 T_1 长 T_2 信号影较前增多、加重（图 40 – 2），予以静脉应用硝普钠降压治疗后视力逐渐恢复正常。给予鞘内注射地塞米松 + 甲氨蝶呤，并静脉应用尼卡地平联合乌拉地尔治疗，同时继续口服降压药物，血压控制稳定后逐渐停用静脉降压药物。复查腰穿提示脑脊液压力 230 mmH$_2$O，常规、生化及病原菌检查均阴性，复查头颅 MRI

提示长 T_1 长 T_2 信号明显消散（图40-3）。继续予激素联合环磷酰胺治疗原发病，患者病情逐渐好转，血常规、肌酐恢复正常，尿蛋白转阴。随访至今，患者病情持续缓解，未再复发。

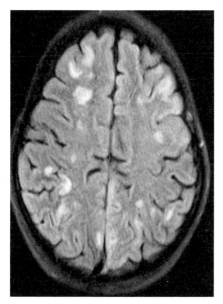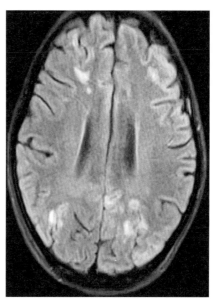

图40-2 头颅 MRI（2012 年 1 月 31 日）

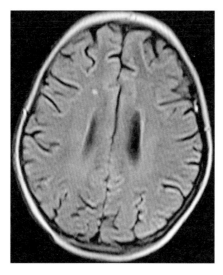

图40-3 头颅 MRI（2012 年 2 月 13 日）

病例分析

患者为少年女性，表现为发热、皮疹、水肿、蛋白尿、高血压，实验室检查提示三系减低，多种自身抗体阳性，包括 ANA、抗 ds-DNA 抗体，有低补体血症，因此 SLE 诊断明确。病情高度活动，肾穿刺病理提示Ⅳ型狼疮肾炎，存在肾功能不全，提示肾脏受累严重，因此给予患者大剂量激素冲击联合环磷酰胺治疗。患者在治疗过程中，出现癫痫发作，并伴有高血压。对于患者第一次出现的神经系统症状，分析如下：①神经精神性狼疮：患者 SLE 诊断明确，病情高度活动，在治疗过程中出现癫痫发作，头颅 MRI 提示颅内多发异常信号影。脑脊液检查示压力升高，ANA 阳性。首先考虑 NPSLE 的可能，但是患者每次症状发作均伴有血压明显升高，且在降压治疗后症状可缓解，颅内异常信号在短期内消失，脑脊液检查提示蛋白不高。这些特点与典型的 NPSLE 不相符。②血栓性血小板减少性紫癜（TTP）：患者有发热、贫血、血小板减少、肾损害和癫痫发作，需考虑 SLE 合并 TTP 的可能。但是患者血小板减少为一过性，在应用激素治疗后很快恢复正常，血胆红素正常，外周血涂片未见破碎红细胞，缺乏微血管病性溶血性贫血的证据，因此 TTP 基本可排除。③可逆性后部白质脑综合征：患者癫痫发作与血压升高密切相关，颅内多发长 T_1 长 T_2 信号，FLAIR 相呈高信号，为多发对称性血管源性水肿表现，需要考虑 PRES 的可能。本例患者颅内异常信号分布广，不仅局限于大脑后部皮质下，也累及大脑前部及皮层，与典型的 PRES 有所差别。但 PRES 亦可出现不典型表现。

综合考虑，分析患者的第一次癫痫发作可能为 PRES，同时不排除 NPSLE，因此治疗上再次给予甲泼尼龙 500 mg/d 冲击治疗，

笔记

同时联合环磷酰胺每周 0.4 g + 吗替麦考酚酯 0.5 g bid 治疗,静脉应用硝普钠降压治疗,并给予口服丙戊酸钠抗癫痫治疗。患者未再出现癫痫症状,1 周后复查头颅 MRI 病变较前明显好转。患者头颅 MRI 的异常信号在 1 周之内明显好转,也支持 PRES 的诊断。

在后续的治疗过程中,患者再次出现神经系统症状,此次表现为突发视物不清,伴有血压升高,眼底检查未见异常,考虑皮质盲。在积极降压治疗后患者视力在 24 小时之内恢复正常。对于此次出现的视力障碍,仍然需要鉴别是 NPSLE 还是 PRES。由于复查头颅 MRI 显示仍为颅内多发的血管源性水肿信号,且患者视力在降压治疗后 24 小时完全恢复,考虑仍为 SLE 合并 PRES。而由于对 PRES 的认识不足,当时进行的全院联合会诊及院外专家会诊均考虑 NPSLE 可能性大,不排除高血压因素参与。因此,在治疗上除了进行积极的降压治疗外,还给予鞘内注射甲氨蝶呤 + 地塞米松,每周 1 次,共应用 3 次。考虑到患者病情活动度高,且肾脏受累明显,除了应用大剂量激素,还给予两种免疫抑制剂环磷酰胺 + 霉酚酸酯联合治疗。经过积极的强化免疫治疗,患者的肾功能很快恢复正常,在 3 个月内尿蛋白转阴,并且未再出现神经精神症状。初次发作后 1 个月复查头颅 MRI 完全恢复正常。

PRES 是以头痛、恶心、呕吐、抽搐、意识障碍及视力障碍为主要临床表现,以顶、枕叶脑白质异常为主要影像学表现的一组临床综合征。主要见于高血压、子痫、免疫抑制剂的使用及炎症状态。如果及时治疗,病情可逆。其主要的发生机制包括脑血管自主调节能力障碍导致血管源性水肿和内皮损伤伴随血脑屏障破坏。PRES 的 MRI 表现为血管源性水肿,而非细胞毒性水肿,表现为 T_1 等或低信号、T_2 高信号,DWI 显示等或低信号。通常白质改变重于灰质,后循环改变重于前循环。双侧枕、顶叶异常改变最为多见。此外，脑干、小脑、底节、额叶有时也可出现异常信号。

对于此例患者，最主要的问题就是如何解释其癫痫发作和视力障碍，究竟是 NPSLE 还是 PRES。NPSLE 是指 SLE 患者发生神经和精神症状，排除其他病因。其在 SLE 中的患病率为 14%～75%。临床表现多样，异质性强，确切的发病机制尚不清楚。根据 1999 年美国 ACR 分类，NPSLE 共有 19 种临床表现。其可能的发病机制包括血管病变、自身抗体及炎症介质。SLE 合并神经精神症状包括原发性和继发性。其中继发因素包括伴发疾病如高血压及与治疗相关，如感染、药物相关等，还包括非 SLE 相关性，如代谢因素等。其中继发性 NPSLE 中就包括了 PRES。

SLE 合并 PRES 并不少见，其在 SLE 中的患病率为 1.5%。关于 SLE 合并 PRES 的发病机制迄今存在不同观点：一种观点认为其由 SLE 之外的机制导致，包括非免疫因素，如高血压、免疫抑制剂、肾功能不全；另一种观点认为 PRES 可能是 NPSLE 的一种，由免疫因素导致。关于 PRES 与 NPSLE 的鉴别点见表 40-1。

表 40-1 PRES 与 NPSLE 的比较

特点	PRES	NPSLE（炎症性）
发病机制	血管源性水肿	细胞毒性水肿为主
MRI	DWI 低/等信号	DWI 高/等信号
CSF	正常/压力↑	压力/蛋白/细胞数多数↑
临床表现	头痛、意识障碍、抽搐等	多样
SLE 活动情况	缓解期/活动期	多数活动期
伴高血压	多数存在	不一定
对强化治疗的反应	无反应/恶化	好转
对降压的反应	好转	无反应
预后	短期内完全缓解	可遗留长期/永久病变

SLE 合并 PRES 的治疗主要包括去除诱因、积极控制血压、控制癫痫发作，肾衰竭者及时给予肾脏替代治疗，SLE 活动时需积极控制原发病，SLE 非活动时减少免疫抑制剂的使用。

病例点评

回顾本例患者的特点，其主要表现为癫痫和皮质盲，症状与高血压相关，头颅 MRI 表现为血管源性脑水肿，症状及 MRI 短期内恢复正常，应属于典型的 PRES。但在诊治的过程中，由于对本病的认识不足，一直认为不能排除 NPSLE。当 SLE 患者出现神经精神症状时，尤其表现为癫痫、视力障碍伴有高血压时，应该考虑 PRES 的可能，给予及时去除诱因，防止发生不可逆性损伤。

参考文献

[1] HINCHEY J, CHAVES C, APPIGNANI B, et al. A reversible posterior leukoencephalopathy syndrome. N Engl J Med, 1996, 334(8): 494-500.

[2] HANLY J G. Diagnosis and management of neuropsychiatric SLE. Nat Rev Rheumatol, 2014, 10(6): 338-347.

[3] FUGATE J E, CLAASSEN D O, CLOFT H J, et al. Posterior reversible encephalopathy syndrome: associated clinical and radiologic findings. Mayo Clin Proc, 2010, 85(5): 427-432.

[4] GARCÍA-GRIMSHAW M, DOMÍNGUEZ-MORENO R, VALDÉS-FERRER S I. Posterior reversible encephalopathy syndrome: an under recognized manifestation of systemic lupus erythematosus. Neurohospitalist, 2020, 10(3): 234-235.

[5] VALDEZ-LÓPEZ M, AGUIRRE-AGUILAR E, VALDÉS-FERRER S I, et al. Posterior reversible encephalopathy syndrome: a neuropsychiatric manifestation of systemic lupus erythematosus. Autoimmun Rev, 2021, 20(2): 102739.

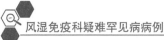
[6] BUDHOO A, MODY G M. The spectrum of posterior reversible encephalopathy in systemic lupus erythematosus. Clin Rheumatol, 2015, 34(12): 2127 - 2134.

（赵金霞）

病例41　眶周红斑—肌痛—无力—吞咽困难—蛋白尿

病历摘要

【基本信息】

患者女性，63岁，主因"眶周水肿性红斑2周，四肢肌痛、无力伴咳嗽和吞咽困难1周"入院。

现病史： 患者1年余前出现双眼眶周水肿，四肢肌痛、肌无力，抬臂、蹲起困难，双手指间关节伸侧紫红色皮疹、甲周红斑，查ALT、AST、CK升高，肌炎谱提示抗SAE抗体阳性，肌电图提示肌源性损害可能（左侧三角肌），胸部CT提示双肺多发实变影，诊断为皮肌炎、继发性肺间质纤维化，给予激素＋环磷酰胺治疗。因肝损伤停用环磷酰胺。7个月前尿常规提示尿蛋白（＋＋＋），肌酐122 μmol/L，白蛋白24 g/L，尿素10.06 mmol/L，24小时尿蛋白定量明显升高，因患者及家属暂不愿行肾穿刺，予以甲泼尼龙500 mg冲击治疗3天，激素逐渐减量，并加用环孢素50 mg bid治疗本病，反复沟通后行肾穿刺活检，病理提示IgA肾病、系膜增生性肾小球肾炎，继续予以激素 + 环孢素治疗本病，以及利尿、补液、输血等对症处理，2 个月前复查尿蛋白阴性。

既往史： 有类固醇糖尿病、干眼症、桥本甲状腺炎、反流性食管炎、下肢浅静脉血栓形成等病史。

【体格检查】

双眼眶周呈明显水肿性紫红斑，双手指间关节伸侧有紫红色充血疹，甲周可见红斑和淤点，手指掌面皮肤皲裂、角化。双肺呼吸音粗，可闻及散在湿啰音。四肢肌肉有压痛，近端肌力 3 级，远端肌力 5 级。其余查体无异常。

【辅助检查】

ALT 83 U/L，AST 266 U/L，CK 6649 U/L，CK-MB（化学法）111 U/L，LDH 584 U/L。肺部 CT 提示双侧胸膜下和肺内多发实变和浸润影（图 41 – 1）。支气管镜检查提示支气管黏膜急性炎症改变，灌洗液化验有大量吞噬细胞和纤毛柱状上皮细胞，未见癌细胞。肌电图提示肌源性损害。

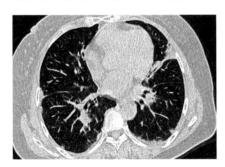
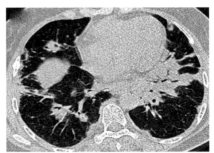

图 41 – 1　患者入院时肺部 CT

【诊断】

皮肌炎合并 IgA 血管炎。

【诊疗经过】

给予甲泼尼龙 80 mg qd，联合环磷酰胺（CTX）400 mg qow，

静脉滴注治疗。2 周后皮疹明显消退，复查 CK、LDH 和 AST、ALT 基本降至正常，但近端肌力改善不明显。CTX 于静脉滴注 2 次后改为每日口服 50 mg。于 CTX 口服约 1 个月时开始出现进行性加重的黄疸和全身皮肤瘙痒。复查血常规正常，血生化：ALT 1612 U/L，AST 1042 U/L，ALP 245 U/L，γ-GT 494 U/L，TBil 298.9 μmol/L，DBil 224.4 μmol/L。考虑 CTX 所致药物性肝损害，伴胆道梗阻。停用 CTX，予以保肝、退黄治疗 1 个半月，患者黄疸逐渐好转，于 2018 年 4 月 16 日复查肝酶和胆管酶指标恢复正常。在前述治疗期间于 2018 年 3 月 19 日（此时因氨基转移酶升高已停用 CTX，保留口服泼尼松 30 mg qd）开始出现间断发热，体温波动于 38 ~ 39.2 ℃，伴纳差和下肢逐渐加重的凹陷性水肿，继而反复出现水样腹泻（每日 2 ~ 4 次），并在一次进食牛奶后明显加重（该日腹泻 6 ~ 10 次），无黏液脓血便和腹痛，化验血白蛋白呈进行性下降，此间相距 2 周，先后 2 次复查胸腹 CT 提示双肺间质病变较前减轻，但出现少量胸腔积液、腹腔积液和心包积液。在调整肠道菌群的基础上先后给予厄他培南和达菲治疗各 1 周，上述症状无改善，后改用亚胺培南西司他丁钠抗感染治疗后热退，但腹泻和下肢水肿持续存在。前述发热约 2 周后于 2018 年 3 月 30 日（此时已停用 CTX 2 月余）开始反复出现腹部、背部暗青紫或紫红色淤斑，以及四肢远端紫红色点状皮疹，部分稍突出于皮面，部分融合成片，压之不退色，下肢皮疹见图 41 - 2，伴口唇黏膜水肿性红斑、糜烂、破溃、结痂和出血（图 41 - 3）。

维持前述治疗，1 个月左右皮疹有所减轻，其间于左手背皮疹处行病理活检，结果提示真皮血管周围有大量淋巴细胞浸润。病程中患者水肿进一步加重，从下肢蔓延至腹部、胸部和颜面部，伴明显睑结膜水肿。2018 年 4 月 3 日行 PET-CT 检查，结果未见肿瘤征

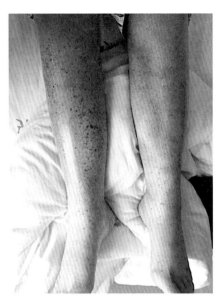

图 41 -2　患者在诊治过程中新出现的下肢皮疹

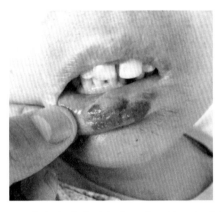

图 41 -3　患者在诊治过程中新出现的口唇黏膜皮疹
（已部分愈合）

象，亦无其他重要发现。2018 年 4 月 20 日化验出现尿蛋白（ +++ ），
尿潜血（ ++ ），24 小时尿蛋白定量 6.52 g，血清尿素 10.06 mmol/L，
肌酐 122 μmol/L，白蛋白 24 g/L。进一步化验提示 IgA 6.38 g/L，
补体 C3 0.36 g/L，ANA 1 : 160 斑点型，抗双链 DNA 阴性。
2018 年 4 月 27 日完善肠镜检查提示回盲瓣溃疡伴升结肠糜烂
（图 41 -4），1 周后肠镜病理提示回盲瓣肠黏膜组织糜烂，固

笔记

有层淋巴细胞、浆细胞及少许中性粒细胞浸润，未见隐窝炎及隐窝脓肿。

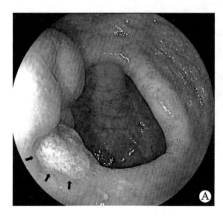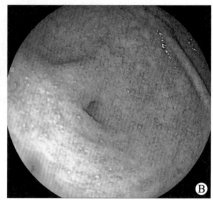

A：箭头所示纤维内镜见回盲瓣有一处 0.8 cm×1.0 cm 大小溃疡，上覆薄白苔；B：升结肠黏膜血管纹理模糊，可见广泛点状或颗粒状糜烂。

图 41 - 4　肠镜

从 2018 年 5 月 8 日开始予以甲泼尼龙 200 mg，静脉滴注 1 天，续 500 mg qd，连续 3 天，后调整为口服醋酸泼尼松 50 mg qd，并加用环孢素 A，50 mg bid，2 周后患者皮疹和腹泻好转，近端肌力 3 + 级。复查 24 小时尿蛋白定量增至 11.18 g，同时出现血小板下降至 58×10^9/L，给予人免疫球蛋白静脉滴注 20 g 3 天，待血小板升至 80×10^9/L，于 2018 年 6 月 1 日行肾脏穿刺活检，病理提示系膜增生性肾小球肾炎伴急性肾小管损伤（图 41 -5）。

荧光染色提示 IgA 和 IgM 于系膜区呈颗粒样沉积，结合电镜结果，符合 IgA 肾病。结合临床最后诊断：皮肌炎合并环磷酰胺肝损害和 IgA 血管炎（肠道和肾损害）。继续给予激素联合环孢素治疗，2 个月后复查 24 小时尿蛋白定量降至 3.28 g，环孢素治疗约半年时患者近端肌力 4 级，24 小时尿蛋白定量降至 0.74 g，在此过程中，血清肌酐和尿素水平呈逐渐上升的趋势，最高时肌酐 180 μmol/L，尿素 25.86 mmol/L，考虑为环孢素 A 肾毒性，为此将环孢素 A 改为

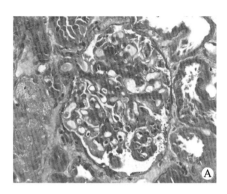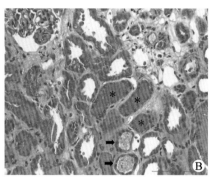

A：PAS 染色，×400，见肾小球系膜细胞和基质轻至中度弥漫增生；B：HE 染色，×400，见肾小管上皮细胞空泡变性，小灶状萎缩，可见红细胞（箭头所示）和蛋白管型（＊号所示）。

图 41 -5　患者的肾脏病理表现

吗替麦考酚酯分散片，500 mg bid。近半年患者尿蛋白已转阴性，血清肌酐和尿素已降至接近正常水平。

病例分析

　　患者为 63 岁女性，主要表现为四肢近端肌无力伴吞咽困难和向阳性皮疹及 Gottron 征，实验室检查 CK 增高，肌电图提示为肌源性受损，可以确定皮肌炎的诊断。经过大剂量激素和免疫抑制剂治疗，其皮疹和肌酶水平迅速改善，但肌力改善不明显。此外，伴随着黄疸，患者出现一系列令人意想不到的病情变化。为了便于阐述，现将其总结为以下几个方面。

　　第一，患者接受泼尼松联合 CTX 治疗，皮疹较快获得缓解，肌酶也迅速下降，但出现了进行性加重的黄疸伴氨基转移酶及胆红素显著升高。考虑首要原因可能为 CTX 所致肝损伤，CTX 经肝细胞色素 P450 酶系代谢生成丙烯醛、4-羟化物和氯乙醛，这些代谢产物可导致细胞膜脂质过氧化，引发氧化应激损伤，一方面引起肝细胞溶解破坏，大量释放氨基转移酶；另一方面损伤波及肝内胆管系统，造成胆道梗阻，引起严重的黄疸。其次，需明确有无合并肿瘤。皮肌炎患者中肿瘤的发病率显著高于其他自身免疫病患者及普通人群，其发病率为12%~16%，这类患者在治疗过程中肌力的改善速度也相对更慢。本例患者需要警惕有无新发消化道肿瘤所致氨基转移酶及胆红素显著升高的可能，经过完善MRI胰胆管成像及正电子发射计算机断层显像，均未发现肿瘤证据，因此这种可能性可以排除。再次，需要明确有无急性黄疸型肝炎，经完善HCV-RNA、乙肝五项、甲肝抗体、丙肝抗体、戊肝抗体均未见异常，可排除病毒性肝炎诊断。最后，需要考虑有无皮肌炎合并其他自身免疫病，如原发性胆汁性胆管炎等，但患者的抗线粒体M2型抗体阴性，此种可能性小。停用CTX后，予以保肝、退黄治疗1月余后氨基转移酶及胆红素逐渐降至正常，支持CTX所致急性肝损伤。

第二，在治疗CTX药物性肝损害的过程中开始出现反复发热、下肢水肿、顽固性腹泻和血清白蛋白水平进行性下降。对于患者的发热，原因可能是多方面的。一方面，患者在使用大剂量糖皮质激素和CTX治疗后出现发热，要考虑因机体免疫力下降而引起感染的可能性；另一方面，要考虑皮肌炎本身导致的非感染性发热。虽然在诊治过程中没有发现明确的感染灶，也没有病原学的证据，但是经过足量和足疗程的抗感染治疗后，患者发热最终得到控制，同时考虑到患者发热过程一直有中等剂量以上的激素治疗，因此在感染性和非感染性发热之间，考虑前者可能性大。

下肢水肿和腹泻可能另有原因。明显的低蛋白血症（肾性、营养不良或肠道吸收障碍或者丢失）、心功能不全、下肢血栓形成或者淋巴回流受阻是引起下肢水肿的常见原因，少数情况下包括皮肤血管炎、系统性硬化症、皮肌炎急性期或者嗜酸性筋膜炎也可出现下肢水肿。不同病因导致的水肿其体征各有特点，显然本例患者后期出现的水肿为明显凹陷性，因此低蛋白血症所致水肿可能性最大，而上述其他原因水肿则需要进一步鉴别。

对于顽固性水样腹泻，需要考虑多种因素所致，包括：①皮肌炎消化道受累：患者肠镜提示回盲瓣溃疡，升结肠糜烂，结合患者症状、镜下表现不排除此种可能性。②肠道感染：患者老龄，既往长期使用激素及免疫抑制剂，需要考虑免疫功能下降后，合并肠道感染可能。③肠道菌紊乱：患者因高热而接受亚胺培南西司他丁钠、舒普深等抗生素抗感染治疗，经完善便球杆比检查提示球杆比为 10∶1，同时难辨梭菌抗体阴性，考虑存在肠道菌群紊乱的可能性。④皮肌炎合并消化道肿瘤：PET-CT 及胃肠镜检查已排除此种可能。

第三，前述下肢水肿和腹泻尚未缓解，患者在全身多处又出现多种新发皮疹，包括口唇水肿性红斑与不易愈合的溃疡、糜烂、结痂和出血，以及下肢的可触性紫癜。其中，可触性紫癜多见于皮肤小血管炎，包括过敏性紫癜、高球蛋白血症、ANCA 相关性血管炎、低补体血症性血管炎或者某些感染等；口唇黏膜的多形性病变，需要考虑非特异性阿弗他溃疡，全身性疾病如白塞病、系统性红斑狼疮、ANCA 相关性血管炎，炎性肠病等，也要考虑细胞毒性药物如 MTX、CTX 等所致。如此多变的皮损，为明确诊断需要进行皮肤活检，结果提示真皮弹力纤维变性，血管周围及间质内有大量淋巴细胞浸润，以上病变表明患者存在皮肤血管炎。

第四，患者初始起病时并无肾脏受累，但其水肿仍在加重，并向肢体近心端蔓延，此时突然出现大量蛋白尿和镜下血尿，24 小时尿蛋白定量最高达 11.18 g，其他实验室检查结果包括 ANA 阳性，补体 C3 减低，血清肌酐和尿素水平轻度升高，因此考虑存在 SLE

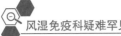
的可能性，在给予大剂量激素冲击治疗和环孢素治疗的基础上尿蛋白无好转，为此行肾穿刺病理活检术，结果意外发现肾脏病理为IgA肾病伴急性肾小管损伤，这一结果排除了狼疮肾炎的诊断。那么它是否有助于揭开患者所有的临床谜团呢？

IgA肾病（IgAN）和过敏性紫癜性肾炎（HSPN）有着十分相似的肾脏病理表现，两者的区别在于临床上后者存在可触性紫癜皮疹，其病理典型表现为具有IgA沉积的白细胞破碎性血管炎，因此过敏性紫癜也称为IgA血管炎。除了可触性紫癜外，IgA血管炎的皮肤损害也可表现为淤斑、水疱，甚至是因血管炎而导致局部缺血、坏死和结痂，在皮肤血管炎的急性期也可伴发明显水肿。本例患者下肢存在可触性紫癜，其躯干和口唇的皮疹也符合IgA血管炎的其他皮肤损害，结合其典型的IgA肾病的病理表现，可以诊断为HSPN或者IgA血管炎合并肾脏损害。在其发生肾脏损害之前出现的水肿，不排除为血管炎所致。过敏性紫癜多见于儿童，成人较少发生，成人过敏性紫癜累及肾脏时，更容易出现肾病综合征，甚至形成新月体，并发展成终末期肾病。本例患者在紫癜性皮疹出现后不久便出现大量蛋白尿和镜下血尿，伴肾功能下降，如果治疗不及时，也极有可能发展成终末期肾病。

关于IgA血管炎中补体的减低已有不少文献述及，最近国内苏州大学儿童医院发表的跟踪报告提示，在其随访的3765例儿童过敏性紫癜患者中，有265例出现了低补体血症，在平均3.8年的随访过程中，没有1例发展成SLE。

IgA血管炎的消化道受累可有多种表现，可出现腹痛、腹泻，也可出现恶心、呕吐或者慢性消化不良。纤维内镜下肠道黏膜可出现类似皮肤紫癜样的表现，也可出现溃疡、糜烂，甚至发生肠套叠或肠穿孔。也有少数严重的腹泻患者被证实为蛋白丢失性肠病。病理方面可出现十二指肠炎、空回肠及结肠的非特异性炎症，也可出现白细胞破碎性血管炎。可见，本例患者出现的顽固性腹泻伴严重的低蛋白血症、后来发现的回盲部溃疡及升结肠部位的糜烂除前面所述原因外，也可能与 IgA 血管炎相关。

那么，皮肌炎与 IgA 血管炎有什么内在联系吗？查阅文献发现皮肌炎合并 IgA 血管炎的相关报道非常罕见。由于 IgA 血管炎肾损害与 IgA 肾病有相似的病理表现，了解 IgA 肾病与皮肌炎之间的关系也许能获得一些启发。Yen 等报道了皮肌炎合并 IgA 肾病的病例，认为 IgA 肾病可能与皮肌炎存在某些共同的免疫病理基础。循环中免疫复合物在肾脏内沉积，激活补体系统可引起肾小球肾炎或急性间质性肾炎。近年来的研究认为皮肌炎的肾损害可能被低估了，其发生率为 20.5% ~ 23.3%，可见皮肌炎肾损害也许并非以往所认为得那么罕见，但由于肾脏穿刺病理活检的局限性，此类患者中进行肾穿刺的数量相对较少，现有报道的病理类型主要包括局灶节段性肾小球硬化、系膜增生性肾小球肾炎、轻微肾小球病变及 IgA 肾病等。

病例点评

皮肌炎可以与 IgA 血管炎合并存在，合理应用糖皮质激素联合环孢素 A 或者吗替麦考酚酯等免疫抑制剂均有利于皮肌炎及其合并的 IgA 血管炎和肾脏损害的控制，并使肾功能得到一定程度恢复。

参考文献

[1] RUSSO R A, KATSICAS M M, DÁVILA M, et al. Cholestasis in juvenile dermatomyositis: report of three cases. Arthritis and rheumatism, 2001, 44(5): 1139 – 1142.

［2］UEDA H, MIYAZAKI Y, TSUBOI N, et al. Clinical and pathological characteristics of elderly japanese patients with IgA vasculitis with nephritis: a case series. Intern Med, 2019, 58(1): 31 –38.

［3］TAN J, TANG Y, XU Y, et al. The clinicopathological characteristics of henoch-schonlein purpura nephritis with presentation of nephrotic syndrome. Kidney Blood Press Res, 2019, 44(4): 754 –764.

［4］CHUA J S, ZANDBERGEN M, WOLTERBEEK R, et al. Complement-mediated microangiopathy in IgA nephropathy and IgA vasculitis with nephritis. Mod Pathol, 2019, 32(8): 1147 –1157.

［5］LIN Q, LI X. Children with henoch-schonlein purpura with low complement levels: follow-up for >6 years. Pediatr Nephrol, 2017, 32(7): 1279.

［6］YU J H, LEE K B, LEE J E, et al. A case of elderly-onset crescentic henoch-schonlein purpura nephritis with hypocomplementemia and positive MPO-ANCA. J Korean Med Sci, 2012, 27(8): 957 –960.

［7］LIN Q, MIN Y, LI Y, et al. Henoch-schonlein purpura with hypocomplementemia. Pediatr Nephrol, 2012, 27(5): 801 –806.

［8］MOTOYAMA O, IITAKA K. Henoch-schonlein purpura with hypocomplementemia in children. Pediatr Int, 2005, 47(1): 39 –42.

［9］GARCIA-FUENTES M, MARTIN A, CHANTLER C, et al. Serum complement components in henoch-schonleinpurpura. Arch Dis Child, 1978, 53(5): 417 – 419.

［10］ZHANG Y, HUANG X. Gastrointestinal involvement in Henoch-Schonleinpurpura. Scand J Gastroenterol, 2008, 43(9): 1038 –1043.

［11］SASAKI K, NUKUDA Y, MASUDA T, et al. Endoscopically and histologically documented gastrointestinal lesions in an adult patient with henoch-schonlein purpura. Endoscopy, 1994, 26(7): 629 –630.

［12］BAS U R. Perforation of the bowel in henoch-schonleinpurpura. Arch Dis Child, 1959, 34(176): 342 –343.

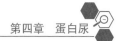

[13] EMANUEL B, LIEBERMAN A D, ROSEN S. Intussusception due to henoch-schonleinpurpura. Case reports and review of the literature. Ill Med J, 1962, 122：162 – 167.

[14] NAKAMURA A, FUCHIGAMI T, INAMO Y. Protein-losing enteropathy associated with henoch-schonleinpurpura. Pediatr Rep, 2010, 2(2)：e20.

[15] LOUIE C Y, GOMEZ A J, SIBLEY R K, et al. Histologic features of gastrointestinal tract biopsies in IgA vasculitis (henoch-schonlein purpura). Am J Surg Pathol, 2018, 42(4)：529 – 533.

[16] HAN Y, JIN S Y, KIM D W, et al. Endoscopic and microscopic findings of gastrointestinal tract in henoch-schonleinpurpura：single institute experience with review of literature. Medicine (Baltimore), 2019, 98(20)：e15643.

[17] AKKARI I, MRABET S, BEN JAZIA E. Gastrointestinal biopsy in henoch-schonleinpurpura：a great diagnostic contribution. Eur J Case Rep Intern Med, 2017, 4(9)：000662.

[18] YEN T, HUANG J, CHEN C. Unexpected IgA nephropathy during the treatment of a young woman with idiopathic dermatomyositis：case report and review of the literature. Journal of Nephrology, 2003, 16(1)：148 – 153.

[19] 舒晓明, 卢昕, 王国春. 中国人多发性肌炎/皮肌炎合并肾脏损害的临床特点. 中日友好医院学报, 2017, 31(2)：67 – 70.

[20] 钱莹, 任红, 陈晓农, 等. 多发性肌炎和皮肌炎的肾脏损害分析. 上海交通大学学报(医学版), 2011, 31(4)：451 – 454.

[21] KOSTARIDOU S, LOURIDA A, PETRAKI C, et al. Abrupt and durable remission of henoch-schonlein purpura nephritis with cyclosporine A. NDT Plus, 2008, 1(5)：300 – 302.

[22] GOMÁ-GARCÉS E, PÉREZ-GÓMEZ M V, ORTÍZ A. Givosiran for acute intermittent porphyria. N Engl J Med, 2020, 383(20)：1989.

（徐婧）

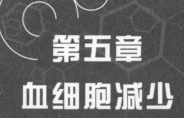

第五章
血细胞减少

病例 42　胚胎停育—血小板减少—震颤

病历摘要

【基本信息】

患者女性，31 岁，主因"反复胎停 3 次，血小板减少、震颤5 年余"入院。

现病史：患者 5 年余前孕 15 周发现胚胎停育后行人工流产。4 年余前、3 年余前分别于孕 6 周产检再次发现胚胎停育，均行人工流产。第 2 次胎停后查夫妻双方染色体及胚胎染色体均正常。

2年余前患者孕4周生化妊娠1次。5年余前患者因拟行人工流产查血小板低，为 $72 \times 10^9/L$，偶有皮肤淤斑，未予诊治。3年余前患者复查血小板 $54 \times 10^9/L$ 伴自发性牙龈出血，就诊于当地医院，完善相关检查提示抗心磷脂抗体 IgM 阳性、IgG 阴性，抗核抗体、抗中性粒细胞胞质抗体等均为阴性，完善骨髓穿刺提示巨核细胞96个，可见产板巨核细胞，有成熟延迟表现，考虑免疫性血小板减少性紫癜，未予升血小板治疗，后复查血小板 $70 \times 10^9/L$ 出院。此后，监测血小板均在 $(70 \sim 80) \times 10^9/L$。5年余前患者流产后出现双手震颤，活动时明显，静止时正常，患者未予重视。1年余前无明显诱因出现双手震颤较前加重，伴头部及双下肢抖动，卧位变直立位时明显，晨起加重，情绪激动时加重，不伴感觉异常，就诊于外院，完善颅脑 MRI 考虑为神经脱髓鞘，予以美多巴、甲钴胺等对症治疗，患者自觉震颤症状较前好转。4月余前患者就诊于某医院，完善抗磷脂抗体及抗核抗体等检查均为阴性，抗 SSA 抗体阳性，不排除系统性红斑狼疮、抗磷脂综合征，予以硫酸羟氯喹、阿司匹林治疗，患者自觉服药3天后震颤症状较前加重，3个月前停用。现为进一步诊治收入我科，病程中患者无发热，无光过敏、口腔溃疡、脱发，无网状青斑，无口干、吞咽困难、龋齿、眼干。自起病以来，精神良好，饮食良好，睡眠良好，大小便正常，体重无减轻。

家族史： 否认遗传性疾病家族史。

【体格检查】

皮肤色深，以四肢伸侧为著。双侧瞳孔等大等圆，直径4 mm，对光反射存在。面纹基本对称，可见头部震颤。双肺呼吸音清，未闻及干湿啰音。心率68次/分，律齐，各瓣膜听诊区未闻及杂音，无心包摩擦音。腹部柔软，无压痛、反跳痛，腹部无包块。肝脏未触及，脾脏未触及，Murphy's 征阴性，肾脏无叩击痛，无移动性浊音。肠鸣音正常，4 次/分。关节正常，双下肢无水肿。四肢肌力对称 V 级，双上肢肌张力齿轮样增高，双下肢肌张力基本正常，双侧肱二、肱三头肌腱反射活跃，双侧膝、跟腱反射活跃，双踝反射减弱，右侧 Babinski 征阴性，左侧未引出。

【初步诊断】

胚胎停育，血小板减少，震颤（抗磷脂综合征？结缔组织病？）。

【诊疗经过】

入院后完善常规检查及胎停、血小板减少、脱髓鞘、震颤病因筛查。血常规：白细胞 $3.19 \times 10^9/L$，血小板 $84 \times 10^9/L$，网织红细胞百分比 1.59%。生化：钙 2.19 mmol/L，尿酸 126 μmol/L，钾 3.49 mmol/L，补体 C3 0.649 g/L。凝血：PT 12.1 s，PTA 65%。肝肾功能、尿常规、便常规未见异常。抗磷脂抗体、抗核抗体、抗核抗体谱、抗中性粒细胞胞质抗体均为阴性。腹部超声：肝实质弥漫性病变，脾大。颅脑 MRI：脑桥及右侧额叶点状等 T_1 长 T_2 信号影，FLAIR 呈高信号（图 42 - 1）。肌电图：双正中神经、双尺神经 F 波出波不清晰，波形差。骨髓穿刺细胞形态学：有核细胞增生减低，巨核细胞全片见 5 个，血小板减少。骨髓病理：增生稍低下，三系可见，未见异常细胞。请神经科阅片会诊，颅脑 MRI 上可见中脑水平，黑质和红核 T_1、T_2 呈低信号，表现为"熊猫眼"征（图 42 - 1），提示患者存在黑质、红核病变，符合肝豆状核变性铜异位沉积特点。因此，补充查体及实验室检查如下：双侧角膜可见角膜色素环（kayser-fleischer ring，K-F 环），见图 42 - 2，双手扑翼样震颤，铜蓝蛋白 2.58 mg/dL，24 小时尿铜 129.4 μg，24

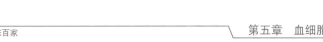
小时尿钾 57.6 mmol，尿酸排泄分数 18%，24 小时氨基酸共 12 种氨基酸明显升高。腹盆腔平扫 CT：肝硬化、脾大、门脉高压。患者全外显子测序回报：ATP7B 基因存在两处杂合变异，符合肝豆状核变性。

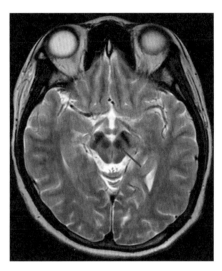

蓝箭头示黑质（熊猫耳朵），红箭头示红核（熊猫眼）。

图 42 –1　患者颅脑 MRI

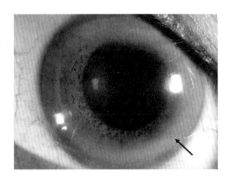

箭头示角膜黄灰色色素环。

图 42 –2　患者角膜可见 K-F 环

【最终诊断】

肝豆状核变性，肝硬化，血细胞减少，不完全范可尼综合征。

【治疗】

低铜饮食，青霉胺62.5 mg/d起始，逐步加量至1500 mg/d，分3次口服铜螯合治疗，苯海索0.125 g tid、氯硝西泮1 mg qn对症改善震颤症状，枸橼酸钾补钾治疗。目前患者治疗2月余，青霉胺已逐步加量至1000 mg/d，震颤症状明显改善，白细胞、血小板、肝功能稳定，血钾正常。

病例分析

患者为青年女性，慢性病程，主要表现为反复胚胎停育、血小板减少、震颤，查体主要表现为皮肤色深，四肢及头部动作性震颤，未见皮肤淤斑、口腔溃疡、网状红斑等。本例患者既往骨髓穿刺提示免疫性血小板减少，反复胚胎停育，脑白质脱髓鞘病变，伴有抗SSA抗体阳性，需考虑自身免疫性疾病，如系统性红斑狼疮、抗磷脂综合征等。但患者外院查抗SSA抗体阳性，ANA阴性，此种情况多见于感染等非自身免疫性疾病，而非自身免疫性疾病。自身免疫性疾病可有脱髓鞘病变，然而脱髓鞘病变表现为震颤非常罕见，那么从震颤的角度考虑，本例患者震颤发生于随意运动过程中，考虑动作性震颤。动作性震颤常见于以下疾病：①特发性震颤：特发性震颤可见于青年人，多有家族史，本例患者否认相关家族史，且从疾病一元论角度考虑无法解释疾病全貌。②周围神经性震颤：患者无肌无力、深感觉异常等表现，且下肢肌电图未见异常，考虑该病可能性不大。③生理性震颤：可见于青年人，但需排除药物、躯体性疾病。④锥体外系病变：包括小脑遗传变性疾病、肝脑变性、肝豆状核变性等，患者以震颤、胚胎停育为主要临床表现，查体可见皮肤色素沉着、肌张力增高，同时合并血细胞减少、低钾、低尿酸、凝血异常、肝实质弥漫性病变、脾大、骨髓增生低下，高度怀疑遗传代谢性疾病肝豆状核变性。再次请神经科阅片会诊，颅脑 MRI 上可见中脑水平，黑质和红核 T_1、T_2 呈低信号，表现为"熊猫眼"征，提示患者存在黑质、红核病变，符合肝豆状核变性铜异位沉积特点。进一步查体可见双侧角膜 K-F 环，铜蓝蛋白明显降低，24 小时尿铜增多，患者全外显子测序回报：*ATP7B* 基因存在两处杂合变异，符合肝豆状核变性。

肝豆状核变性（HLD）又称 Wilson 病（Wilson's disease，WD），是一种常染色体隐性遗传的铜代谢障碍疾病，其致病基因 *ATP7B* 编码一种铜转运 P 型 ATP 酶，该基因的致病变异导致 ATP 酶的功能缺陷或丧失，造成胆道排铜障碍，大量铜蓄积于肝、脑、肾、骨关节、角膜等组织和脏器，患者出现肝脏损害、神经精神表现、肾脏损害、骨关节病及 K-F 环等表现。本病在世界范围的患病率为 1/30 000 ~ 1/2600，携带者频率约 1/90，临床上 Wilson 病患者极易被误诊或漏诊。Wilson 病患者可以在任何年龄起病，但多见于 5 ~ 35 岁。主要表现为神经精神表现及肝脏损害。最典型的神经精神症状为震颤及构音障碍，其中震颤最经典的为扑翼样震颤或扑动性震颤，静止性、动作性或意向性震颤也可出现。肝脏损害可表现为急性肝炎、暴发性肝衰竭、肝硬化等，早期肝铜常沉积在门静脉周围区域沿肝窦分布。铜离子蓄积在其他系统可表现出相应的功能异常或损害，如肾脏损害、骨关节病、肌病等，青年女性患者可出现月经失调、不孕和反复流产。

近年来，因反复不明原因流产就诊风湿免疫科的患者越来越多，除了抗磷脂综合征、系统性红斑狼疮等自身免疫性疾病外，还需警惕 Wilson 病等遗传代谢性疾病。一项国外共纳入 136 名女性 WD 患者，为期 40 年（1965—2015 年）的回顾性、多中心研究证明未经诊断和未经治疗的 WD 会导致更高的自然流产率，且在先前诊断为 WD 的患者中，存在神经系统症状的患者最常与自然流产相关。铜的沉积累及到肝脏会增加睾酮而减少雌二醇的分泌，并导致卵巢功能受损，这可能可以解释未经治疗的 WD 患者自然流产率高。铜对卵巢和胎盘的直接影响尚不清楚，但 *ATP7B* 可在卵巢和胎盘表达，可能也是流产率高的原因。能否正常妊娠也是 WD 患者及医疗工作者高度关注的问题，国外研究认为，患有 WD 的女性怀孕是相对安全的，建议孕前强化驱铜治疗而孕期不再进行驱铜治疗。我国 2021 年肝豆状核变性诊治指南认为怀孕前尽量将铜排出体外并达到理想状态，怀孕期间可继续服用锌制剂，但最好停用 D-青霉胺。本例患者目前口服青霉胺驱铜治疗，嘱院外监测 24 小时尿铜，配偶行 *ATP7B* 基因检测，寻找合适怀孕时机。总之，Wilson 病患者临床表现多种多样，对于以胎停为主要表现的患者也需警惕该病。临床工作中应仔细查体，关注家族史，必要时多学科协同诊治，以避免和减少误诊的发生。

病例点评

肝豆状核变性是一种累及多个系统的遗传代谢性疾病，患者可能因关节痛、血细胞减少等就诊于风湿免疫科。本病例展示了 1 例因反复胎停而就诊风湿免疫科的肝豆状核变性。本例患者拟诊结缔组织病入院，入院后通过仔细问诊及查体发现该例的疑点——震颤，于是从震颤入手抽丝剥茧，仔细甄别蛛丝马迹，发现了角膜 K-F 环及头颅 MRI 中的"熊猫眼"征，从而快速地锁定了病因。总之，对于不明原因的复发性流产患者需警惕肝豆状核变性，此外在日常诊疗中，病史询问、查体、检查任何一个方面都需要仔细解读，从而加速诊疗过程，避免误诊、误治。

参考文献

［1］ ATANASSOVA P A, PANCHOVSKA M S, TZVETANOV P, et al. Hepatolenticular degeneration combined with primary antiphospholipid syndrome：a case report. Eur Neurol, 2006, 55(1)：42 － 43.

［2］ MALIK A, KHAWAJA A, SHEIKH L. Wilson's disease in pregnancy：case series and review of literature. BMC Research Notes, 2013, 6：421.

［3］ DATHE K, BECK E, SCHAEFER C. Pregnancy outcome after chelation therapy in Wilson's disease. Evaluation of the German embryotoxdatabase. Reprod Toxicol, 2016, 65：39 － 45.

［4］ European Association for Study of Liver. Easl clinical practice guidelines：Wilson's disease. J Hepatol, 2012, 56(3)：671 － 685.

［5］ PITREZ E H, BREDEMEIER M, XAVIER R M, et al. Oesophageal dysmotility in systemic sclerosis：comparison of HRCT and scintigraphy. Br J Radiol, 2006, 79 (945)：719 － 724.

［6］ SINHA S, TALY A B, PRASHANTH L K, et al. Successful pregnancies and abortions in symptomatic and asymptomatic Wilson's disease. J Neurol Sci, 2004, 217(1)：37 － 40.

［7］ XIE J J, WU Z Y. Wilson's disease in China. Neurosci Bull, 2017, 33(3)：323 － 330.

［8］ YU X E, PAN M, HAN Y Z, et al. The study of Wilson disease in pregnancy management. BMC Pregnancy Childbirth, 2019, 19(1)：522.

［9］ 中华医学会神经病学分会神经遗传学组. 中国肝豆状核变性诊治指南 2021. 中华神经科杂志, 2021, 54(4)：310 － 319.

（柴静）

病例 43　黄疸—乏力—白细胞减低—贫血

病历摘要

【基本信息】

患者男性，52 岁，主因"反复黄疸伴乏力 10 个月"入院。

现病史： 患者 10 个月前无诱因出现乏力和巩膜黄染，伴腹痛和尿色加深变黄，无发热和白陶土样大便。辗转当地多所医院住院治疗，最初查血常规大致正常，氨基转移酶及胆红素明显升高（具体不详），腹部 CT 提示胆石症伴急性胆囊炎和脾大，给予抗感染和保肝治疗，10 日内腹痛好转，但复测血白细胞和血红蛋白均呈进行性下降，白细胞最低 1.11×10^9/L，血红蛋白 58 g/L。行骨髓常规与活体组织检查，提示骨髓增生活跃，免疫分型和多种基因检测未见异常。Coomb's 试验示 AHG（++++），IgG（++++），C3d（+++）。给予口服泼尼松 40 m/d，1 周后患者乏力、黄疸均较前好转，复查血红蛋白有所恢复后激素规律减量。2 个月后腹痛再发，复查腹部 CT 提示急性胆囊炎、胆总管结石。遂停激素，行腹腔镜下胆囊切除、经胆囊管探查取石术，手术顺利。术后 1 周出现高热，检查血红蛋白 56 g/L（3 日后为 25 g/L），白细胞 3.18×10^9/L，抗核抗体 1∶160 颗粒型，AMA-M2 阳性，补体 C3、C4 降低。遂转入 ICU，经抗感染、甲泼尼龙（60 mg/d）、人免疫球蛋白（20 g/d，5d）及输血治疗，病情好转，血红蛋白升至 110 ~ 130 g/L。6 个月前激素规律减量至 40 mg/d 时，患者出现胸部带状疱疹，将泼尼松再减量至 30 mg/d，加抗病毒药物治疗。1 个月后带状疱疹好转，但复查血红蛋白较前有所下降，网织红细胞和总胆红素升高。加用达那唑0.2 g bid，1周后复查血红蛋白较前上升，网织红细胞及胆红素接近正常。继续使用达那唑1个月，血红蛋白恢复正常，网织红细胞和胆红素维持稳定，遂停达那唑，单以泼尼松30 mg/d治疗。1周后患者再次出现高热，体温39 ℃，就诊于北京某医院急诊，检查血白细胞1.89×10^9/L，中性粒细胞0，血红蛋白117 g/L，总胆红素59 μmol/L，间接胆红素19.3 μmol/L，乳酸脱氢酶358 U/L，铁蛋白2415.7 μg/L。血涂片提示大红细胞及椭圆形、盔形、泪滴形等畸形红细胞易见，嗜多色红细胞增多，破碎红细胞约占1%。因考虑粒细胞缺乏感染，予以暂停激素，血红蛋白进行性下降至52 g/L，为进一步诊治入住我科。病程中无皮疹、光过敏、口腔溃疡、口眼干燥及手指遇冷变白变紫现象，近期尿色加深，大便如常，体重无变化。

既往史：既往体健，无烟酒史。有一同父异母的妹妹患溶血性贫血，否认家族遗传病病史。

【体格检查】

T 36.8 ℃，P 100 次/分，R 19 次/分，BP 125/70 mmHg。皮肤及巩膜有黄染，腹软，肝肋下未触及，脾肋下两指，心肺无异常体征，双下肢不肿。

【辅助检查】

入院后查降钙素原无明显升高，血培养及巨细胞病毒、EB病毒DNA检测均为阴性，甘油三酯及纤维蛋白原正常，骨髓穿刺检查未见噬血现象。

【诊断】

系统性红斑狼疮；自身免疫性溶血性贫血（AIHA）；中性粒细

胞缺乏症；感染性发热。

【治疗】

入院后予以甲泼尼龙500 mg/d冲击治疗2日，间断输注洗涤红细胞及抗感染等对症治疗，患者病情逐渐好转，激素序贯减量，并加用羟氯喹0.2 g bid。此后4个月内，先后历经激素联合环磷酰胺和激素联合环孢素治疗，均在初始激素量较大时有效，而当泼尼松减量至30～27.5 mg/d时，血红蛋白均在短时间内出现较大幅度波动，最低至70 g/L，网织红细胞及胆红素明显升高。考虑患者存在激素依赖性，最后给予利妥昔单抗100 mg静脉治疗。1周左右血红蛋白及胆红素恢复正常，复查T、B淋巴细胞亚群中B淋巴细胞百分比由23%降至0。随访半年，病情稳定。

病例分析

患者为中年男性，病初主要表现为黄疸伴腹痛和尿色变黄变深。在黄疸的鉴别诊断中，仔细询问伴随症状往往可以缩小疾病的鉴别范围。本例患者黄疸伴尿色加深，提示尿中可能存在胆红素，这种情况见于肝细胞性黄疸或梗阻性黄疸，如果尿色呈酱油样或浓茶样，则提示尿中可能存在血红蛋白或者含铁血黄素，这种情况见于溶血性贫血或者横纹肌溶解症，而黄疸伴腹痛，尤其是右上腹痛则主要提示肝外胆道梗阻。本例患者化验提示氨基转移酶和血清胆红素升高，又经腹部CT证实存在胆石症伴胆囊炎，临床可确定梗阻性黄疸，梗阻原因为结石性胆囊炎。使用抗菌药物及对症治疗后，腹痛改善验证了结石性胆囊炎的诊断。血白细胞和血红蛋白呈进行性下降，又对前述诊断提出了新的问题：是否在结石性胆囊炎的基础上发生了新的疾病？这个新发疾病与结石性胆囊炎有什么关系？是否与前述药物治疗相关？

后续的辅助检查提示：血红蛋白、红细胞计数均明显下降，网织红细胞比例、间接胆红素水平和乳酸脱氢酶均明显升高，同时直接 Coomb's 试验阳性，这些特征符合 AIHA，给予激素等药物治疗后黄疸、贫血及血白细胞降低均好转，进一步验证了 AIHA 的诊断。由于患者的 Coomb's 试验为 IgG 型和 C3d 抗体阳性，因此属温抗体型 AIHA。

但是，白细胞减低并非 AIHA 的特征性表现，这提醒我们进一步寻找其病因。临床上依据病因明确与否，AIHA 又分为继发性和原发性两类。那么，本例患者的 AIHA 有可能是结石性胆囊炎诱发的吗？还是存在其他继发的基础疾病？临床上引起 AIHA 的继发因素很多，主要见于淋巴细胞增生性疾病、各种感染（尤其是病毒感染）、自身免疫性疾病及某些药物诱导等。首先，本例患者骨髓涂片及活检排除了血液恶性肿瘤及骨髓增生性疾病的可能性。其次，患者在结石性胆囊炎和 AIHA 病情获得控制后激素减量的过程中再次出现腹痛和黄疸加重，复查 CT 证实为结石性胆囊炎复发，为行腹腔镜下胆囊切除、经胆囊管探查取石术而停用激素，术后 1 周再次出现严重贫血（血红蛋白低至 25 g/L）和发热，伴白细胞轻度减低。以上快速加重的贫血，综合之前化验的直接 Coomb's 试验阳性、血清非结合性胆红素和乳酸脱氢酶水平增高的表现，考虑为在结石性胆囊炎的基础上，因停激素导致的 AIHA 病情复发。最后，自身免疫性溶血性贫血、反复不明原因的白细胞减低、ANA 阳性及补体水平下降，这些特点符合 2012 年系统性狼疮国际临床合作组发布的 SLE 分类标准。患者经过大剂量糖皮质激素、人免疫球蛋白及输注洗涤红细胞后病情逐渐好转，故考虑诊断为以自身免疫性溶血性贫血为突出表现的 SLE。

367

长期的溶血性贫血可能是胆红素胆结石的原因，有研究提示，高达72%的急性结石性胆囊炎可伴发细菌感染。当溶血性贫血患者合并严重的细菌或病毒感染时可引起一过性骨髓造血功能衰竭，临床表现为突然发生的严重全血细胞减少（红细胞、白细胞及血小板不同程度的下降）。此种危象通常是自限的，不需特殊的治疗，给予对症处理，多数患者于0.5~1个月即可逐步恢复。本例患者有多次感染后发热，查白细胞明显降低，甚至出现粒细胞缺乏，可能与此有关。相应地，感染又可能是诱发溶血性贫血的相关因素之一。此外，本例患者同时存在发热、脾大、血细胞减少及铁蛋白升高，需与MAS鉴别。患者的发热在足量激素及抗感染治疗下1日内即恢复，化验甘油三酯及纤维蛋白原均正常，骨髓检查亦未见噬血现象，考虑MAS的可能性不大。

目前，经验性治疗AIHA仍占主导地位，糖皮质激素是治疗本病的首选和主要药物。激素初始剂量要足，常选用泼尼松，起始剂量1.0~1.5 mg/（kg·d），治疗有效者1周左右血红蛋白上升，若直至第3周病情仍无明显改善则视为无效。若初始治疗有效，当血红蛋白水平逐渐升至100 g/L后可将泼尼松根据病情递减，并建议以最适的维持治疗量持续3~4个月（≤10 mg/d）。若患者出现急性溶血或严重的贫血，以及符合Evan's综合征表现，可行甲泼尼龙静脉冲击以短时间内控制病情。激素联合免疫抑制剂可以避免或减少不良反应的发生，其中环磷酰胺、硫唑嘌呤最常用，其他如环孢素、吗替麦考酚酯可试用。尽管激素治疗有效率为70%~85%，但只有不到20%的患者停药后获得长期缓解，仍有50%的患者依赖于激素的维持治疗，20%~30%的患者需要进一步联合二线治疗。本例患者激素初始治疗效果良好，激素减量过程中先后历经激素联合环磷酰胺和激素联合环孢素治疗，但当泼尼松减量至30 mg/d以下时，均在短时间内出现病情复发，考虑存在激素依赖和多种免疫抑制剂联合治疗无效，属于难治性 AIHA，需要考虑主要包括脾切除或利妥昔单抗的二线治疗。对于本例患者，我们采取小剂量 CD20 单克隆抗体清除 B 细胞治疗自身免疫性溶血性贫血取得了满意的疗效。

利妥昔单抗是最先被批准用于弥漫大 B 细胞淋巴瘤的生物制剂，其通过识别 B 细胞表面分子 CD20 进而破坏 CD20$^+$ B 细胞，后逐渐被应用于系统性红斑狼疮、类风湿关节炎、自身免疫性溶血性贫血等自身免疫性疾病。CD20$^+$ B 细胞为不包含浆细胞的 B 细胞，故其进入体内后，并未清除表型为 CD19$^+$ CD20$^-$ 且可以产生抗体的浆细胞，也正因为如此，利妥昔单抗在治疗自身免疫性疾病时起效通常比较慢。关于其在自身免疫性疾病中用法及用量目前并无统一标准，现有国内外文献报道，在其用量和用法上，主要分为两种情况：一种与治疗弥漫大 B 细胞淋巴瘤的用法相同（375 mg/m^2，第 1、第 8、第 15 和第 22 天）；另一种为每周 100~200 mg，连用 4 周。

值得注意的是，本例患者在应用 100 mg 利妥昔单抗 1 周后复查 B 细胞数量，发现 CD20$^+$ B 细胞已被完全清除，而且在未继续应用该药物的前提下，1 个月后复查，B 细胞比例仍为持续被清除状态。这便意味着，因为外周血循环中并无药物可以作用的靶细胞，患者接受更多的利妥昔单抗，可能并不会有相应的临床获益。当然，利妥昔单抗进入外周循环后是否会对脾脏内的 B 细胞生发中心产生影响并不清楚，未被清除的浆细胞寿命会持续多久、新的 B 细胞恢复至治疗前水平需要多久等问题仍有待进一步的研究。

在当前以精准医学为导向的医学模式下，个体化治疗是取得理想疗效的关键。将外周血 B 细胞数量作为利妥昔单抗的治疗效果之一，并持续监测以指导是否再次治疗。这或许可以给临床医师带来

笔记

一些新的启发，保证患者接受最少药物治疗并获益更多，也在一定程度上可以减少我国的卫生财政支出。当然，这一结论尚需更多的临床样本证实，更需更长时间的观察及随访论证，但至少本例患者利妥昔单抗治疗自身免疫性疾病问题，给临床医师带来了一些新的思考。

病例点评

　　患者起病之初表现为黄疸和腹痛，在临床表现、影像学及治疗方面均支持结石性胆囊炎的情况下，出现了进行性的贫血和白细胞下降。由于临床上阻塞性黄疸的肤色一般比溶血性黄疸表现更严重，导致后者容易被掩盖，大大增加了鉴别诊断的难度。患者虽然满足 SLE 的分类标准，但是作为中青年男性患者，又无 SLE 常有的肾脏、关节、肌肉、皮肤及黏膜症状，属不典型病例，尤其在基层医院诊断存在一定困难。患者在治疗 AIHA 过程中产生了对激素的依赖，多种免疫抑制剂治疗不能控制病情，属于难治性病例。本病例给我们的启示是感染可能是 SLE 溶血性贫血的诱发因素之一，对于有溶血性贫血的患者要积极预防感染的发生；对于 SLE 伴发的难治性 AIHA，小剂量利妥昔单抗可能是有效手段之一。

参考文献

[1] TAKADA T, STRASBERG S M, SOLOMKIN J S, et al. TG13: updated Tokyo guidelines for the management of acute cholangitis and cholecystitis. J Hepatobiliary Pancreat Sci, 2013, 20(1): 1-7.

[2] ZANELLA A, BARCELLINI W. Treatment of autoimmune hemolytic anemias. Haematologica, 2014, 99(10): 1547-1554.

[3] OZSOYLU F. Megadose methylprednisolone for the treatment of patients with Evans

syndrome. PediatrHematol Oncol, 2004, 21(8): 739 – 740.

［4］王春燕，张娟，刘媛媛，等. 小剂量利妥昔单抗治疗系统性红斑狼疮的临床观察. 中华风湿病学杂志，2011，15(8): 537 – 540.

［5］SOLIMAN M M, HYRICH K L, LUNT M, et al. Effectiveness of rituximab in patients with rheumatoid arthritis: observational study from the british society for rheumatology biologics register. J Rheumatol, 2012, 39(2): 240 – 246.

［6］PEÑALVER F J, ALVAREZ-LARRÁN A, DÍEZ-MARTIN J L, et al. Rituximab is an effective and safe therapeutic alternative in adults with refractor and severe autoimmune hemolytic anemia. Ann Hematol, 2010, 89(11): 1073 – 1080.

［7］BARCELLINI W, ZAJA F, ZANINONI A, et al. Low dose rituximab in adult patients with idiopathic autoimmune hemolytic anemia: clinical efficacy and biological studies. Blood, 2012, 119(16): 3691 – 3697.

（郭倩）

病例 44　妊娠—血小板减低—腹痛

病历摘要

【基本信息】

患者女性，30 岁，主因"妊娠 31^{+4} 周，发现血小板减低 18 周，下腹痛 1 天"入院。

现病史：患者于孕 13 周（末次月经 2014 年 1 月 3 日）在当地医院产检时发现血小板 25×10^9/L，未治疗。孕 26 周时化验血小板为 65×10^9/L，血红蛋白 80 g/L，否认颜面红斑、口腔溃疡、脱发及关节肿痛。2周后就诊于北京某医院产科门诊，查抗核抗体1：320，抗心磷脂抗体阴性，抗 β_2-GP I 抗体阳性，余自身抗体阴性。行骨髓检查提示骨髓增生活跃，巨核细胞成熟障碍。给予泼尼松 20 mg qd。3 周后即孕 31^{+3} 周患者开始出现进行性加重的下腹痛，伴心慌、乏力、阴道流血不止和胎动消失，遂急诊收入该院产科。

查体：面色苍白，一般状况差，血压 109/82 mmHg，脉搏 100 次/分，呼吸 18 次/分，心、肺、神经系统、脊柱四肢查体均无异常。急诊行床旁超声未有胎心搏动。化验血白细胞 20.66×10^9/L，中性粒细胞百分比 77%，血红蛋白 98 g/L，血小板 10×10^9/L；24 小时尿蛋白定量 6.71 g；血清 AST 45 U/L，白蛋白 30.5 g/L，肌酐 126 μmol/L，余生化指标无异常。D-二聚体 36 197 ng/mL，纤维蛋白原 42 mg/dL，纤维蛋白原降解产物 32.2 μg/mL，凝血酶原活动度 65%，蛋白 C 活性正常，蛋白 S 活性 23.0%；试管法显示外周血 30 分钟仅见少量凝集，不牢固；直接 Coomb's 试验（+++），补体 C3 0.713 g/L，补体 C4 0.113 g/L，C 反应蛋白 72.8 g/L。诊断：胎死宫内，胎盘早剥，失血性休克代偿期，弥散性血管内凝血（DIC），系统性红斑狼疮合并抗磷脂综合征。于 2014 年 8 月 12 日在全麻下行急诊剖宫产术，娩出一形态正常的死亡男婴。术中见子宫表面呈弥漫性蓝紫色淤斑，切开宫体后有大量凝血块持续涌出。娩出死胎后宫缩欠佳，宫腔内、子宫下段及切口呈广泛活跃渗血，出血不凝，估测总出血量 1600 mL。在积极补液及输注血浆、红细胞和血小板的基础上，经持续子宫按摩，反复于宫壁内和静脉内输注催产素，宫缩仍欠佳，再给予结扎双侧子宫动脉上行支，宫缩未见改善，最后经 B-lynch 缝合并于切口下方结扎，宫缩恢复，血止，术毕。术后转入 ICU 病房，当晚患者血压增高至 158/80 mmHg，并于次日出现全身抽搐一次，牙关紧闭，口吐白沫，数秒钟后自行缓解，意识清楚，考虑子痫，予以甲泼尼龙（40 mg qd）、洛丁新和硫酸镁治疗，未再抽搐，血压转正常。术后第 2 日出现一次少量咯血，行床旁胸片提示双肺多发片状模糊影，伴双侧胸腔积液和心包积液，考虑存在急性弥漫性肺泡出血（DAH），转入风湿免疫科，予以甲泼尼龙（第 1 天 1.2 g，第 2、第 3 天各 1 g）和人免疫球蛋白（20 g qd，5d）序贯冲击治疗，咯血消失，一般状况改善。术后 1 周复查胸片示片状模糊影消失，胸腔积液及心包积液吸收；术后 2 周复查 24 小时尿蛋白定量降至 1.26 g。遂将激素改为口服醋酸泼尼松 60 mg qd，1 年内规律减量至 10 mg qd 维持，同时联合硫酸羟氯喹、阿司匹林，并给予吗替麦考酚酯胶囊（750 mg bid，2 个月后减为 500 mg bid，维持 8 个月后停用）和环孢素 A 50 mg bid 序贯治疗。出院后规律复查，血小板维持在（70 ~ 92）× 10^9/L，尿蛋白于术后 1 年左右转阴。

2016 年 12 月初患者再次妊娠时（SLEDAI 积分 < 4 超过半年），外院查血小板 77 × 10^9/L，加用阿司匹林 75 mg qd 口服，法安明 5000 IU bid 皮下注射抗凝治疗，上述药物治疗 5 天后出现阴道流出鲜血和血块，伴鼻黏膜和牙龈出血，遂就诊于我科。

既往史： 既往体健，否认家族遗传病病史。

【体格检查】

生命体征平稳，神志清楚，全身浅表淋巴结未触及肿大，双肺呼吸音清，未闻及干湿啰音及胸膜摩擦音，心律齐，未闻及杂音，腹软，腹壁肌肉压痛，腹部未触及包块，肝脾未触及，肠鸣音 4 次/分，双下肢无水肿。

【辅助检查】

ANA 1：320，抗 β_2-GP I 阳性，余抗体正常；血小板波动在

（10～50）×10^9/L；生化指标无异常；蛋白 C 活性正常，蛋白 S 活性 23.0%；直接 Coomb's 试验（＋＋＋），补体 C3 0.713 g/L，补体 C4 0.113 g/L，CRP 正常。

【诊断】

系统性红斑狼疮合并抗磷脂综合征，顽固性血小板减低，自身免疫性溶血性贫血，妊娠状态。

【治疗】

患者入院时查血小板 59×10^9/L，予以停用阿司匹林，将法安明改为速必林 4100 IU qd，患者未再出现阴道出血。孕 8 周时患者查环孢素 A 浓度为 349.3 ng/mL，考虑环孢素 A 血药浓度过高，停用环孢素 A 改为他克莫司 0.5 mg qd，血小板维持在（32～59）×10^9/L。孕 12 周时患者血小板为 20×10^9/L，暂停低分子肝素抗凝，查 FK506 浓度为 0.8 ng/mL，将其加量至 0.5 mg tid，并滴注丙种球蛋白 20 g 3d，复查血小板低至 15×10^9/L，予以输注血小板降低出血风险，考虑患者可能对 FK506 不敏感，再次改为环孢素 A 50 mg bid 口服，监测其血药浓度调整环孢素 A 剂量，血小板有所改善。给予阿司匹林和低分子肝素，并联合环孢素 A，后改 FK506，均在血药浓度监控下调整药物剂量。随孕周增加，血小板减低加重，于孕 28 周时最低，波动于（19～30）×10^9/L，遂在前述治疗的基础上将激素量增至甲泼尼龙 16 mg qd，同时给予人免疫球蛋白 25 g 5d 治疗，血小板改善轻微。再次将甲泼尼龙增至 24 mg qd，血小板较前有所上升。待至孕 34 周查血小板升至 39×10^9/L 时行剖宫产，术前滴注甲泼尼龙 40 mg 和血小板 800 mL，顺利产出一健康男婴。产后血小板升至（56～82）×10^9/L。患者维持甲泼尼龙、环孢素、羟氯喹和低分子肝素治疗，随访半年，激素规律减量，产妇病情平稳，婴儿健康。

病例分析

　　患者为青年女性，慢性病程，以妊娠过程中发现血小板减低起病。妊娠中发生血小板减低可见于多种原因，根据所处孕期不同和血小板减低程度而有所不同：孕期不足 20 周，血小板轻度减低而无症状者多为妊娠本身所致，无须处理，如血小板为中度以上减低，则要考虑免疫性血小板减少的可能性；孕期超过 20 周，血小板轻度减低而无症状者几乎均为妊娠本身所致，血小板中度以上减低如无症状者则要考虑免疫性血小板减少，若伴发高血压，需要考虑子痫前期，若发生全身症状并伴发微血管病性溶血征象，同时有氨基转移酶升高者需考虑 HELLP 综合征，若发生凝血异常，则要考虑弥漫性血管内凝血，如果发生急性肾损伤，则要考虑补体介导的血栓微血管病，如果发生一过性局灶性神经异常，则要考虑血栓性血小板减少性紫癜。

　　本例患者孕 13 周即出现中重度血小板减低，孕 26 周时仍有中度以上血小板减少，应考虑为免疫性血小板减少。2 周后查得抗核抗体和抗 β_2-GP I 抗体均为阳性，此时虽尚未满足 1997 年美国风湿病学会和 2012 年 SLICC 关于 SLE 的分类标准，但已显示出了 SLE 的可能性。当患者在妊娠第 31^{+3} 周出现急性下腹痛，伴阴道流血不止和胎动消失而急诊收入产科后，综合其术中所见和术后发生的复杂临床表现及实验室检查特点，整理出以下三组主要线索。

　　第一组线索是在中重度血小板减低和 ANA 阳性的基础上出现大量蛋白尿、低补体血症和直接 Coomb's 试验阳性，这些特点确立了 SLE 的诊断，结合其胎心停跳、胎死宫内等异常妊娠的现场证据，鉴于当时临床治疗的紧迫性不可能等待与第一次相隔 12 周后

复查抗 β_2-GP I 抗体的阳性结果，当时临床诊断 SLE 继发抗磷脂综合征具有现实的合理性，并具有治疗指导意义。

第二组线索是患者于术前、术中及术后出现的一系列复杂而凶险的出凝血异常现象。术前阴道流血不止、脉搏细数和血压下降提示失血性休克；术中所见子宫表面弥漫蓝紫色淤斑、宫内大量血块，结合其血小板减低、FDP 和 D-二聚体增高及试管法显示外周血不凝等，提示 DIC，究其原因，可能为胎盘早剥、死胎滞留导致组织及细胞崩解产物进入血液，启动外源性凝血系统所致，而胎盘早剥、胎死宫内则是 SLE 及 APS 的常见妊娠并发症；术后顽固性宫缩无力，并发 DAH 等，后者常见于卡氏肺孢子菌、巨细胞病毒等微生物感染，可卡因、呋喃妥因等毒物或化学性药物中毒，严重血小板减少、DIC 等凝血异常，肺出血—肾炎综合征、ANCA 相关性血管炎及 SLE 等，结合本例患者特征考虑为严重血小板减少、DIC 及 SLE 等综合因素所致。鉴于血小板减少和 DIC 在本例中的因果关系，归根到底，考虑 DAH 为 SLE 所致，经过大剂量糖皮质激素和丙种球蛋白冲击治疗，患者的 DAH 获得痊愈也证实了这一点。

第三组线索是剖宫术后当晚患者突然出现血压增高和意识清醒下的全身抽搐。SLE 患者妊娠过程中有两组重要情况是难以鉴别的，一组是狼疮肾炎和先兆子痫，另一组是狼疮脑病和子痫发作。对于狼疮脑病和子痫发作，前者起病凶险，临床表现复杂多样，与妊娠时期虽无必然联系，但妊娠既可增加狼疮患者病情活动，也可增加其发生狼疮脑病的风险，可表现为精神异常、癫痫大发作或者脑实质改变，如多发性脑梗死、脑出血、脑萎缩及脱髓鞘病变等。子痫前期的主要特征是在妊娠后半期或产后出现新发高血压和蛋白尿，产后发病者通常在分娩后 48 小时内出现症状，若发生抽搐或癫痫大发作，诊断则升级为子痫，其病理学可表现为脑出血、脑水肿、脑血管病变包括缺血性损伤及微梗死等，其症状和体征可于分娩后完全消失，部分患者产后 1 周内高血压亦可恶化，但多在产后 4 周内恢复正常。其蛋白尿通常在产后数日内开始改善，完全恢复可能仅需数日，亦可能需数月之久。本例患者在原有蛋白尿的基础上于产后 48 小时内出现血压升高，继而抽搐，此种情况在治疗前很难分辨为狼疮脑病还是子痫发作。鉴于患者狼疮的诊断是肯定的，疾病亦处于活动期（经评估其 SLEDAI 积分为 22 分，属重度活动），遂同时给予大剂量糖皮质激素和硫酸镁解痉治疗，之后抽搐未再发作，血压亦迅速恢复正常，头颅 CT 未见异常。回顾患者的发病特点推测在第一次急诊住院前已因胎盘早剥而大量失血并继发性休克和 DIC，导致血压下降，此时可能掩盖了潜在的妊娠高血压综合征和先兆子痫，当术中止血并补充血容量后，高血压表现出来了，因此考虑血压增高和抽搐更符合子痫的诊断。

患者第二次妊娠前 SLE 疾病控制平稳超过 1 年，已达再次妊娠条件，但妊娠期间再次出现顽固而严重的血小板减低，而其又有保留妊娠的强烈愿望，致使后续治疗陷入重重困境：一方面，在使用对妊娠相对安全的激素用量和人免疫球蛋白治疗后，血小板上升不佳，并一度低至 15×10^9/L，此时是否需要加用免疫抑制剂，如何平衡免疫抑制治疗与不良反应及母体与胎儿各自所面临的多重严重并发症的风险，包括子痫、DIC 及死胎等；另一方面，患者血小板持续减低存在出血风险，而其 APS 又使其面临高凝和血栓风险，又该如何处置？

对于妊娠中抗风湿药物的使用，目前普遍认为泼尼松（每日 20 mg 或以内）、甲泼尼龙（每日 16 mg 或以内）、阿司匹林、羟氯喹、硫唑嘌呤、环孢素、利妥昔单抗及丙种球蛋白等是相对安全的，而甲氨蝶呤、环磷酰胺、来氟米特及吗替麦考酚酯则属禁忌，这一原则有效地指导了本例患者第二次妊娠中免疫抑制剂的使用。对于本例患者，在使用适当剂量激素的基础上加用羟氯喹并给予丙种球蛋白的治疗并没能有效提升血小板的数量。后来在妊娠后期增加了激素的用量，同时加用环孢素后血小板得到了一定程度的提升，为安全分娩提供了保障。

对于 APS 的妊娠妇女，当合并重度血小板减低时治疗目标是尽可能将血小板维持在正常水平、减低出血风险及避免流产等并发症。有研究认为在 APS 患者中，血小板正常、轻度血小板减少和重度血小板减少的患者其血栓形成的风险分别为 40% 、32% 和 9% 。可见，在重度血小板减少的 APS 患者中，其血栓的风险是减低的，因此本例患者在重度血小板减少期间停用了阿司匹林。但因其除 ACA 阳性外，还有蛋白 S 活性减低，存在较大的血栓形成风险，权衡利弊，我们使用了低分子肝素隔日抗凝。以上措施使患者在第二次妊娠过程中未发生出血和先兆子痫、宫内发育停滞等并发症，最终在孕 34 周时剖宫产出一健康男婴，并在随后的半年随访中，产妇病情平稳，婴儿健康。

通过本例患者的诊治我们体会到，SLE 继发 APS 或 APS 妊娠患者应谨慎鉴别狼疮活动和子痫前期，风湿免疫科与妇产科协同诊治有助于早期确诊并达到精准治疗的目的。同时，针对顽固性血小板减低伴高凝状态的患者，适当的预防性抗凝可能是有益的。

病例点评

患者以妊娠中发现血小板减低起病，虽有 ANA 阳性，但无关节、肌肉、皮肤及黏膜等 SLE 常见的症状，属不典型病例，诊断存在一定困难。患者第一次病态妊娠中于术前、术中及术后出现一系

 笔记

列复杂而凶险的出凝血异常现象，在原有蛋白尿基础上于产后48小时内出现血压升高，继而抽搐，此种情况在实际工作中很难分辨是狼疮脑病还是子痫发作，而二者在治疗上却大相径庭。患者第二次妊娠时再次出现血小板减低，在保留妊娠的情况下如何平衡激素和免疫抑制治疗的益处与母体和胎儿各自面临的多重严重并发症的风险，以及如何解决血小板减低、APS、妊娠本身导致高凝和血栓风险的矛盾是本例患者在治疗上面临的最大困境。SLE 在妊娠期的表现可能不典型，当继发 APS 并出现难治性血小板减低时，灵活应用相关指南上推荐的安全药物至关重要。在适当时机适量增加激素，联合环孢素或他克莫司等免疫抑制剂亦是相对安全的选择。妊娠的 APS 患者在血小板 $< 50 \times 10^9/L$ 时，需密切监测凝血指标，全面平衡出凝血风险，避免使用抗血小板药物，谨慎使用低分子肝素抗凝是成功妊娠的重要保障。

参考文献

［1］ANDREOLI L, BERTSIAS G K, AGMON-LEVIN N, et al. EULAR recommendations for women's health and the management of family planning, assisted reproduction, pregnancy and menopause in patients with systemic lupus erythematosus and/or antiphospholipid syndrome. Annals of the rheumatic diseases, 2017, 76(3): 476 – 485.

［2］ARTIM-ESEN B, DIZ-KUCUKKAYA R, INANC M. The significance and management of thrombocytopenia in antiphospholipid syndrome. Current rheumatology reports, 2015, 17(3): 14.

［3］ESPINOSA G, CERVERA R. Current treatment of antiphospholipid syndrome: lights and shadows. Nat Rev Rheumatol, 2015, 11(10): 586 – 596.

［4］HOCHBERGM C. Updating the American college of rheumatology revised criteria for the classification of systemic lupus erythematosus. Arthritis and rheumatism, 1997, 40(9): 1725.

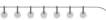

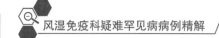

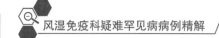

[5] PETRI M, ORBAI A M, ALARCON G S, et al. Derivation and validation of the Systemic Lupus International Collaborating Clinics classification criteria for systemic lupus erythematosus. Arthritis and rheumatism, 2012, 64(8): 2677 – 2686.

[6] UKAH U V, DE SILVA D A, PAYNE B, et al. Prediction of adverse maternal outcomes from pre-eclampsia and other hypertensive disorders of pregnancy: a systematic review. Pregnancy hypertension, 2018, 11: 115 – 123.

（张婧）

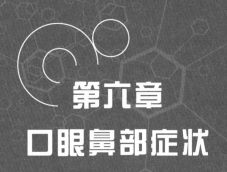

第六章
口眼鼻部症状

病例 45　口干—眼干—乏力—纳差

病历摘要

【基本信息】

患者女性，71 岁，主因"口干、眼干 40 余年，加重伴乏力、纳差 20 余天"入院。

现病史： 患者于 40 余年前无诱因出现间断口干、眼干，伴间断发热及全身酸痛（体温不详），查红细胞沉降率增高按风湿病（具体不详）予以口服泼尼松每日 4~6 片，发热等症状好转，治疗

381

半年余因出现满月脸和反复上腹胀痛不适而自行减停激素。20余年前出现牙齿片状脱落，伴双膝和双肩关节及周围软组织疼痛，未诊治。20余天前，患者上述症状再发，伴明显乏力、活动耐力减低和纳差，为进一步诊治收入我院风湿免疫科。患者近3周大便次数减少，5~6天1次，伴轻度排尿不适，体重下降约3.5 kg。

既往史：患者50余年前因隔日发热伴头痛和全身疼痛先后两次诊断为疟疾，均经抗疟治疗后好转。20年前，患者曾因上腹胀痛行纤维胃镜检查，提示有食道炎和胃十二指肠溃疡，经口服生姜片数月后腹痛症状有所改善，但仍时有加重，未规范治疗。2型糖尿病病史3年余，自行饮食控制，未监测血糖。否认家族遗传病病史。

【体格检查】

体温37.1 ℃，心肺无异常体征，腹软，腹部未触及包块，肝脾未触及，肠鸣音4次/分，双下肢不肿，剑突下有轻度压痛，无反跳痛和肌紧张，双肩、肘、膝关节有压痛，无肿胀，四肢肌力正常。全身浅表淋巴结未触及肿大，双肺呼吸音清，未闻及干湿啰音及胸膜摩擦音，心律齐，未闻及杂音。

【辅助检查】

实验室检查：白细胞、血小板正常，血红蛋白117 g/L；红细胞沉降率58 mm/h，C反应蛋白11 mg/L；血清白蛋白30.9 g/L，谷氨酸转氨酶55 U/L，天冬氨酸转氨酶44 U/L，碱性磷酸酶514 U/L，谷氨酰基转移酶354 U/L，总胆红素和直接胆红素正常；尿常规、便常规、肾功能、电解质均未见异常；抗核抗体1∶640（+），抗SSA抗体（+++），抗SSB（+++），IgG 16.21 g/L；抗AMA抗体、AMA-M2抗体、抗中性粒细胞胞质抗体、类风湿因子及抗环瓜氨酸肽抗体均为阴性。乙肝抗原阴性，甲肝、丙肝和戊肝抗体阴性；凝血功能正常，肿瘤标志物阴性。PPD试验（+++），T-spot. TB（+）。

影像学检查：心电图、心脏彩超、腹部超声、泌尿系统超声未见异常。关节超声：双膝关节髌上囊积液。唾液腺显像：双侧腮腺和颌下腺摄取功能及排泄功能均受损。腹部增强MRI：肝内胆管及胆总管稍扩张，胆总管全段均匀增厚，下端重度狭窄，多发淋巴结肿大（图45-1A～图45-1C）。胸腹CT：双肺散在微结节，陈旧性病变可能，肝左叶肝内胆管少许积液，胆囊结石，胰腺形态饱满，有少量气体影，穿孔可能（图45-1D）。PET-CT：十二指肠区肠壁增厚，葡萄糖代谢增高，胰头旁、胰腺后方、腹主动脉旁、双侧髂血管旁及左侧锁骨上区有肿大淋巴结，葡萄糖代谢增高（图45-2A），考虑十二指肠恶性肿瘤伴淋巴结累及可能。纤维胃镜：十二指肠溃疡伴瘘口形成（图45-2B）。胃镜下病理：胃窦和胃底部慢性胃炎，十二指肠球降交界处黏膜慢性炎，伴溃疡及炎性肉芽肿形成，抗酸染色阳性，可见1个结核分枝杆菌（图45-3A、图45-3B、图45-3E）。右锁骨上淋巴结细针穿刺病理提示有大量淋巴细胞，少量多核巨细胞浸润，不排除结核病（图45-3C、图45-3D）。最后诊断十二指肠结核感染，十二指肠瘘，淋巴结结核，胆总管结核，干燥综合征。予以四联规律抗结核治疗5个月后复查炎症指标显著下降，复查胃镜显示十二指肠溃疡好转，瘘口闭合（图45-4A），MRCP显示胆总管狭窄程度较前明显减轻（图45-4B、图45-4C）。

【诊断】

干燥综合征，十二指肠结核感染，十二指肠瘘，淋巴结结核，胆总管结核感染。

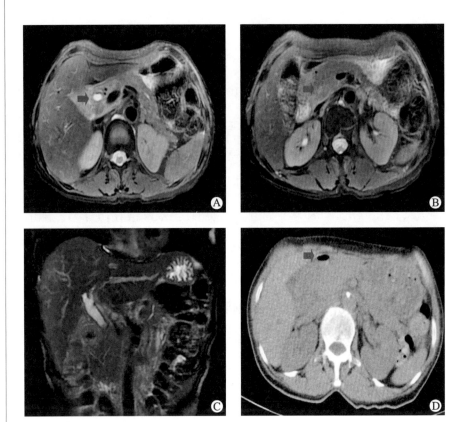

A：胆总管上段清晰可见（箭头方向）；B：胆总管下段未显影，提示重度狭窄（箭头方向）；C：MRI 冠状面成像，提示下段重度狭窄；D：胸腹部 CT 显示有少量气体影，穿孔可能。

图 45 - 1　患者腹部 MRI 及 CT

【治疗】

给予抗结核治疗 5 个月后患者腹部症状明显缓解，复查胃镜瘘口闭合。

病例分析

患者为老年女性，病史长达 40 余年，口眼干燥和牙齿片状脱落是贯穿于整个病程的主要临床表现之一，结合抗核抗体、抗 SSA 和抗 SSB 抗体均为阳性及其唾液腺核素检查提示腮腺及颌下腺摄取

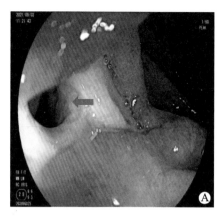 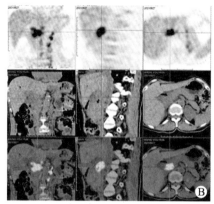

A：十二指肠壁葡萄糖代谢增高灶（箭头方向）；B：胃镜显示十二指肠降部溃疡，瘘口形成（箭头方向）。

图 45 - 2　PET-CT 及纤维胃镜

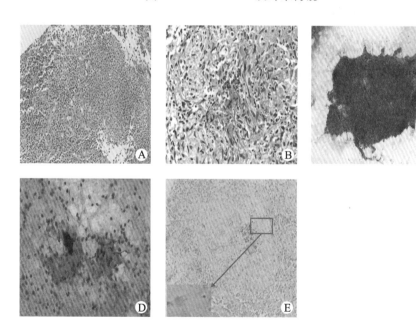

病理显示肉芽肿形成（A：×100，B：×400）；淋巴结活检 HE 染色可见大量淋巴细胞浸润（C：HE×100）；少量多核巨细胞浸润（D：×400）；抗酸染色阳性，见 1 个抗酸杆菌（E：×400，箭头所指的左下角图片为放大显示）。

图 45 - 3　十二指肠溃疡病理结果

和排泌功能受损的表现，符合干燥综合征的诊断。患者长期间断低热伴腹痛等也是贯穿整个病程的症状，加上近期出现的食欲下降、体重明显减轻，以及红细胞沉降率、CRP 升高，也很难以干燥综合

385

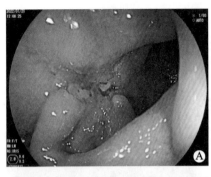
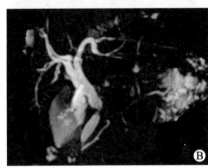
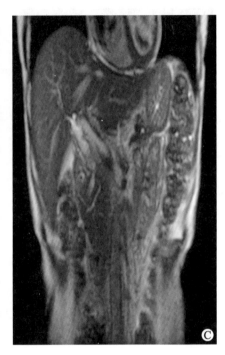

A：溃疡基本愈合，瘘口已闭合；B、C：胆总管狭窄程度较前明显减轻。

图 45 - 4 抗结核治疗后复查胃镜及 MRCP

征解释。为了进一步明确病因，我们重点排查患者是否合并肿瘤、感染及其他免疫病。因患者腹部症状显著，胸腹部 CT 显示胰腺增粗，我们将重点放在消化系统。腹部增强 MRI 提示胆总管全段均匀增厚，下端重度狭窄，肝门及胰头周围多发肿大淋巴结，上述结果强烈支持胰胆系统恶性肿瘤并发淋巴结转移的可能性。进一步完善的 PET-CT 检查也支持恶性肿瘤合并转移的可能性。但患者肿瘤标志物正常，影像学提示有胆管重度狭窄而临床无黄疸症状，化验胆红素正常，仅有 γ-GT 升高提示淤胆表现，这点不支持胆道系统恶性肿瘤。因患者反复低热，加上 T-spot. TB 和 PPD 试验阳性，结核感染成了重点排查对象。进一步行纤维胃镜检查提示十二指肠溃疡伴瘘口形成，病理最终结果提示炎性肉芽形成，抗酸染色阳性，并找到了结核杆菌。至此，直接证据支持十二指肠结核感染的诊断。

笔记

　　胃肠道结核好发于回盲部，多继发于肺结核。可能是因为上消化道的酸性微环境、局部淋巴组织相对少，加上食物的快速通过等因素，原发于十二指肠的结核非常少见，仅占消化道结核的 $0.5\% \sim 2.5\%$。高龄、使用免疫抑制剂、消化性溃疡的发生可能是十二指肠结核的易感因素，其临床可表现为非特异性腹痛、纳差、体重下降等，部分患者可并发消化道出血、穿孔、肠梗阻和腹膜炎等。其诊断主要依靠内镜和深部组织活检，如果胃镜下钳取病变组织未达黏膜下，则很难得到结核病变的典型证据，这也是该病诊断困难的原因之一。

　　十二指肠结核好发于青壮年女性，$10\% \sim 50\%$ 的患者可合并肺结核。本例患者为原发还是继发的十二指肠结核也是值得我们深入探讨的问题。回顾患者 40 余年前曾有口服激素的病史，属于免疫抑制人群，存在结核感染的风险，患者口服激素期间出现上腹部不适，但无咳嗽、咳痰等上呼吸道症状，此次胸部 CT 亦未见活动性肺结核病灶，考虑其为原发性十二指肠结核感染。

　　十二指肠结核可以出现出血、穿孔、腹膜炎等并发症，本例患者内镜显示十二指肠瘘口形成，但为何无消化道穿孔的急腹症表现？从患者腹部 CT（图 45 - 1D）上可见少量积气影，推测患者在疾病发生发展过程中可能发生过微小穿孔，只是炎症包裹阻止了这一进程的发展，所以其症状与普通幽门螺杆菌感染酸性环境下消化道溃疡穿孔导致的急腹症不同。

　　另外，患者腹部 MRI 显示胆总管壁增厚，下端重度狭窄，周围淋巴结增大，需要考虑是否合并胆总管结核或胆总管十二指肠瘘，或是十二指肠结核基础上合并胆管癌。患者无明显胆道梗阻症状，直接胆红素正常，γ-GT 升高，为胆汁淤积的表现，加上右锁骨上区域淋巴结病理结果仍支持结核感染，推测患者胆总管壁均匀增厚可能为炎症表现，其下端重度狭窄可能为十二指肠、胰腺周围淋巴结肿大压迫所致。经过 5 个月的规律抗结核治疗，复查胃镜提示十二指肠溃疡愈合，瘘口闭合，胆总管狭窄较前明显减轻，支持胆总管结核的存在。

🔟 病例点评

原发于十二指肠的结核瘘极为罕见，本例患者病程初期可能在使用激素治疗风湿性疾病过程中损害了胃肠黏膜和免疫系统，导致后来十二指肠溃疡的发生，此后在漫长的疾病过程中隐匿了结核感染，形成瘘口，继而穿透肠壁，波及胰腺、胆道及其周围淋巴结。最后通过淋巴结细针穿刺和纤维内镜病理检查明确了诊断，避免了因高度怀疑肿瘤而进行的手术，也给患者赢得了治疗机会。本病例的诊治过程提示我们，临床上不能放过任何一种重要的症状和体征及实验室检查异常结果，本例患者无明显结核的典型表现，其症状及影像学表现与肿瘤鉴别困难，我们积极寻找突破口，追根溯源，最终找到了导致患者长期腹痛的真正原因。

参考文献

[1] SOUHAIB A, MAGHERBI H, YACINE O, et al. Primary duodenal tuberculosis complicated with perforation: a review of literature and case report. Ann Med Surg (Lond), 2021, 66: 102392.

[2] DE A, LAMORIA S, DHAWAN S, et al. Duodenal tuberculosis: dig deep to diagnose. Tropical doctor, 2016, 46(3): 172 – 174.

[3] MALLICK B, PRAHARAJ D L, NATH P, et al. Lymphadeno-duodenal fistula in tuberculosis. Arq Bras Cir Dig, 2021, 34(1): e1570.

[4] KARTHIKEYAN V S, SISTLA S C, RAM D, et al. Spontaneous

笔记

choledochoduodenal fistula with tuberculous duodenal ulceration. Ann R Coll Surg Engl, 2014, 96(1): 104E – 105E.

[5] 杨维良, 张新晨, 刘志民, 等. 十二指肠结核 19 例临床分析. 中华胃肠外科杂志, 2003, 6(4): 220 – 222.

（张婧）

病例 46　左眼肿胀—涕中带血—鼻腔肿物

📋 病历摘要

【基本信息】

患者男性, 74 岁, 主因"左眼肿胀 2 月余"入院。

现病史: 患者 2 月余前无明显诱因出现左眼肿胀, 伴间断涕中带血, 无视物模糊、复视, 无鼻塞、脓涕, 无头晕、头痛, 无嗅觉障碍、听力下降, 无发热、咽痛, 无咳嗽、咳痰, 无活动后气短, 无心悸、胸闷等不适, 就诊于当地医院, 完善眼眶 CT 提示鼻窦炎, 考虑患者病情复杂, 建议上级医院就诊。2 周前患者就诊于北京某医院查自身抗体阴性, 鼻窦增强 MRI 提示左侧上颌窦后脂肪间隙、眼眶、眼睑、颌面部软组织及翼外肌多发异常强化灶, 考虑鼻腔肿物原因待查, 于全麻下行鼻内镜下左侧鼻腔、鼻窦肿物活检术, 病理回报: 致密增生的纤维组织伴纤维化及玻璃样变, 其内静脉壁洋葱皮样增厚, 管腔狭窄及闭塞, 可见嗜酸性粒细胞浸润, 考虑嗜酸性血管中心性纤维化, 予以糠酸莫米松鼻喷剂局部治疗后症状改善不明显，为进一步诊治收入我科。患者自发病以来，精神好，饮食可，睡眠良好，大小便正常，体重无明显变化。

既往史： 体健。对青霉素过敏。吸烟 60 年，平均 20 支/日，未戒烟。

【体格检查】

生命体征平稳，左侧眼睑肿胀（图 46 - 1），结膜充血，眼球活动正常，视力粗测正常。双肺呼吸音清，未闻及干湿啰音，无胸膜摩擦音。心率 70 次/分，律齐，各瓣膜听诊区未闻及杂音，无心包摩擦音。腹平软，无压痛、反跳痛，腹部无包块。肝脾肋下未触及，Murphy 征阴性。肠鸣音正常，4 次/分，双下肢无水肿。

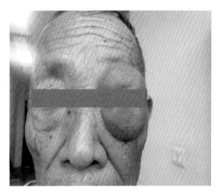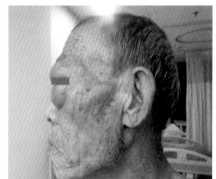

图 46 - 1　眼睑肿胀

【辅助检查】

血常规：WBC 9.73×10^9/L，Hb 165 g/L，PLT 247×10^9/L，NE% 66.8%，E 0.35×10^9/L，E% 3.6%；尿常规、便常规、生化、凝血功能、肿瘤标志物、甲状腺功能正常。ANA 谱、ANCA、免疫球蛋白固定电泳、G 试验、GM 试验、肺炎支原体、衣原体、军团菌、肺炎链球菌检查均为阴性。免疫球蛋白：免疫球蛋白 A 4.77 g/L，免疫球蛋白 E 195.9 IU/mL，免疫球蛋白 G 亚型 IgG4 2.11 g/L。红

细胞沉降率 16 mm/h，C 反应蛋白 3.47 mg/dL。

心电图、腹部超声未见异常。胸部 CT：左肺上叶舌段条片影，双肺胸膜下可见网格影及弥漫分布斑片状透亮区，双肺少许索条影，气管及主要支气管通畅，纵隔、肺门未见肿大淋巴影，双侧胸腔未见积液（图 46 - 2）。鼻窦增强 MRI：左侧上颌窦后脂肪间隙、眼眶、眼睑、颌面部软组织及翼外肌多发异常强化灶，炎性假瘤？进一步行鼻内镜下左侧鼻腔鼻窦肿物活检术，术后病理请我院病理科会诊后考虑：致密增生的纤维组织伴纤维化及玻璃样变，其内静脉壁洋葱皮样增厚，管腔狭窄及闭塞，可见嗜酸性粒细胞浸润，免疫组化 IgG(+)，IgG4(-)，SMA(+)，ALK(-)，CD34（血管 + ），CD68(+)。

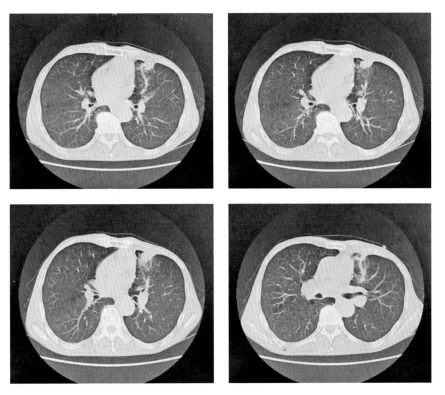

图 46 - 2　胸部 CT 平扫

391

【诊断】

嗜酸性血管中心性纤维化。

【治疗】

予以甲泼尼龙 40 mg qd 及局部曲安奈德注射治疗后患者左眼肿胀明显消退（图 46 - 3）。患者合并左肺上叶舌段条片影，进一步对该患者完善感染相关检查未见异常，患者拒绝进一步完善穿刺活检，请呼吸科会诊，考虑感染可能性大，予以莫西沙星 0.4 g qd 抗感染治疗后复查胸部 CT 较前有所改善（图 46 - 4），进一步印证合并感染可能。后续患者激素逐渐减量，并加用来氟米特 20 mg qd 治疗后患者眼睑肿胀完全消退。

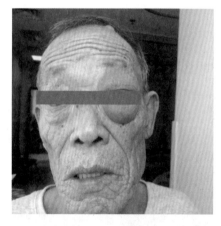
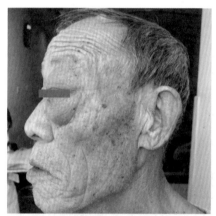

图 46 - 3　激素治疗 1 周后眼睑变化

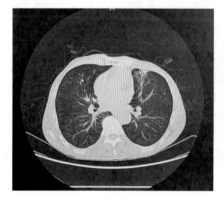
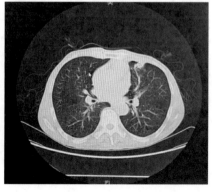

笔记

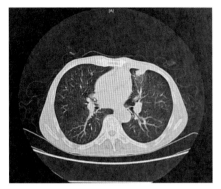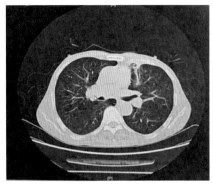

图 46 - 4　抗感染治疗 10 天后胸部 CT

病例分析

　　患者为老年男性，亚急性病程，表现为眼睑肿胀、涕中带血，自身抗体均为阴性，IgA 及 IgE 升高，影像学上可见鼻腔、鼻窦、眼眶部软组织肿块影，增强扫描可见强化，需与如下疾病进行鉴别。①肉芽肿性多血管炎：本例患者有鼻腔、鼻窦及眼眶部位受累，肺部可见局部条片影，炎症指标升高，需警惕肉芽肿性多血管炎可能，但患者完善 ANCA 阴性，肺部影像学不典型，需进一步病理活检明确，患者后续病理活检结果无肉芽肿性血管炎的证据，可排除。②嗜酸性肉芽肿性血管炎：本例患者为老年男性，表现为慢性鼻窦、鼻腔病变，肺部可见局部条片影，炎症指标升高，需警惕嗜酸性肉芽肿性血管炎可能，但本例患者无哮喘病史，血嗜酸性粒细胞正常，肺部表现非游走性团块影，进一步病理活检可见嗜酸性粒细胞浸润，但无典型血管炎表现，可排除。③IgG4 相关性疾病：本例患者表现为鼻腔、鼻窦及眼眶占位性病变，血清 IgG4 水平升高，考虑 IgG4 相关性疾病的可能，但鼻部病理无席纹状纤维化、血栓性静脉炎表现，免疫组化提示 IgG4 阴性，基本可排除。④嗜酸性粒细胞增生性淋巴肉芽肿：该病常见于东亚男性，主要表现为头颈部巨大皮下包块，部分患者伴有肾脏损伤。本例患者眼睑、鼻腔及鼻窦软占位性病变，病理上可见嗜酸性粒细胞浸润，警惕该疾病可能，但该病主要病理表现为良性血管淋巴结增生，而非洋葱皮样纤维化的表现，基本可排除。⑤肿瘤性病变：本例患者眼睑、鼻腔、鼻窦占位性病变，需警惕肿瘤性病变，尤其是结外 NK/T 细胞淋巴瘤可能，患者无发热、体重下降等表现，进一步病理学未见典型血管中心性或破坏样生长，无区状坏死表现，目前基本可排除。⑥特殊病原体感染：本例患者鼻腔、鼻窦占位性病变，需警惕特殊感染的可能，该患者无发热、脓性分泌物等感染表现，病原学检测及病理不支持特殊病原体感染，目前基本可排除。

本例患者表现为眼睑肿胀、涕中带血，自身抗体均为阴性，影像学上鼻腔、鼻窦、眼眶部软组织肿块影，增强扫描可见强化，进一步病理活检可见典型洋葱皮样纤维化，嗜酸性粒细胞浸润，可确诊为嗜酸性血管中心性纤维化。

嗜酸性血管中心性纤维化是一种主要累及鼻中隔和鼻外侧壁的慢性进展性纤维炎症性疾病，亦可累及眼眶、咽部甚至上呼吸道。该病最早于1983 年由 Holmes 和 Panje 报道，当时被称为鼻内面部肉芽肿。1985 年 Roberts 和 McCann 报道了 3 个病例，并采用其组织学特征首先将其定义为嗜酸性血管中心性纤维化。该病极为罕见，确切的发病率和患病率不明，目前全世界报道病例不足百例。2017 年发表的一项系统回顾分析显示共纳入 59 例嗜酸性血管中心性纤维化患者，其中 27 例男性，32 例女性，这些患者平均年龄 46 岁（范围为 16 ~ 81 岁）。该病表现为惰性病程，确诊前症状持续时间从数月至 20 年不等，平均病程为 3 年。

笔记

　　目前嗜酸性血管中心性纤维化的病因尚不清楚，现已提出的促成因素包括超敏反应、创伤和手术操作等，但其作用尚未得到证实。另外，面部肉芽肿、IgG4 相关性疾病可能与嗜酸性血管中心性纤维化有一定的关联，仍需进一步探讨。一些研究试图阐明嗜酸性血管中心性纤维化的发病机制，如一项研究对病灶部位进行了免疫组化研究，结果发现梭形细胞纤维化的区域与波形蛋白、胶原产生强烈、弥漫的反应；炎性浸润呈多型性，并与 B 细胞和 T 细胞标记产生反应，但没有特定的分布模式，也没有轻链限制；螺旋分布的纤维化区域中其他标记的检查均为阴性。免疫组化的结果证实该病的本质为炎性反应而不是肿瘤。

　　到目前为止，有研究报道嗜酸性血管中心性纤维化最常见的受累部位为鼻腔，可达到70% 以上，少数患者可出现鼻窦、眼眶、咽部、呼吸道、泪腺、牙龈、眶后组织甚至肺部的受累。不同的器官受累的临床表现各不相同，主要表现如下。①鼻部症状：该病最常累及鼻中隔，其次是鼻外侧壁。累及鼻部的患者几乎都有鼻塞的表现，亦可表现为鼻部肿大、疼痛，鼻衄甚至进行性呼吸困难等。②眼部症状：该病累及眼眶主要表现为溢泪和眼球突出，部分患者可能由于局部肿块压迫导致复视、局部眼球运动受限甚至视力下降等。③咽部症状：咽部症状主要表现为声音嘶哑、咽部异物感，甚至部分患者可能出现吞咽困难，但较少出现咽痛表现。④呼吸道症状：该病累及呼吸道主要表现为进行性呼吸困难，主要为吸气性呼吸困难，部分患者甚至需要气管切开来改善症状。

　　目前报道的患者除上述受累脏器外，无其他内脏受累。常规检查、自身抗体检查、炎症指标、心电图、腹部超声等检查均正常。CT、MR 检查鼻部的影像学表现主要为软组织影和息肉样改变。除累及鼻腔外，亦可出现鼻窦、眼眶部、咽部、泪腺等部位浸润。影像学上累及鼻腔的患者鼻窦 CT 表现为鼻窦黏膜增厚或等强度软组织肿块影。鼻窦 MR 所显示的病变呈 T_1 等信号，T_2 等信号或低信号，T_1 增强相呈不均匀强化。鼻内镜的检查对于该病的诊断具有重要意义，通过该项检查可对病灶进行活检以明确诊断。但在鼻内镜下该病并无特异性临床表现，部分患者可见鼻腔狭窄、鼻中隔偏曲甚至穿孔等。该疾病病理是诊断的金标准。其病理镜下表现可分为两期。早期表现为以黏膜下毛细血管和小静脉的嗜酸细胞浸润为主的血管炎。嗜酸性粒细胞聚集并穿过血管壁，同时可有浆细胞、淋巴细胞及成纤维细胞的浸润。其中较成熟的病灶可表现为早期纤维化，特点为梭形成纤维细胞增生，形成假性肉芽肿结构，但没有肉芽肿特征性的多核巨细胞和上皮样组织细胞，微动脉和小动脉亦没有受累和坏死。进展期表现在致密纤维化的基质中可以观察到粗大的纤维束呈洋葱皮样螺旋环绕小静脉和毛细血管，导致血管腔变窄，在其周围常常有轻微的炎症反应和淋巴滤泡形成，但没有坏死和肉芽肿。

针对该病目前仍无有效的治疗方法，2017 年发表的一项系统回顾分析显示接受单纯手术治疗患者达到 48%，接受手术联合药物治疗患者为 37%，接受单纯药物治疗患者为 15%。药物治疗包括全身糖皮质激素、局部糖皮质激素及免疫抑制剂的使用。手术切除是该病目前常用的治疗方法，其手术切除所选择的术式主要为内镜切除术及鼻中隔成形术，但根据病变范围及受累器官可能选择其他不同的手术方式。大部分病例手术切除后疾病仍然持续存在甚至进展。针对糖皮质激素，目前无统一的使用剂量及疗程，均根据临床医师的经验使用，部分患者使用糖皮质激素疗效欠佳。针对免疫抑

笔记

制剂，目前文献报道的包括硫唑嘌呤、羟氯喹、利妥昔单抗等，用量及疗程根据临床医师经验选择。另外，有使用氨苯砜治疗该病的文献报道，但有的患者获得病情缓解，有的患者仍有病情进展。针对该病的治疗，仍需要进一步的评估和探索。

病例点评

　　本患者表现为眼睑肿胀、涕中带血，影像学可见鼻腔、鼻窦、眼眶部均匀强化的软组织肿块影，病理是该病诊断的金标准，典型洋葱皮样纤维化，嗜酸性粒细胞浸润，最终确诊为嗜酸性血管中心性纤维化。该病十分罕见，在临床工作中，临床—影像—病理的诊断模式是我们正确诊断的基石。

参考文献

[1] HOLMES D K, PANJE W R. Intranasal granuloma faciale. Am J Otolaryngol, 1983, 4(3): 184 - 186.

[2] ROBERTSP F, MCCANN B G. Eosinophilic angiocentric fibrosis of theupper respiratory tract: a mucosal variant of granuloma faciale? A report of three cases. Histopathology, 1985, 9(11): 1217 - 1225.

[3] HEFT NEAL M E, ROWAN N R, WILLSON T J, et al. A case report and systematic review of eosinophilic angiocentric fibrosis of the paranasal sinuses. Ann Otol Rhinol Laryngol, 2017, 126(5): 415 - 423.

[4] FANG C H, MADY L J, MIRANIN M, et al. Sinonasal eosinophilic angiocentric fibrosis: a systematic review. Int Forum Allergy Rhinol, 2014, 4(9): 745 - 752.

[5] THOMPSON L D, HEFFNER D K. Sinonasal tract eosinophilic angiocentric fibrosis. A report of three cases. Am J Clin Pathol, 2001, 115(2): 243 - 248.

[6] YANG B T, WANG Y Z, WANG X Y, et al. Nasal cavity eosinophilic angiocentric

笔记

fibrosis：CT and MR imaging findings. AJNR Am J Neuroradiol, 2011, 32(11)：2149 – 2153.

[7] AHN J, FLANAGAN M. Eosinophilic angiocentric fibrosis：a review and update of its association with immunoglobulin g4-related disease. Arch Pathol Lab Med, 2018, 142(12)：1560 – 1563.

（翟佳羽）

病例 47　眼睑肿胀—口干—皮疹—多饮—多尿

病历摘要

【基本信息】

患者男性，61 岁，主因"双眼睑肿胀 1 年余，口干 3 个月"入院。

现病史：患者 1 年余前无明显诱因出现双眼睑对称性肿胀，无视力下降、畏光、流泪、眼痛，无双下肢水肿、肉眼血尿、尿中泡沫增多、尿量减少，无皮疹、关节痛、口腔溃疡、脱发，就诊于外院，眼眶 CT 及 MR 显示双侧泪腺肿大，行双侧眼眶肿物切除术，术后病理回报：淋巴组织增生，伴大量浆细胞浸润，倾向炎性假瘤，建议完善 PCR-Ig 及血清 IgG4 检查，排除克隆性重排及 IgG4 相关疾病，当地医院无法完善上述检查，未进一步诊治。3 个月前患者无明显诱因出现口干，进食干食需水送服，伴龋齿，四肢皮肤点状色素脱失，无瘙痒，无眼干，哭泣有泪，就诊于北京某医院皮肤科，血常规显示嗜酸性粒细胞 12.8%，考虑湿疹，给予富马酸酮替芬片口服及外用药，症状无明显好转。1 个月前患者就诊于我院门诊，IgG 35.7 g/L，IgG4 82.9 g/L，ANA、ANA 谱阴性，唇腺活检符合干燥综合征，IgG4（－）。现为求进一步诊治入院。患者自发病以来，精神好，睡眠可，饮食可，大便正常，小便量增多，体重无明显变化。

既往史：冠心病 13 年，PCI 术后，规律冠心病二级预防治疗。高血压 13 年。鼻窦炎 5 年余，目前无鼻塞、流涕、头痛。前列腺增生 3 年余。支气管哮喘 2 年余。吸烟 30 余年，20 支/日，戒烟 13 年；饮酒 30 余年，平均每日饮白酒 8 两，戒酒 3 年。

【体格检查】

T 36.0 ℃，P 83 次/分，P 12 次/分，BP 134/94 mmHg。四肢散在丘疹，红斑，褐色结节，不融合。右侧颌下腺肿大，质韧，可活动。舌红无苔，多发龋齿。唾液池浅。双肺呼吸音清，未闻及干湿啰音。心律齐，各瓣膜听诊区未闻及杂音，无心包摩擦音。腹软，无压痛、反跳痛及肌紧张。双下肢无水肿。

【辅助检查】

血常规：WBC 9.17×10^9/L，Hb 142 g/L，PLT 230×10^{12}/L，E% 12.8%，E 1.17×10^9/L。尿常规：pH 5.5，尿比重 1.005，尿蛋白（－），尿红细胞（－）。生化：钾 3.85 mmol/L，肝肾功能、血脂、血糖、心肌酶、淀粉酶、脂肪酶未见异常。凝血、甲状腺功能未见异常。免疫球蛋白＋补体：IgG 35.7 g/L，IgM 0.336 g/L，

C3 0.619。ESR 74 mm/h。IgG 亚型：IgG4 亚型 82.9 g/L。免疫球蛋白固定电泳未见异常。ANA、抗 ds-DNA、ANA 谱、ANCA 均为阴性。RF、CRP 阴性。

感染相关：真菌、结核、支原体、衣原体、细菌感染相关检查未见明显异常。肿瘤标志物阴性。全身浅表淋巴结：双侧颈部稍大淋巴结（结构清）。眼眶 CT：双侧泪腺肿大。眼眶 MRI 增强：双侧泪腺炎性病变，淋巴结增生性病变不排除。眼眶肿物病理：淋巴细胞增生，伴大量浆细胞浸润，结合免疫组化结果，倾向炎性假瘤。唇腺活检病理：唇腺腺泡大部分破坏，间质内多灶，片状淋巴单核细胞及浆细胞浸润（＞50 个/灶），纤维结缔组织增生，符合干燥综合征。结合免疫组化结果未见 IgG4 相关性改变。颌下腺超声：双侧颌下腺回声不均匀，双侧颌下区可见多发稍大淋巴结（部分结构不清）。泪腺肿物切片会诊病理结果：IgG4(＋)/IgG(＋)细胞比例＞40%，IgG4(＋)细胞数＞100 个/HPF。皮肤活检（右下肢皮肤）：送检皮肤及皮下组织，表皮未见明显变化，真皮中上层可见轻度纤维化，小血管周围可见灶状淋巴浆细胞浸润，浆细胞中 IgG4 阳性细胞比例约为 50%，IgG4 阳性细胞数 50～60 个/HPF，未见闭塞性静脉炎，符合 IgG4 相关性疾病累及皮肤。胸部 CT 增强＋重建（图 47-1）：双肺弥漫微结节，泛细支气管炎？其他？双肺多发实性小结节，双肺散在纤维索条，纵隔、肺门稍大淋巴结，T_8～T_{11} 椎体前缘软组织密度影，请结合临床。

【诊疗经过】

患者为老年男性，慢性病程，主要表现为双眼睑肿胀、口干，查体显示四肢皮疹，右颌下腺肿大，自身抗体阴性，IgG4 升高，眼眶影像学提示双侧泪腺肿大，眼眶肿物病理提示炎性假瘤，唇腺活

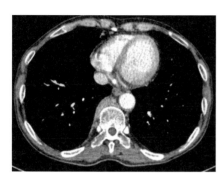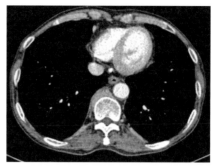

图 47 −1　胸部 CT

检病理提示符合干燥综合征。

　　患者泪腺肿大，查体颌下腺肿大，眼眶肿物病理显示炎性假瘤，血清 IgG4 > 1350 mg/L，首先考虑 IgG4 相关性疾病，但唇腺病理提示符合干燥综合征为不支持点，需进一步排除其他疾病。此外，患者口干，唇腺活检提示干燥综合征，需考虑有无干燥综合征，但患者无眼干症状，自身抗体均阴性，为不支持点。患者外周血嗜酸性粒细胞增多，胸部 CT 显示小树芽征，还需警惕有无嗜酸性肉芽肿性多血管炎可能，但患者无鼻窦炎、哮喘、手足麻木等临床表现，无心脏受累、肾脏受累证据，ANCA 阴性，不支持。

　　患者腺体受累，表现为泪腺肿大、颌下腺肿大，眼眶肿物病理提示炎性假瘤，可用 IgG4 相关性疾病解释。患者皮肤受累，表现为四肢丘疹、结节，性质不明确，入院后完善皮肤活检，病理提示符合 IgG4 相关性疾病皮肤受累。患者肺部受累，影像学表现为泛细支气管炎，双肺多发实性小结节，$T_8 \sim T_{11}$ 椎体前缘软组织密度影，进一步完善感染、肿瘤相关化验未见异常，考虑 IgG4 相关性疾病肺部受累。综上所述，IgG4 相关性疾病可解释患者病情全貌。但唇腺病理不符合 IgG4 相关性疾病病理改变。

　　（1）重染唇腺活检：送检唇腺腺泡大部分破坏，间质内多灶及片状淋巴单核细胞浸润，纤维结缔组织增生，浆细胞阳性表达 IgG 和 IgG4，阳性细胞 IgG4/IgG 比例＞40%，IgG4 阳性细胞数目＞100 个/HPF，支持 IgG4 相关性病变。免疫组化：CD38（部分细胞＋），CD138（部分细胞＋），IgG（部分细胞＋），IgG4（部分细胞＋）。特殊染色：Masson 三色（间质可见纤维化）。

结合患者临床表现及病理结果，IgG4 相关性疾病诊断明确。患者入院后主要的临床症状为口干。进一步追问病史，患者除口干外，还有多饮、多尿症状，尿比重 1.005，进一步记录出入量提示入量 6750 mL，出量 7150 mL，血渗透压 321.0 mOsm/（kg·H₂0），尿渗透压 177.0 mOsm/（kg·H₂0）。结合患者烦渴、多饮、多尿、低比重尿、低渗尿，不排除尿崩症可能。IgG4 相关性疾病可累及垂体，垂体后叶/垂体柄受累可表现为中枢性尿崩症，因此需考虑 IgG4 相关性垂体炎可能。

（2）垂体前叶功能：未见明显异常。禁水—加压试验：符合完全性中枢性尿崩症。颅脑增强 MRI（图 47 - 2）：垂体柄结节，免疫相关性，IgG4 相关性垂体炎待排，其他？垂体强化不均匀，请结合临床，垂体后叶未显示。

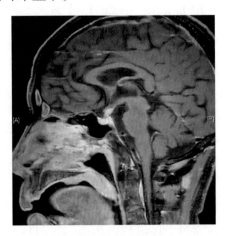

图 47 - 2　颅脑增强 MRI

【最终诊断】

IgG4 相关性疾病，IgG4 相关性垂体炎；中枢性尿崩症；皮肤受累；泪腺、唾液腺受累；肺部受累。

【治疗】

治疗上，予以甲泼尼龙 40 mg qd、吗替麦考酚酯 0.5 g bid 口服治疗原发病，加用醋酸去氨加压素 100 μg bid 改善尿崩症。经过上述治疗，患者口干症状缓解，腺体肿胀改善，尿量可控制在 2000 ~ 3000 mL，病情好转。

病例分析

IgG4 相关性疾病（IgG4-related disease，IgG4-RD）是一种较罕见的由免疫介导的慢性炎症伴纤维化疾病，可累及全身多个器官和系统，包括胰腺、泪腺、涎腺、垂体、甲状腺、肺主动脉、冠状动脉、肝、胆、肾、肺、前列腺、腹膜后、皮肤及淋巴结等，临床表现复杂多样。IgG4-RD 可累及脑垂体和垂体柄，统称为 IgG4 相关性垂体炎。IgG4 相关性垂体炎可以作为该疾病的单器官表现而存在，其主要特点是浆细胞对垂体和（或）垂体柄的浸润，导致垂体功能改变或占位效应。

IgG4 相关性垂体炎可出现以下临床表现。①颅内占位引起的症状，因大量淋巴浆细胞浸润导致垂体或垂体柄肿大所致。a. 颅高压症状：最常见，常突然发生，表现为头痛、恶心、呕吐、嗜睡等。b. 肿块向上生长侵犯视交叉：引起视力下降、双颞侧偏盲。c. 向两侧生长侵犯海绵窦的第Ⅲ、第Ⅳ、第Ⅵ对脑神经：可引起眼肌麻

笔记

痪、眼球运动障碍。d. 侵犯硬脑膜：出现脑膜炎的临床表现，如头晕、呕吐、颈强直等。②垂体前叶功能减退症状，常隐匿出现，垂体前叶激素分泌缺陷可出现以下临床表现。a. 垂体—肾上腺轴：头晕、恶心、呕吐、低血压、低血糖，严重者出现肾上腺危象。b. 垂体—甲状腺轴：表情淡漠、反应迟钝、心率慢、畏寒、体重增加。c. 垂体—性腺轴：性欲减退，女性出现闭经，男性出现阳痿。d. 生长激素缺乏：乏力、纳差。③垂体后叶及垂体柄受累症状，是免疫细胞直接破坏或受肿块挤压所致，主要表现为多饮、多尿，尿比重和尿渗透压降低，血渗透压升高等；影像学方面，垂体MRI 可表现为垂体增大、垂体柄增粗。

2011 年，Leporati 提出了 IgG4 相关性垂体炎的诊断标准，包括①垂体组织病理：单核细胞浸润，淋巴细胞和浆细胞富集，每高倍镜视野 IgG4 阳性浆细胞≥10 个。②垂体 MRI：蝶鞍处肿块和（或）垂体柄增粗。③其他受累器官活检发现 IgG4 阳性浆细胞。④血清 IgG4 浓度 >140 mg/dL。⑤激素治疗后垂体肿块迅速缩小，症状改善。如满足标准 1 或同时满足标准 2、3 或同时满足标准 2 至标准 5，即可诊断 IgG4 相关性垂体炎。本例患者虽未取垂体组织病理，但满足标准 2 至标准 5，考虑符合 IgG4 相关性垂体炎。

治疗方面，首选糖皮质激素，可用 0.6 mg/kg 醋酸泼尼松，同时可加用免疫抑制剂，如吗替麦考酚酯、硫唑嘌呤、环磷酰胺、来氟米特、甲氨蝶呤、环孢霉素、他克莫司等。对于难治性或复发性 IgG4-RD 也可以选择生物制剂如利妥昔单抗。其他生物制剂如抗 CD19 单克隆抗体、B 细胞活化因子抑制剂、细胞毒性 T 淋巴细胞相关蛋白 4、IL-4 受体 α 单克隆抗体及拮抗滤泡辅助性 T 细胞的药物均有望用于 IgG4-RD 治疗，但尚需临床试验证实。

病例点评

　　IgG4 相关性疾病可出现多系统受累，临床表现千变万化。如患者表现为口干症状，一定要做好鉴别诊断，除了想到唾液腺受累所致口干外，还需要进一步询问出入量情况，警惕垂体受累所致尿崩症。本病例的诊治过程提示我们一定要重视患者的主观症状。此外，辅助检查虽重要，但不能仅依靠辅助检查，一定要与临床相结合。

参考文献

[1] PERUGINOC A, STONEJ H. IgG4-related disease：an update on pathophysiology and implications for clinical care. Nat Rev Rheumatol, 2020, 16(12)：702 - 714.

[2] LOJOU M, BONNEVILLEJ F, EBBO M, et al. IgG4 hypophysitis：diagnosis and management. Presse Med, 2020, 49(1)：104016.

[3] WALLACE Z S, NADEN R P, CHARI S, et al. The 2019 American college of rheumatology/European league against rheumatism classification criteria for IgG4-related disease. Ann Rheum Dis, 2020, 79(1)：77 - 87.

[4] LANZILLOTTA M, MANCUSO G, DELLA-TORRE E. Advances in the diagnosis and management of IgG4 related disease. BMJ, 2020, 369：m1067.

[5] LEPORATI P, CHIOVAT O L, LUPI I, et al. IgG4-related hypophysitis：a new addition to the hypophysitis spectrum. J Clin Endocrinol Metab, 2011, 96(7)：1971 - 1980.

（金银姬）

病例48 双手肿胀—口干—雷诺现象—肺内结节

病历摘要

【基本信息】

患者女性，54岁，主因"双手肿胀伴口干1年，雷诺现象2个月"入院。

现病史： 患者1年前无明显诱因出现双手肿胀，无皮肤硬化，伴口干，进食干性食物无须用水送服，无眼干，伴有运动耐量下降，爬1层楼出现呼吸困难，夜间可平卧，无胸闷、胸痛，无心悸，无恶心、呕吐，无光过敏、皮疹、脱发、口腔溃疡、关节肿痛等不适，未就诊。8个月前上述症状持续不缓解，就诊于当地县医院，查肌酸激酶700 U/L，肌酸激酶同工酶48 U/L，考虑心肌炎，给予中药治疗（具体不详）后，症状无改善，未继续诊治。2个月前双手出现雷诺现象，就诊于当地市医院，查ANA 1∶640斑点核仁型，抗SSA抗体阳性，抗SSB抗体弱阳性。胸部CT（图48-1）显示双肺多发小结节，双侧腋窝、双侧肺门区、纵隔内多发淋巴结肿大。PET-CT（图48-2）提示颈部、腋窝、纵隔及双肺门多发淋巴结肿大，双肺多发结节，SUV最高12.5（隆突下淋巴结），脾大，SUV 3.0，符合淋巴瘤表现。完善右颈部淋巴结穿刺活检，见肉芽肿性炎，需排除结节病。当地医院考虑硬皮病可能，淋巴瘤待排除，给予羟氯喹0.2 g bid治疗，患者未坚持服用并自行停药。1个月前患者就诊于我院血液科，完善骨髓穿刺活检未见明显异常，右颈部淋巴结切除活检提示反应性增生可能。现为求进一步诊治，门诊以"口干、雷诺现象待查"收入风湿免疫科病房。患者自发病以来精神可，睡眠可，饮食可，大小便正常，体重未见明显变化。

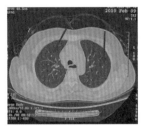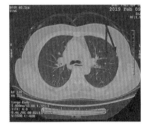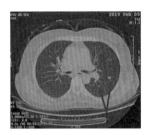
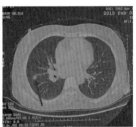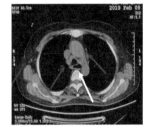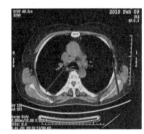
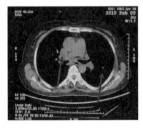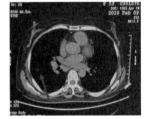

图 48 -1　外院胸部 CT

既往史：2 年前患肾小球肾炎，经中药治疗后复查已痊愈。否认吸烟、饮酒史。否认风湿病及血液病家族史。

【体格检查】

T 36.5 ℃，P 84 次/分，R 14 次/分，BP 100/66 mmHg，舌下唾液池浅，舌苔少，未及猖獗龋齿，双侧颈前区、腋窝可触及多个肿大淋巴结，最大直径约 1.3 cm，质韧，表面光滑，无压痛，活动度好，与周围组织无粘连。双肺呼吸音清，未闻及干湿啰音，心率

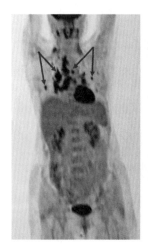
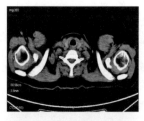
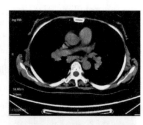
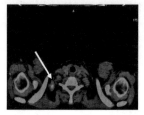
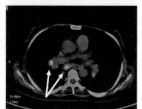

图 48 – 2　外院 PET-CT

84 次/分，A2 = P2，各瓣膜听诊区未闻及杂音，腹软，无压痛及反跳痛，肝脾肋下未触及，颈屈肌肌力Ⅲ级，四肢肌力及肌张力正常。

【辅助检查】

血常规：WBC 4.48×10^9/L，RBC 3.59×10^{12}/L，Hb 115 g/L，NE% 62.5%，PLT 262×10^9/L。尿常规：pH 6.5，尿比重 1.015，蛋白（–），尿潜血（–），尿红细胞数（–）。生化：ALT 28 U/L，AST 52 U/L，CK 794 U/L，CK-MB 33 U/L，LDH 369 U/L，Cr 49 μmol/L，钙 2.20 mmol/L。sACE 21 U/L。甲状腺功能正常。肿瘤标志物阴性。T-spot. TB、PPD 试验阴性。乙肝两对半：HbsAb（+）。丙肝抗体阴性。G 试验、GM 试验阴性。自身抗体：ANA 1∶160 斑点型，抗 SSA 抗体（+++），抗 SSB 抗体（+++），抗 Ro52 抗体（+++）。肌炎抗体谱：抗 Ro52 抗体（+++），抗 NXP-2 抗体（+）。ANCA 阴性。免疫球蛋白：IgG 20.3 g/L，C3 0.746 g/L。免疫球蛋白固定电泳阴性。ESR 50 mm/h，CRP 0.12 mg/dL。

胸部 CT（图 48 – 3）：双肺多发结节，纵隔及肺门淋巴结增大

（结节病？淋巴瘤？）。肺功能：FVC 76% Pred，DLCO 81%。超声心动图：主动脉瓣反流（轻度），三尖瓣反流（轻度），PASP 30 mmHg，LVEF 71%。甲周微循环：中度异常，管襻变短，局部轻微淤血，流速与血管运动性明显变差，甲周有出血点。食管压力测定：体部蠕动差，符合结缔组织病累及食管表现。肌电图：双正中神经 F 波出现下降，右侧胸锁乳突肌、左侧三角肌显示肌源性损害。

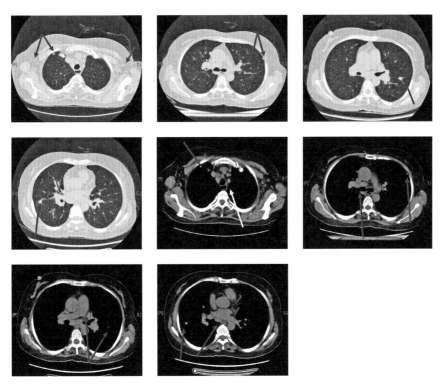

图 48-3 本院胸部 CT

口腔科唾液流率 1.2 mL/15 min。眼科左眼 BUT 2 s，右眼 BUT 1 s。腮腺超声：双侧腮腺形态大小正常，内部回声分布不均匀，呈筛网状低回声，内未见明显肿物。唇腺活检（图 48-4）：小涎腺组织小叶结构良好，局灶腺泡轻度萎缩，间质纤维组织轻度增生，可见灶状淋巴单核细胞浸润（>50 个炎细胞/灶）。

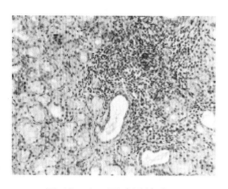

图 48-4　唇腺活检病理

气管镜：声门活动良好，黏膜光滑，气管软骨环显示清晰，隆突锐利；左支气管及左上下叶分嵴处可见较多结节样隆起，管腔通畅，黏膜略红，少量黏性分泌物；右下叶基底段与背段分嵴处可见结节样隆起，管腔通畅，黏膜略红；余双肺各叶段支气管开口通畅，黏膜光滑，未见充血水肿，分嵴无增厚，未见狭窄及新生物。肺泡灌洗液：巨噬细胞36%，中性粒细胞5%，淋巴细胞58%，CD3$^+$CD4$^+$T细胞75.8%，CD3$^+$CD8$^+$T细胞17.6%。肺泡灌洗液病原学检查：G试验、GM试验、细菌培养、真菌培养均为阴性。隆突下淋巴结穿刺活检病理（图48-5A）：凝血及纤维素性渗出物中见一个肉芽肿，结合临床，提示结节病可能，荧光PCR-TB(-)，抗酸染色(-)。支气管黏膜病理（图48-5B）：支气管黏膜慢性炎，未见明确肿瘤性病变。

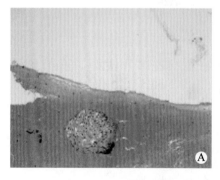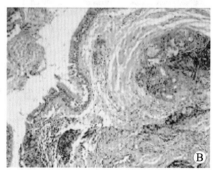

图 48-5　隆突下淋巴结穿刺活检病理及支气管黏膜病理

笔记

【诊断】

干燥综合征合并结节病。

【治疗】

予以泼尼松 50 mg qd、环磷酰胺每月 0.8 g 及羟氯喹 0.2 g bid 治疗 2 个月后患者症状完全改善，复查心肌酶恢复正常，胸部 CT 提示双肺结节及纵隔肺门淋巴结较前明显缩小（图 48 - 6）。目前泼尼松减量至 2.5 mg qod 治疗，环磷酰胺累积 10 g 后目前调整为甲氨蝶呤 10 mg、1 周 1 次治疗，目前患者无不适，近期外院复查 ANA 1∶160 斑点型，抗 SSA 抗体及抗 SSB 抗体阳性，胸部 CT 未见明显异常。

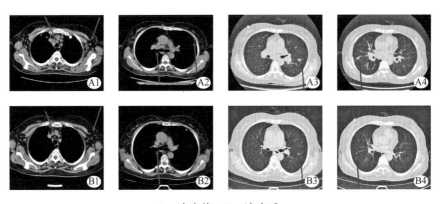

A：治疗前；B：治疗后。

图 48 -6 治疗 2 个月后复查胸部 CT

🔬 病例分析

患者为中年女性，慢性病程，表现为口干、双手肿胀、雷诺现象。查体：舌下唾液池浅，多发颈部、腋窝淋巴结肿大，活动度好，与周围组织无粘连，颈屈肌肌力下降。实验室检查发现心肌酶升高，ANA 1∶160 斑点型，抗 SSA 抗体（ +++ ），抗 SSB 抗体（ +++ ），抗 Ro52 抗体（+++）。肌炎抗体谱：抗 Ro52 抗体（+++），抗 NXP-2 抗体（+）。胸部 CT 见多发肺部结节及纵隔肺门淋巴结肿大，其鉴别诊断考虑如下。①干燥综合征：本例患者为中年女性，慢性病程，表现为口干，查唾液流率、泪膜破裂时间下降，抗 SSA 抗体、抗 SSB 抗体强阳性，唇腺活检可见灶状淋巴单核细胞浸润，根据 2016 年 ACR/EULAR 干燥综合征分类诊断标准，可分类为干燥综合征，但需排除结节病。②炎性肌病：本例患者发病年龄 >40 岁，颈屈肌肌力下降，伴有食管运动功能障碍，心肌酶升高，警惕炎性肌病可能，但患者无典型皮疹及四肢肌力下降表现，根据国际肌病协作组炎性肌病的分类诊断标准，本例患者需怀疑炎性肌病，但本例患者颈屈肌受累，无法完善活检评估。③系统性硬化症：本例患者为中年女性，表现为雷诺现象，甲周微循环异常、轻度肺动脉高压，根据 2013 年 ACR/EULAR 系统性硬化症分类诊断标准，患者表现不支持系统性硬化症。④结节病：本例患者为中年女性，表现为活动后呼吸困难，胸部 CT 可见双肺多发结节，纵隔肺门淋巴结肿大，支气管肺泡灌洗液 CD4$^+$ T 细胞/CD8$^+$ T 细胞 >3.5，支气管旁淋巴结活检可见肉芽肿结构，无干酪样坏死表现，结核相关检查阴性，考虑结节病诊断明确。⑤淋巴瘤：本例患者为中年女性，慢性病程，外院 PET-CT 提示颈部、腋窝、纵隔及双肺门多发淋巴结肿大，双肺多发结节，SUV 最高 12.5，警惕淋巴瘤可能，但本例患者无发热、体重下降等症状，完善颈部淋巴结活检、SUV 最高的隆突下淋巴结活检、骨髓穿刺活检均无淋巴瘤证据，基本可排除。⑥结核感染：本例患者表现为肺部、纵隔肺门多发淋巴结肿大，虽无低热、盗汗等结核中毒表现，仍需警惕结核感染可能，淋巴结穿刺病理可见肉芽肿结构，但非干酪样坏死，且 TB-PCR 及抗酸染色阴性，基本可排除结核感染。

　　根据上述分析诊断思路，本例患者干燥综合征、结节病似乎诊断明确，但干燥综合征的诊断标准需排除结节病，那结节病能否解释患者病情的全貌呢？Ramos Casals 等对 59 例需要鉴别结节病模拟干燥综合征还是合并存在的患者进行总结，其中 25 例同时存在两种疾病。共存组与模拟组相比，全身表现的患病率更高，尤其是关节和眼部受累（分别为 $P = 0.001$ 和 $P = 0.024$），以及抗核抗体和抗 Ro/SSA 抗体（分别为 $P = 0.005$ 和 $P = 0.001$）。另外，共存组与结节病的病例相比，肺外结节病表现（$P = 0.01$），尤其是腺体受累更为常见（$P < 0.001$）。该研究提示在诊断不明确的情况下，应从腺体外表现、免疫学特征及小涎腺活检表现，包括组织病理学和免疫组织实验室检查结果进行系统评估。在非典型病例中，诊断的参考标准建议从多个受累部位进行组织活检。结合本例患者的诊治经过，从症状上讲，患者在疾病发病过程中出现外分泌腺、肌肉受累，肺外表现较为突出。从自身抗体角度上讲，文献报道结节病患者可存在低滴度的抗核抗体或类风湿因子阳性，但大部分患者抗 SSA 抗体、抗 SSB 抗体均为阴性。本例患者最初抗 SSA 抗体及抗 SSB 抗体均为高滴度阳性，且经过积极治疗后仍持续阳性，考虑与干燥综合征相关。从唇腺活检病理上讲，38%～58% 结节病患者唇腺活检表现为非干酪样坏死性肉芽肿，很少部分患者在早期尚未形成肉芽肿时表现为单纯淋巴细胞浸润，对于单纯淋巴细胞浸润可通过免疫组化染色鉴别，结节病患者以 T 细胞为主，CD3 及 CD4 染色阳性，干燥综合征患者以 B 细胞为主，CD20 染色阳性。本例患者唇腺活检未见典型肉芽肿结构，但未深入进行免疫组化染色。结合患者症状、自身抗体及病理表现，干燥综合征合并结节病更能完美解释患者病情全貌。

　　另外，结节病与干燥综合征其实有很多共同点。两者均为多系统受累疾病，可累及唾液腺、淋巴结、肺脏等；两者有相似的遗传背景，如 *HLA-DR3*、*HLA-DRB1* 等位基因、*HLA-B8* 与疾病发生发展有一定相关性；发病机制上 Th1 淋巴细胞为主导的细胞免疫参与两者的发病；治疗上，目前常用的糖皮质激素与免疫抑制剂对二者均有效。结节病与干燥综合征是合并还是模拟一直存在争议，或许未来对于发病机制更深入的探讨会给我们的鉴别诊断带来新的思路。

病例点评

本例患者以口干、雷诺现象起病，伴有肌肉受累、肺部结节、多发淋巴结肿大、自身抗体阳性，反复的淋巴结活检，尤其是 SUV 值最高部位的淋巴结活检为我们的诊断带来了突破，自身免疫疾病的诊断标准均为分类诊断标准，临床中应结合患者的实际情况应用，长期随访对最终获得正确诊断和治疗意义重大。

参考文献

[1] KORSTEN P, TAMPE B, KONIG M F, et al. Sarcoidosis and autoimmune diseases: differences, similarities and overlaps. Curr Opin Pulm Med, 2018, 24 (5): 504 – 512.

[2] RAMOS-CASALS M, BRITO-ZERÓN P, GARCÍA-CARRASCO M, et al. Sarcoidosis or sjögren's syndrome? Clues to defining mimicry or coexistence in 59 cases. medicine (baltimore), 2004, 83(2): 85 – 95.

[3] AHMAD Y, SHAHRIL N S, HUSSEIN H, et al. Case review of sarcoidosis resembling sjögren's syndrome. J Clin Med Res, 2010, 2(6): 284 – 288.

[4] MANSOUR M J, HE C, AL-FARRA S T, et al. Sarcoidosis and sjögren's syndrome: clinical and salivary evaluation. J Oral Pathol Med, 2013, 42(8): 594 – 599.

（翟佳羽）